消化器内視鏡医のための
重要論文200篇 ▶消化管腫瘍編

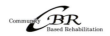

発刊にあたって

　近年，内視鏡機器や各種デバイスの機能向上も相まって，消化管領域を中心とした内視鏡診断・治療手技は飛躍的に進歩している．さらに，内視鏡を用いた消化管がんに対するスクリーニング・サーベイランス検査が広く行われる時代を迎えている．

　一方，日々の診療の中で直面するクリニカルクエスチョンは多岐にわたり，その答えをエビデンスの高い臨床研究の結果から見出そうとする際の論文検索の頻度が増えていることも事実である．最近では，図書室にある蔵書の中から論文を探し出し，それをコピーしてファイルする手間のかかる作業ではなく，PubMed（参考文献や英語論文の要約を掲載するMEDLINEなどへの無料検索エンジン）をはじめとしたインターネット上での検索を行うことで，誰でも比較的手軽に論文のPDFファイルを入手できる環境にはあるものの，膨大な数の英語論文の中から重要な論文を抽出し，短時間でまとめて学習することは容易なことではない．

　本書は，これから専門医を目指す初学者から中級の先生方に，是非とも知っておいていただきたい上・下部消化管内視鏡関連の重要論文を消化管腫瘍にフォーカスを当て200篇ピックアップし，各論文の概要と解説を，日本語で1論文につき1ページでコンパクトな形で紹介するものである．1ページにまとめられた概要と解説を一読いただくことで，短時間で論文の内容を把握でき，さらにPubMed上の当該論文ページへのアクセスが簡便に行えるよう，二次元コード（QRコード）を掲載した．また，今やパンエンドスコピーとして，内視鏡により全消化管を網羅的に観察し，診断・治療まで行える時代が到来しているため，本書では，頭頸部，食道，胃，十二指腸，小腸，大腸の6つのカテゴリーすべての中から重要論文を選定した．

　本書が，消化器内視鏡診療に携わる方々の知識の整理とアップデートに役立てば幸いである．そして，本書を読んだ若手医師の中で，今後，臨床研究の大切さ，面白さ，奥深さを感じ，次世代の一翼を担う先生が一人でも多く出てきていただければ，この上ない喜びである．

　最後に，ご多忙の中，快く執筆をお引き受け下さった共著者の諸先生方に厚く御礼申し上げると共に，本企画を強力に後押しして下さった小野裕之先生，斎藤豊先生，そして，このような素晴らしい書籍を刊行する機会を下さりご協力いただいた，株式会社シービーアールのスタッフの皆様に心から感謝申し上げます．

松田　尚久，堀田　欣一，小田　一郎
滝沢　耕平，今井　健一郎，関口　正宇

推薦のことば

　本書は，これまでありそうでなかった必読文献をまとめた一冊である．当然のことながら，医学の進歩に乗り遅れないためには重要な文献を押さえておかなければならない．しかし，50歳を過ぎると目がしょぼしょぼしてきて，夜にまとめて英文を読むということが辛くなってくる．年は取りたくないものだが，世の"オジさん"たちの多くは，本書のような概要を読んだだけで，いかにも「フルペーパーを読みました」という振りをするのに長けている．だから，本書はそんな私たちへの福音となる一書である（――かもしれない?!）．

　冗句はともかく，多忙で論文を調べる時間が少なくなった中堅・ベテラン医師にも，論文を読み慣れていない若手医師にとっても，本書から「重要な論文とは何か」を学ぶことができると思う．

　編集に当たった国立がん研究センター中央病院の後輩たちや静岡がんセンターの同僚たちは，私と違って日頃から研鑽を積んでおり，論文の選択に間違いはないと思う．情報が過多とも言える時代であり，重要な情報をつかむ良書であると信じ，推薦する次第である．

静岡県立静岡がんセンター　副院長/内視鏡科部長

小野　裕之

推薦のことば

この度，静岡がんセンターおよび国立がん研究センターのスタッフおよび卒業生が中心となり，またこれに第一線で活躍している若手内視鏡医が加わって『これだけは読んでおきたい！ 消化器内視鏡医のための重要論文200篇〈消化管腫瘍編〉』が発刊されることとなった．

本書は，消化管内視鏡医が知っておくべき重要な英語論文を200篇ピックアップし，各論文の概要と解説をまとめている．

特筆すべきは，古くても必ず押さえておくべき重要論文も漏らさずにピックアップしている点と，自施設の論文に限らず，公平に広く重要英語論文を網羅している点にある．これは，「ありそうで，なかった」本である．

『温故知新』ということわざにあるとおり，われわれが新しい臨床研究を開始する際，今までどのような研究がされてきたのかを知ることがまずスタート地点となる．さらには，『巨人の肩の上にのる矮人』という言葉も思い出される．西洋のメタファーで，やはり先人の積み重ねた発見に基づいて何かを発見することを指すそうだ．無駄な苦労はせず，最短コースで，患者さんにとって最善の結果を得るためには本書は必読の書となろう．もちろん和文，英文論文を執筆する際にも，本書が有用なのは間違いない．

是非，一人でも多くの内視鏡医が本書を手に取り，『巨人の肩の上にのる矮人』となっていただきたい．

国立がん研究センター中央病院　内視鏡センター長/内視鏡科長
斎藤　豊

編　集

松田　尚久　　国立がん研究センター中央病院

　　　　　　　　　検診センター　センター長

　　　　　　　　　社会と健康研究センター　検診開発研究部　部長

堀田　欣一　　静岡県立静岡がんセンター

　　　　　　　　　内視鏡科　医長

小田　一郎　　国立がん研究センター中央病院

　　　　　　　　　先端医療開発センター・内視鏡機器開発分野長

　　　　　　　　　内視鏡科　医長

滝沢　耕平　　静岡県立静岡がんセンター

　　　　　　　　　内視鏡科　医長

今井　健一郎　静岡県立静岡がんセンター

　　　　　　　　　内視鏡科　医長

関口　正宇　　国立がん研究センター中央病院

　　　　　　　　　検診センター/内視鏡科

執筆者一覧

＊法人名称は省略

あ

青山　直樹	神戸市立医療センター中央市民病院　消化器内科
安住　基	日本赤十字社長岡赤十字病院　消化器内科・副部長
阿部　清一郎	国立がん研究センター中央病院　内視鏡科
五十嵐　公洋	厚生会仙台厚生病院　消化器内科
池松　弘朗	国立がん研究センター東病院　消化管内視鏡科・医長
市島　諒二	国立がん研究センター中央病院　内視鏡科
伊藤　紗代	静岡県立静岡がんセンター　内視鏡科・医長
伊藤　卓彦	国立がん研究センター中央病院　内視鏡科
居軒　和也	国立がん研究センター中央病院　内視鏡科
今井　健一郎	静岡県立静岡がんセンター　内視鏡科・医長
今川　敦	今川内科医院　院長
岩井　朋洋	豊川市民病院　消化器内科・副医長
浦岡　俊夫	群馬大学大学院医学系研究科　消化器・肝臓内科学・教授
江郷　茉衣	国立がん研究センター中央病院　内視鏡科
大瀬良　省三	佐久総合病院佐久医療センター　消化器内科・医長
大野　正芳	市立函館病院　消化器内科・医長
岡川　泰	国家公務員共済組合連合会斗南病院　消化器内科
尾形　洋平	仙台市立病院　消化器内科
長　いく弥	JA北海道厚生連帯広厚生病院　消化器内科
小田　一郎	国立がん研究センター中央病院　先端医療開発センター・内視鏡機器開発分野長/内視鏡科・医長

か

角川　康夫	国立がん研究センター中央病院　内視鏡科/検診センター・医長
角嶋　直美	静岡県立静岡がんセンター　内視鏡科・医長
加藤　元彦	慶應義塾大学医学部　消化器内科・講師
門田　智裕	国立がん研究センター東病院　消化管内視鏡科
川田　登	静岡県立静岡がんセンター　内視鏡科・医長
岸田　圭弘	静岡県立静岡がんセンター　内視鏡科
岸埜　高明	市立奈良病院消化器肝臓病センター　消化器内科・医長
北市　智子	市立奈良病院消化器肝臓病センター　消化器内科
北村　陽子	市立奈良病院消化器肝臓病センター　消化器内科・医長

金城　徹	琉球大学医学部附属病院　光学医療診療部	
金城　譲	那覇市立病院　消化器内科・医長	
久保　公利	函館病院　消化器科・医長	
久保　茉理奈	NTT 東日本札幌病院　消化器内科	
栗林　志行	群馬大学医学部附属病院　消化器・肝臓内科・助教	
桑原　洋紀	日本赤十字社大森赤十字病院　消化器内科	
古賀　正一	国立がん研究センター中央病院　内視鏡科	
小西　潤	栃木県立がんセンター　消化器内科・医長	
小林　望	栃木県立がんセンター　消化器内科・科長	
今野　真己	栃木県立がんセンター　消化器内科・医長	

さ

坂本　琢	国立がん研究センター中央病院　内視鏡科	
佐竹　悠良	神戸市立医療センター中央市民病院　腫瘍内科	
佐藤　純也	静岡県立静岡がんセンター　内視鏡科	
佐藤　知子	横浜市立大学附属市民総合医療センター　内視鏡部・助教	
篠原　知明	JA 長野厚生連佐久医療センター　消化器内科・医長	
柴田　昌幸	静岡県立静岡がんセンター　内視鏡科	
白数　洋充	静岡県立静岡がんセンター　内視鏡科	
首藤　龍人	国立がん研究センター中央病院　内視鏡科	
杉本　真也	日本赤十字社伊勢赤十字病院　消化器内科	
鈴木　晴久	国立がん研究センター中央病院　内視鏡科	
須藤　豪太	手稲渓仁会病院　消化器病センター/消化器内科・医長	
須藤　梢	三豊総合病院　消化器科	
住吉　徹哉	国家公務員共済組合連合会斗南病院　消化器内科・センター長	
関口　正宇	国立がん研究センター中央病院　検診センター/内視鏡科	

た

高田　和典	静岡県立静岡がんセンター　内視鏡科	
高綱　将史	日本赤十字社長岡赤十字病院　消化器内科・副部長	
高林　馨	慶応義塾大学病院　内視鏡センター・助教	
高丸　博之	国立がん研究センター中央病院　内視鏡科	
滝沢　耕平	静岡県立静岡がんセンター　内視鏡科・医長	
瀧澤　初	国立がん研究センター中央病院　内視鏡科	
竹内　学	日本赤十字社長岡赤十字病院　消化器内科・部長	
田中　寛人	群馬大学医学部附属病院　消化器・肝臓内科	
田中　雅樹	静岡県立静岡がんセンター　内視鏡科・医長	

田中　優作	国立がん研究センター中央病院　内視鏡科	
田沼　徳真	手稲渓仁会病院　消化器病センター/消化器内科・主任医長	
張　萌琳	国立がん研究センター中央病院　内視鏡科	
鶴木　絵里子	国立がん研究センター中央病院　内視鏡科	
友利　彰寿	JA長野厚生連佐久医療センター　消化器内科・副部長	

な

内藤　裕史	栃木県立がんセンター　消化器内科
中里　圭宏	東京医療センター　消化器内科
中島　健	国立がん研究センター中央病院　内視鏡科
長島　藍子	日本赤十字社長岡赤十字病院　消化器内科・副部長
中谷　行宏	国立がん研究センター中央病院　内視鏡科
中村　佳子	国立がん研究センター中央病院　検診センター/内視鏡科
中村　純	福島県立医科大学附属病院　内視鏡診療部
名和田　義高	厚生会仙台厚生病院消化器センター　消化器内科
野中　哲	国立がん研究センター中央病院　内視鏡科

は

間　浩正	静岡県立静岡がんセンター　内視鏡科
伴野　繁雄	東京医療センター　消化器科
引地　拓人	福島県立医科大学附属病院　内視鏡診療部・部長/准教授
日原　大輔	国立がん研究センター中央病院　内視鏡科
平澤　大	厚生会仙台厚生病院消化器センター　消化器内科・部長
福島　政司	神戸市立医療センター中央市民病院　消化器内科・医長
福本　晃平	市立奈良病院消化器肝臓病センター　消化器内科・医長
藤江　慎也	静岡県立静岡がんセンター　内視鏡科
古江　康明	国立がん研究センター東病院　消化管内視鏡科
古立　真一	岡山医療センター　消化器内科
細谷　和也	静岡県立静岡がんセンター　内視鏡科
堀田　欣一	静岡県立静岡がんセンター　内視鏡科・医長
堀　圭介	国立がん研究センター東病院　消化管内視鏡科

ま

前田　有紀	厚生会仙台厚生病院消化器センター　消化器内科・医長
眞一　まこも	横浜市立大学附属市民総合医療センター　消化器病センター内科
松田　尚久	国立がん研究センター中央病院　内視鏡科・検診センター長
松田　知己	厚生会仙台厚生病院消化器センター　消化器内科・部長/内視鏡センター長
松本　美野里	瀬谷ふたつ橋病院　副院長

間部 克裕	函館病院　消化器科・消化器病センター長/消化器科部長
皆川 武慶	国家公務員共済組合連合会斗南病院　消化器内科
宮本 大輔	NTT 東日本札幌病院　消化器内科
宮本 康雄	北里大学北里研究所病院　消化器内科
村井 克行	静岡県立静岡がんセンター　内視鏡科
森 源喜	長崎県壱岐病院　内科
森 英毅	東京医療センター　消化器科
森田 周子	神戸市立医療センター中央市民病院　消化器内科・医長
森藤 由記	市立広島市民病院　内科・副部長

や

安原 ひさ恵	三豊総合病院　消化器科・医長
矢野 友規	国立がんセンター東病院　消化管内視鏡科・科長
籔内 洋平	静岡県立静岡がんセンター　内視鏡科
山内 健司	三豊総合病院　消化器科・医長
山田 真善	国立がん研究センター中央病院　内視鏡科/ 国立がん研究センター研究所　がん分子修飾制御学分野
山本 甲二	荒尾市民病院　消化器内科/消化器病センター
吉井 新二	NTT 東日本札幌病院　消化器内科・部長
吉田 晃	JA 北海道厚生連帯広厚生病院　消化器内科・部長
吉田 将雄	静岡県立静岡がんセンター　内視鏡科・副医長
吉永 繁高	国立がん研究センター中央病院　内視鏡科・外来医長
依田 雄介	国立がん研究センター東病院　消化管内視鏡科

わ

若槻 俊之	岡山医療センター　消化器内科
渡辺 晃	福島県立医科大学附属病院　内視鏡診療部・副部長/助教

本書で使用されている「研究デザイン」について

　本書に収載されている原著論文は，以下の「研究デザイン」に再分類されています．したがい，原著論文に記載されている「研究デザイン」とは異なる場合があります．また，時間要因に関する表現（「前向き」，「後ろ向き」）は，本書においては省略しています．このほか，「多施設共同」の研究デザインである場合には，「研究デザイン」名の前に付けています．

【本書の「研究デザイン」分類】

「系統的レビュー」

「メタ解析」

「プール解析」

「ランダム化比較試験」

「非ランダム化比較試験」

「コホート研究」

「症例対照研究（ケース・コントロール）」

「横断研究」

「症例報告（ケース・シリーズ）」

「シミュレーション分析」

非臨床研究

本書の読み方

本書では，「頭頸部」「胃」「食道」「十二指腸」「小腸」「大腸」の6カテゴリー別に収載しています．

本書では，「研究デザイン」を再分類しています．詳しくは，12ページをご参照ください．

小腸07

Q107 世界のスタンダード!!
ダブルバルーン小腸内視鏡の最初の報告は？

Total enteroscopy with a nonsurgical steerable double-balloon method.
Yamamoto H, Sekine Y, Sato Y, *et al.* *Gastrointest Endosc.* 2001, 53 (2)：216-220.

なぜ，この論文が200篇に選ばれたのか，ここを見ればわかります．

▶ 研究デザイン：症例報告（ケース・シリーズ）　PMID：11174299

概要 自治医科大学の山本博徳氏（現 消化器内科教授）は自作の軟らかい塩化ビニール製オーバーチューブの先端と既存の内視鏡先端に円筒形のシリコン製バルーンを装着した小腸内視鏡を開発し，4名の患者に経口小腸内視鏡検査を実施した．3名は有効長103 cmの上部消化管用内視鏡を用いて，トライツ報帯より30-40 cm肛門側まで挿入した．1名は原因不明消化管出血の患者に対して有効長200 cmの小腸用内視鏡を用いて，経口的に回盲弁を通過し，"Total enteroscopy"を成功させ，メッケル憩室に合併した潰瘍が出血源と診断した．検査に伴う偶発症はなかった．

解説 1970年代から小腸内視鏡の開発が始まり，プッシュ式，ロープウェイ式，ゾンデ式などが報告されたが，いずれも侵襲性が高く，長時間を要したために普及には至らなかった．20世紀末まで術中内視鏡が全小腸を観察できる最も信頼性の高い方法であった．2000年にカプセル内視鏡が発表され，「暗黒大陸」であった小腸診断は新時代を迎えた．2001年に発表されたダブルバルーン法のコンセプトはそれまでのループや屈曲の形成を防ぐとではなく，「ループや屈曲を形成した腸管が伸展することを防ぐ」という発想から始まったそうである．カプセル内視鏡で指摘された小腸病変を精査・治療するのに，低侵襲性で信頼性の高いダブルバルーン内視鏡は2003年に市販され，世界のスタンダードとなった．歴史を振り返れば2001年の試作機でのTotal Enteroscopyは内視鏡界の伝説である．　　　　　（坂田 欣一）

スマホやタブレットから，QRコードリーダーを使って，PubMedの掲載ページにアクセスできます．

A. 開発者の山本博徳氏が2001年に英文で報告。世界中で普及し，Made in Japanがワールド・スタンダードとなった！

または，PubMedホームページ内の検索欄に「PMID」に記載されている数字を入力しても同様に掲載ページにアクセスできます．

各執筆者が，原著論文にかかわる背景などを解説しています．

■目 次

上部消化管

❖頭頸部

01 — Q001. Field cancerization とは？ ……………………………………… 古江　康明，矢野　友規　22

02 — Q002. 画像強調拡大観察により咽喉頭領域の精査を行うべき対象は？ ……… 堀　　圭介　23

03 — Q003. NBI は，食道扁平上皮癌患者における頭頸部表在癌の
発見に有用か？ ……………………………………………………… 依田　雄介　24

04 — Q004. 中下咽頭表在癌における内視鏡的切除の長期治療成績は？ ……… 依田　雄介　25

05 — Q005. 咽頭表在癌に対する ESD の有用性と安全性は？ ……………… 栗林　志行　26

❖食　道

01 — Q006. お酒を飲むと赤くなる人は食道癌になりやすい？ ……………… 田中　雅樹　28

02 — Q007. 食道扁平上皮癌のリスクを見分けるために
外来で簡単にできる質問は？ ………………………… 古江　康明，矢野　友規　29

03 — Q008. 日本人に多い食道・頭頸部領域の扁平上皮多重癌の背景は？ ……… 堀　　圭介　30

04 — Q009. 頭頸部癌患者に食道癌はどのくらい併存するか？
──ヨード染色の有用性も含めて ……………………………… 桑原　洋紀　31

05 — Q010. 頭頸部・食道表在癌の早期発見のための観察法は？ ……………… 門田　智裕　32

06 — Q011. 胃食道逆流症状は食道腺癌のリスク因子となるか？ …………… 名和田　義高　33

07 — Q012. バレット食道のサーベイランスをどうするか？ ………………… 間　　浩正　34

08 — Q013. 異形成のないバレット食道患者の適切な
フォローアップ間隔は？ ……………………………………… 柴田　昌幸　35

09 — Q014. Low−grade dysplasia を伴うバレット食道における
腺癌の発生頻度は？ …………………………………………… 村井　克行　36

10 — Q015. High−grade dysplasia を有するバレット食道患者の
食道腺癌の発生確率は？ ……………………………………… 安住　　基　37

11 — Q016. バレット食道患者で NBI 狙撃生検は有効か？ ………………… 須藤　豪太　38

12 — Q017. NBI 拡大内視鏡を用いた食道表在癌の深達度診断の精度は？ ………… 平澤　　大　39

13 — Q018. EUS は食道表在癌の深達度診断に有用か？ …………………… 青山　直樹　40

14 — Q019. 食道表在癌に対する内視鏡治療の適応は？ …………………… 平澤　　大　41

15 — Q020. バレット食道の高度異形成，バレット粘膜内癌の
リンパ節転移のリスクはどれくらい？ …………………… 高綱　将史　42

16 — Q021. 食道腺癌の転移リスクは？ ………………………………… 田沼　徳真　43

17 — Q022. 誰にでも食道 EMR が簡単に施行可能となった
EMRC の最初の報告は？ …………………………………… 滝沢　耕平　44

18 — Q023. 食道 ESD の治療成績と長期予後は？ ……………………… 田沼　徳真　45

19 — Q024. 早期食道扁平上皮癌に対する ESD は従来の内視鏡的切除術に
取って代わるか？ …………………………………………… 友利　彰寿　46

20 — Q025. 食道表在癌内視鏡切除後の予期成績は？ …………………… 森田　周子　47

21 — Q026. 食道・頭頸部領域の異時性多発扁平上皮癌のリスクは？ ………… 門田　智裕　48

22 − Q027. 食道癌 ESD 後狭窄の予測因子は？ ……………………… 竹内　学　49

23 − Q028. 広範囲食道癌 ESD 後の狭窄予防に経口ステロイドは有用か？ ……… 竹内　学　50

24 − Q029. 広範な食道癌への ESD 後の狭窄予防に
ステロイド局注は有効か？ …………………………… 森田　周子　51

25 − Q030. 食道扁平上皮癌 CRT 後の救済治療としての PDT の長期成績は？　田中　雅樹　52

26 − Q031. RFA は異形成を伴うバレット食道の治療に有効か？ ……… 山本　甲二　53

27 − Q032. バレット腺癌に対する内視鏡切除の長期成績は？ …………… 山内　健司　54

28 − Q033. 食道胃接合部表在腺癌に対する内視鏡的切除は有効か？ …… 北村　陽子　55

29 − Q034. 難治性食道胃術後吻合部狭窄に対する有効な治療法はあるか？ … 岸埜　高明　56

30 − Q035. 悪性疾患による食道狭窄に金属ステントは有効か？ ………… 宮本　康雄　57

❖ 胃

01 − Q036. *H. pylori* は人体にどのような影響を及ぼすのか？ ………… 中里　圭宏　60

02 − Q037. *H. pylori* と胃癌との関係は？ ……………………………… 中里　圭宏　61

03 − Q038. *H. pylori* 感染と胃癌の関連性は？ ……………………… 久保　公利　62

04 − Q039. 野菜や果物の摂取と胃癌リスクの関連は？ …………………… 居軒　和也　63

05 − Q040. 早期胃癌はどのような自然史をたどるか？ ………………… 眞一　まこも　64

06 − Q041. 日本人における萎縮性胃炎に関連した胃癌発見に
血清 PG 値は役立つか？ ……………………………… 間部　克裕　65

07 − Q042. PG 検査と *H. pylori* 抗体検査で胃癌の罹患予測はできる？ ……… 久保　公利　66

08 − Q043. 胃粘膜 DNA メチル化レベルの測定により，胃癌発生リスクの
層別化は可能か？ ……………………………………… 森　源喜　67

09 − Q044. *H. pylori* 除菌は胃発癌の予防に有効か？ ………………… 鈴木　晴久　68

10 − Q045. *H. pylori* 除菌よる胃癌抑制効果は？ ……………………… 田中　寛人　69

11 − Q046. 早期胃癌内視鏡切除後の *H. pylori* 除菌は二次胃癌の発生を
抑制するか？ …………………………………………… 間部　克裕　70

12 − Q047. 胃癌検診における胃 X 線検査と胃内視鏡検査の
胃癌死亡率減少効果は？ ……………………………… 瀧澤　初　71

13 − Q048. 経鼻内視鏡は経口内視鏡より安全で楽なのか？ …………… 藤江　慎也　72

14 − Q049. 胃病変発見のための上部消化管内視鏡検査における
適切な観察時間は？ …………………………………… 関口　正宇　73

15 − Q050. 胃内視鏡検査と大腸内視鏡検査における癌の偽陰性率は？ …… 瀧澤　初　74

16 − Q051. 平坦型早期胃癌（粘膜内癌）の診断に拡大内視鏡観察は有用か？
その特徴的所見は？ …………………………………… 引地　拓人　75

17 − Q052. NBI 拡大観察でより小さな陥凹型胃癌と胃炎の
正確な鑑別診断は可能か？ …………………………… 北村　陽子　76

18 − Q053. 非拡大観察で早期胃癌の範囲診断に有用な方法は？ ………… 川田　登　77

19 − Q054. 腸上皮化生を示唆する胃 NBI 拡大内視鏡所見はある？ …… 阿部　清一郎　78

20 − Q055. *H. pylori* 未感染胃の粘膜所見は？ ……………………… 阿部　清一郎　79

21 − Q056. *H. pylori* 現感染胃粘膜の特徴的な内視鏡所見は？ ………… 金城　徹　80

22 − Q057. 早期胃癌の深達度診断に EUS は必須なのか？ …………… 江郷　茉衣　81

23 − Q058. 術前に SM2 浸潤を拾い上げる客観的な内視鏡所見は？ ……… 吉田　将雄　82

15

24 — Q059. 日本と西欧諸国で胃癌における病理診断に違いはあるか？ ……… 市島　諒二　83

25 — Q060. 早期胃癌に対する内視鏡的切除の適応拡大は可能か？ ………… 小田　一郎　84

26 — Q061. 胃粘膜内癌の組織混在型癌は悪性度が高い？ ……………………… 野中　哲　85

27 — Q062. 乳頭腺癌成分を含む病変は分化型として管状腺癌と
同じように扱っていいの？ ………………………………………… 吉田　将雄　86

28 — Q063. 早期胃癌のリンパ節転移のリスクは予測可能か？ ……………… 川田　登　87

29 — Q064. Crawling-type adenocarcinoma って何？
生物学的悪性度は？ ………………………………………………… 佐藤　知子　88

30 — Q065. EBV 関連胃癌の予後は？ ………………………………………… 皆川　武慶　89

31 — Q066. 胃底腺への分化を示す胃癌とは？ ……………………………… 前田　有紀　90

32 — Q067. 日本人における H. pylori 陰性胃癌の頻度は？ ………………… 伊藤　卓彦　91

33 — Q068. 遺伝性びまん性胃癌の原因遺伝子は？ ………………………… 居軒　和也　92

34 — Q069. 胃 NET（カルチノイド）はどう分類する？ …………………… 金城　讓　93

35 — Q070. 超音波内視鏡は消化管粘膜下腫瘍の診断に有用か？ ………… 吉永　繁高　94

36 — Q071. EUS-FNA は胃粘膜下腫瘍の診断に有用か？ ………………… 吉永　繁高　95

37 — Q072. EMR の際に，病変の隆起が保たれる有効な局注液は？ ……… 今川　敦　96

38 — Q073. 早期胃癌に対する EMR の最初の成績は？ …………………… 小田　一郎　97

39 — Q074. 早期胃癌に対する EMR の成績は？ …………………………… 小田　一郎　98

40 — Q075. 20 mm 以上の分化型粘膜内胃癌は，ESD の適応になり得るか？
………………………………………………………………………… 引地　拓人　99

41 — Q076. 分化型 cT1a 胃癌の内視鏡切除適応拡大病変に対して
ESD は標準治療になり得るか？ ………………………………… 前田　有紀　100

42 — Q077. 未分化型早期胃癌に本当に内視鏡的治療を行ってよいのか？ … 宮本　大輔　101

43 — Q078. 術後胃における早期胃癌の治療に ESD は有効か？ …………… 柴田　昌幸　102

44 — Q079. 内視鏡治療後局所再発早期胃癌症例に対する
ESD の長期予後は良好か？ ……………………………………… 吉田　晃　103

45 — Q080. 80 歳以上高齢者の早期胃癌に対して ESD は推奨されるか？ ……… 白数　洋充　104

46 — Q081. 早期胃癌 ESD 後に非治癒切除と診断された場合，
追加外科切除なしでの経過観察は許容され得るか？ …………… 加藤　元彦　105

47 — Q082. 分化型早期胃癌 ESD 後の適切な検査間隔は？ ……………… 宮本　大輔　106

48 — Q083. 胃 ESD 手技の習熟には何例経験すればいい？ ………………… 中村　純　107

49 — Q084. 胃 ESD にデンタルフロス付きクリップは有用か？ ………… 渡辺　晃　108

50 — Q085. 胃 ESD のときに BIS 併用のプロポフォール鎮静は有効か？ ……… 今川　敦　109

51 — Q086. 食道・胃 ESD おける CO_2 送気の使用は安全なのか？ ………… 佐藤　純也　110

52 — Q087. 内視鏡切除の際の胃穿孔に対してクリップ縫縮術は有用？ … 住吉　徹哉　111

53 — Q088. 胃 ESD の後出血予防には PPI か H_2 ブロッカーか？ ………… 滝沢　耕平　112

54 — Q089. ESD 後の遅発性出血はどうすれば予防し得るか?! …………… 友利　彰寿　113

55 — Q090. 胃腫瘍に対する ESD 後の二次内視鏡検査は推奨されるか？ … 吉田　晃　114

56 — Q091. 胃 ESD の後出血高リスク群に対する対策は？ ……………… 古立　真一　115

57 — Q092. アスピリン継続下で出血高危険度の内視鏡的手技は
安全に施行可能か？ ……………………………………………… 鈴木　晴久　116

58 — Q093. 胃 ESD 後狭窄の危険因子とその適切なマネジメントは？ ……… 住吉　徹哉　117

59 － Q094. 日本発の低侵襲手術術式！　LECS とは？ ……………………… 加藤　元彦　118
60 － Q095. 胃原発 MALT リンパ腫の除菌後の長期予後は？ …………………… 古立　真一　119

❖ 十二指腸
01 － Q096. 本邦における非乳頭部十二指腸腫瘍の診療の現状は？ ………… 野中　哲　122
02 － Q097. 治療すべき十二指腸腺腫とは？ ………………………………… 角嶋　直美　123
03 － Q098. 十二指腸非乳頭部上皮性腫瘍は生検すべきか？ ………………… 角嶋　直美　124
04 － Q099. 非乳頭部十二指腸腫瘍は分割 EMR でよいか？ ………………… 滝沢　耕平　125
05 － Q100. 十二指腸非乳頭部腫瘍に対する ESD の成績は？ ……………… 若槻　俊之　126

下部消化管

❖ 小　腸
01 － Q101. 小腸探索のファーストチョイス！　小腸カプセル内視鏡の
最初の報告は？ …………………………………………… 角川　康夫　128
02 － Q102. カプセル内視鏡は小腸腫瘍の診断に有用か？ …………………… 福島　政司　129
03 － Q103. カプセル内視鏡所見はダブルバルーン内視鏡の
挿入ルート選択に有用か？ ……………………………… 伊藤　紗代　130
04 － Q104. カプセル内視鏡による FAP 患者における小腸ポリープの
検出割合は？ ……………………………………………… 松本　美野里　131
05 － Q105. 無症候のリンチ症候群患者における小腸病変の頻度と，
小腸スクリーニングにおけるカプセル内視鏡の有用性は？ ……… 松本　美野里　132
06 － Q106. 新型パノラマビューのカプセル内視鏡の診断能は？ ………… 松田　知己　133
07 － Q107. 世界のスタンダード!!
ダブルバルーン小腸内視鏡の最初の報告は？ ………… 堀田　欣一　134
08 － Q108. 小腸内視鏡の導入後，小腸腫瘍の診断に最も有用な診断法は？ … 福島　政司　135
09 － Q109. 小腸腫瘍・腫瘍様病変に対するダブルバルーン内視鏡の
診断能・安全性は？ …………………………………… 松田　知己　136
10 － Q110. ダブルバルーン内視鏡で診断された小腸腫瘍の疾患別頻度は？ … 伊藤　紗代　137
11 － Q111. ダブルバルーン内視鏡による小腸ポリペクトミーは，
PJS の開腹手術を減少させるか？ ……………………… 篠原　知明　138
12 － Q112. PJS 疑いの無症状小児に消化管内視鏡検査を実施すべきか？ ………… 中島　健　139
13 － Q113. 小腸に局在する癌の予後は？ …………………………………… 五十嵐　公洋　140
14 － Q114. 消化管原発濾胞性リンパ腫の予後因子は？ …………………… 五十嵐　公洋　141
15 － Q115. 消化管・膵神経内分泌腫瘍の予後は改善したか？ …………… 篠原　知明　142

❖ 大　腸
01 － Q116. 米国の大腸癌罹患率・死亡率の動向は？ ……………………… 細谷　和也　144
02 － Q117. 50 歳未満の大腸癌は多いのか？ ……………………………… 須藤　梢　145
03 － Q118. アジア人における低容量アスピリン腸溶錠を用いた
大腸癌化学予防のエビデンスは？ ……………………… 山田　真善　146

04 — Q119. 40 歳代に大腸スクリーニング検査は必要か？ ………………… 中村　佳子　147

05 — Q120. 高齢者に対する検診，どこまでやればいい？ ………………… 今井　健一郎　148

06 — Q121. 化学法便潜血検査を用いた大腸がん検診は有効か？ ………… 内藤　裕史　149

07 — Q122. 便潜血検査で優れているのはグアヤック法か，免疫法か？ … 尾形　洋平　150

08 — Q123. 免疫学的便潜血検査（FIT）の有効性は？ …………………… 細谷　和也　151

09 — Q124. 便中 Hb 濃度が高いのに大腸癌が見つからなかった人の
大腸癌発生リスクは高いか？ ……………………………………… 籔内　洋平　152

10 — Q125. 1 回の免疫学的便潜血検査の大腸癌，advanced neoplasia に対する
診断感度は？ ……………………………………………………… 長　いく弥　153

11 — Q126. 大腸癌スクリーニングにおいて，大腸内視鏡検査と
免疫学的便潜血検査のどちらが優れているか？ ……………… 大瀬良　省三　154

12 — Q127. 大腸がん検診で便潜血検査に大腸癌・腫瘍リスク予測スコアを
組み合わせるのは有用か？ ……………………………………… 関口　正宇　155

13 — Q128. 便潜血検査陽性者に対する大腸内視鏡の ADR は？ ………… 今井　健一郎　156

14 — Q129. 大腸癌スクリーニングにおいて，便 DNA 検査は有効か？ … 中村　佳子　157

15 — Q130. 1 回の S 状結腸鏡による大腸癌抑制効果は？ ……………… 大野　正芳　158

16 — Q131. 女性の大腸スクリーニング，S 状結腸鏡じゃダメ!? ……… 森藤　由記　159

17 — Q132. 第二世代大腸カプセル内視鏡の感度・特異度はどのくらい？ … 角川　康夫　160

18 — Q133. 大腸癌が疑われる患者において CTC が初期検査に
なり得るか？ ……………………………………………………… 日原　大輔　161

19 — Q134. CT コロノグラフィーにおける大きな腺腫と癌の検出精度は？ … 日原　大輔　162

20 — Q135. 大腸内視鏡を用いた大腸癌スクリーニングのエビデンスは？ … 堀田　欣一　163

21 — Q136. 大腸癌に対する CS の長期的効果は？ ……………………… 岸田　圭弘　164

22 — Q137. 内視鏡的ポリープ摘除により大腸癌罹患率は減少するのか？ … 松田　尚久　165

23 — Q138. 腺腫性ポリープ摘除を伴う大腸内視鏡検査は，大腸癌の
発症リスクを低下させるか？ …………………………………… 今野　真己　166

24 — Q139. 内視鏡的ポリープ摘除により大腸癌死亡率は減少するのか？ … 松田　尚久　167

25 — Q140. 大腸内視鏡の大腸癌死亡抑制効果は右側と左側で同じ？ …… 髙田　和典　168

26 — Q141. スクリーニング TCS による右側結腸癌の死亡率減少効果は？ … 田中　優作　169

27 — Q142. 大腸内視鏡検査をしたのに，どうして大腸癌が発生するの？ … 小西　潤　170

28 — Q143. 先生，わたしってもう一度大腸癌に罹る可能性ありますか？ … 佐竹　悠良　171

29 — Q144. 大腸癌・腺腫の家族歴は大腸癌発症のリスクを
どれくらい高めるか？ …………………………………………… 佐竹　悠良　172

30 — Q145. 大腸腺腫摘除後の大腸癌死亡率は腺腫の
リスクにより変わるか？ ………………………………………… 鶴木　絵里子　173

31 — Q146. 腺腫発見率（ADR）と大腸癌の発症・死亡は相関するか？ … 岩井　朋洋　174

32 — Q147. 日本の大腸がん検診における費用対効果の点で最適な方法は？ … 籔内　洋平　175

33 — Q148. スクリーニング大腸内視鏡検査における advanced neoplasia の
頻度とその肉眼型は？ …………………………………………… 中谷　行宏　176

34 — Q149. 初回大腸内視鏡検査後に発見される advanced neoplasia の
頻度は？ …………………………………………………………… 小林　望　177

35 − Q150. 大腸 advanced neoplasia の予測スコアリングモデルの
作成は可能か？ ……………………………………………………… 中谷　行宏　178

36 − Q151. サーベイランス大腸内視鏡検査時の advanced neoplasia 発生の
リスク因子は？ ………………………………………………………… 福本　晃平　179

37 − Q152. 検診大腸内視鏡検査前に AN のリスク予測は可能か？ ………… 関口　正宇　180

38 − Q153. 小腺腫（＜1 cm）が 1–2 個しかない人の
将来のリスクは異なる？ ……………………………………………… 森藤　由記　181

39 − Q154. 高リスク大腸病変（advanced neoplasia）のある人を
予測できるか？ ……………………………………………………………… 張　萌琳　182

40 − Q155. 大腸内視鏡検査における観察時間は腺腫発見率に影響する？ ……… 張　萌琳　183

41 − Q156. 腺腫発見率向上のジレンマ――小さい腺腫ばかり見つけて
意味はある？ …………………………………………………………… 今井　健一郎　184

42 − Q157. 大腸内視鏡検査の前処置法によって病変発見って違うの？ ……… 北市　智子　185

43 − Q158. 内視鏡検査の前処置の適切なタイミングは？ …………………… 長島　藍子　186

44 − Q159. 新世代内視鏡システム Fuse® によって
大腸腺腫の見逃し率は低下するか？ ………………………………… 首藤　龍人　187

45 − Q160. 大腸内視鏡検査時の CO_2 送気は安全かつ有用か？ ……………… 杉本　真也　188

46 − Q161. CS におけるフード装着は，ポリープ発見，盲腸までの到達に
効果的か？ ……………………………………………………………… 大野　正芳　189

47 − Q162. 大腸内視鏡検査の挿入困難例に
ダブルバルーン内視鏡検査は有用か？ ……………………………… 坂本　琢　190

48 − Q163. 大腸内視鏡検査で病変を見逃すことはあるのか？ ……………… 安原　ひさ恵　191

49 − Q164. 大腸ポリープ摘除後の内視鏡検査は何年後？ …………………… 松田　尚久　192

50 − Q165. 大腸ポリープ摘除後初回サーベイランスが終わった !!
で，次はいつやるの？ ………………………………………………… 北市　智子　193

51 − Q166. 大腸内視鏡検査で病変を認めなかった場合，
次の検査は何年後？ …………………………………………………… 高丸　博之　194

52 − Q167. 初回スクリーニング大腸内視鏡検査でポリープがなかった場合，
次回の内視鏡検査はいつか？ ………………………………………… 福本　晃平　195

53 − Q168. 大腸内視鏡検査で異常がなかった場合，検診は何年間受けなくて
大丈夫？ ………………………………………………………………… 内藤　裕史　196

54 − Q169. 大腸腺腫摘除後 2 回目のサーベイランス間隔，
どうしたらいい？ ……………………………………………………… 岡川　泰　197

55 − Q170. 大腸内視鏡検査のスコープ抜去時間と中間期癌との関連は？ …… 今野　真己　198

56 − Q171. 大腸内視鏡検査後に発見される Interval cancer の特徴は？ ………… 小西　潤　199

57 − Q172. 大腸 Interval cancer のリスクと最も関連する
Quality indicator は？ ………………………………………………… 髙田　和典　200

58 − Q173. 大腸内視鏡後 5 年以内に発生する大腸癌（PCCRC）の
特徴と原因は？ ………………………………………………………… 堀田　欣一　201

59 − Q174. SSA/P を摘除した後も経過観察必要なの？　腺腫の場合と同じ？
…………………………………………………………… 森　英毅，浦岡　俊夫　202

60 − Q175. リンチ症候群患者の大腸内視鏡検査の至適間隔は？ …………… 中島　健　203

19

61 － Q176. 大腸ポリープ切除後のサーベイランスガイドラインは
　　　　　　順守されているのか？ ··· 安原　ひさ恵 204
62 － Q177. 平坦・陥凹型大腸腫瘍の頻度と癌との関連は？ ··················· 尾形　洋平 205
63 － Q178. 日本における大腸癌のうち de novo 癌の割合は？ ··············· 大瀬良　省三 206
64 － Q179. 英国における大腸平坦・陥凹型腫瘍の頻度・悪性度は？ ··········· 古賀　正一 207
65 － Q180. 発育形式から見た早期大腸癌の特徴は？ ····························· 岸田　圭弘 208
66 － Q181. 拡大内視鏡を用いた大腸 pit pattern 診断の最初の報告は？ ······· 池松　弘朗 209
67 － Q182. 大腸 NBI 診断における NICE 分類は，
　　　　　　腫瘍・非腫瘍の鑑別に有用か？ ································· 首藤　龍人 210
68 － Q183. 大腸ポリープの腫瘍，非腫瘍の鑑別に有用な NBI 拡大所見は？
　　　　　　··· 伴野　繁雄, 浦岡　俊夫 211
69 － Q184. 色素拡大内視鏡観察による表在型大腸癌の深達度診断精度は？ ······· 坂本　琢 212
70 － Q185. 10 mm 未満の小型大腸腺腫は摘除後，
　　　　　　病理に提出しなくてよいか？ ································· 岩井　朋洋 213
71 － Q186. 大腸粘膜下層浸潤癌におけるリンパ節転移例の
　　　　　　重要な予測因子は？ ··· 池松　弘朗 214
72 － Q187. SSA/P における細胞異型や癌化を診断するポイントは？ ··········· 鶴木　絵里子 215
73 － Q188. SSA に特徴的な pit pattern は？ ································· 高林　馨 216
74 － Q189. 大腸鋸歯状病変の pit pattern と分子生物学的変化の関係は？ ······ 山田　真善 217
75 － Q190. UC 関連腫瘍を拾い上げるための適切な生検方法は？ ··········· 高林　馨 218
76 － Q191. 大腸ポリープの不完全摘除のリスク因子は？ ····················· 杉本　真也 219
77 － Q192. コールドポリペクトミーは，スネアと鉗子どちらがよい？ ··········· 久保　茉理奈 220
78 － Q193. 抗凝固薬内服例にも cold snare polypectomy は安全か？ ··········· 吉井　新二 221
79 － Q194. SSA/P の EMR，難しいの!? ······························· 森　英毅, 浦岡　俊夫 222
80 － Q195. 大型病変の EMR 後の遺残・再発発生割合，リスク因子は？ ······· 古賀　正一 223
81 － Q196. 20 mm 以上の大腸腫瘍に対する内視鏡治療後の遺残再発の頻度は
　　　　　　ESD と EMR で異なるか？ ····································· 小林　望 224
82 － Q197. 黎明期における大腸 ESD の治療成績は？ ························· 田中　優作 225
83 － Q198. 側方発育型腫瘍に対する内視鏡治療戦略は？ ····················· 吉井　新二 226
84 － Q199. どんな大腸病変が ESD 困難例（非一括切除または穿孔発生）なのか？
　　　　　　··· 高丸　博之 227
85 － Q200. 直腸 T1 癌と結腸 T1 癌の長期予後は同等か？ ··········· 伴野　繁雄, 浦岡　俊夫 228

収載雑誌一覧 ··· 230

これだけは読んでおきたい！　消化器内視鏡医のための重要論文 200 篇

消化管腫瘍編

上部消化管

頭頸部

頭頸部 01

Q001. Field cancerization とは？

Association between aldehyde dehydrogenase gene polymorphisms and the phenomenon of field cancerization in patients with head and neck cancer.

Muto M, Nakane M, Hitomi Y, *et al.*　*Carcinogenesis.* 2002, 23（10）：1759-1765.

▶研究デザイン：横断研究　　　　　　　　　　　PMID：12376487

概要　頭頸部扁平上皮癌患者のデータを後ろ向きに評価し，重複する食道扁平上皮癌の病因を明らかにした論文である．78例の初発頭頸部扁平上皮癌患者に対して，ヨード染色内視鏡を用いた食道のスクリーニングを実施したところ，29例（37％）に多発ヨード不染帯が観察され，21例（27％）で食道扁平上皮癌と診断された．多発食道ヨード不染帯のリスク因子として，①アルデヒド脱水素酵素（*ALDH*）2-2の発現，②スモーキングインデックス（1日の喫煙本数×喫煙年数，≧1,000），③原発巣が口腔咽頭，が挙げられた．なかでも*ALDH2-2*は最大のリスク因子（オッズ比17.6；95％CI 4.7-65.3）であった．患者52例の呼気中アセトアルデヒド濃度を調べたところ，*ALDH2-2*を有するすべての患者において，*ALDH2-1*ホモ接合性遺伝子患者よりも優位に高い濃度上昇を来していた．これらの結果は，頭頸部扁平上皮癌患者において*ALDH2-2*を有する患者は，アルコールの代謝産物であるアセトアルデヒドが高濃度であり，多発不染帯や食道扁平上皮癌を発症させるリスク因子となっている可能性を示唆した．

解説　「Field cancerization」は元々，1953年にSlaughterらによって提唱された概念である．共通の癌誘発因子の長期的な曝露によって，複数の領域にまたがって広く発癌する現象であり，口腔咽頭や上部消化管，肺など複数の臓器に関連していると言われている．本論文は，*ALDH2-2*遺伝子の発現によって体内に蓄積したアセトアルデヒドがField cancerizationによる食道癌発生に関与していることを示した重要な論文である．またこの研究は，Field cancerizationに着目し，Narrow Band Imaging（NBI）を用いたスクリーニングにより，それまで発見できなかった頭頸部表在癌を発見できることに繋がったという点でも重要である（関連論文）．頭頸部はヨード散布が行えないため，ハイリスク患者においてはNBIを用いた注意深い観察が必要である．

（古江　康明，矢野　友規）

関連論文：Muto M, Minashi K, Yano T, *et al. J Clin Oncol.* 2010, 28（9）：1566-1572.

A. 複数の領域にまたがって広く発癌する現象のこと。頭頸部癌患者のなかには，食道癌などの重複癌が隠れているかもしれないので要注意！

頭頸部 02

Q002. 画像強調拡大観察により咽喉頭領域の精査を行うべき対象は？

Risk of superficial squamous cell carcinoma developing in the head and neck region in patients with esophageal squamous cell carcinoma.

Katada C, Muto M, Nakayama M, *et al.* *Laryngoscope.* 2012, 122（6）：1291-1296.

▶ 研究デザイン：横断研究　　　　　　　　　　　　PMID：22674532

概要　食道表在癌患者における頭頸部領域表在型扁平上皮癌の重複癌発症リスクを調査した論文．食道表在癌の新規発症または既往症例のうち，頭頸部癌の既往がない患者群 71 例に対して 2009 年 1 月から 2010 年 12 月まで Narrow Band Imaging（NBI）拡大内視鏡観察による咽喉頭領域表在癌の有無に関する精査を行い，飲酒喫煙歴，アルデヒド脱水素酵素 2（ALDH2）遺伝子多型，多発食道ヨード不染帯の存在による重複癌発症のリスク評価を行っている．結果は，21/71 例に咽喉頭表在癌を認め，重複癌患者全例に飲酒歴が認められている．多変量解析による解析では，多発食道ヨード不染帯（オッズ比 61.1），ALDH2-2 アリルの存在（オッズ比 16.2），発症時喫煙者（オッズ比 8.0）が重複癌発症と関連した高リスク因子であった．

解説　食道癌患者は高率に頭頸部領域に重複癌を発症することが知られている．咽喉頭領域は食道とは異なり，複雑な立体構造，嘔吐反射による観察困難性，ヨード染色が行えないことから早期発見が困難であったが，NBI 拡大観察による咽喉頭表在癌の発見率の向上が報告された（関連論文 1）．食道，頭頸部領域発癌のリスク因子の評価に関しては既報（関連論文 2）があるが，NBI 拡大観察併用咽頭観察スクリーニングを行った条件での咽喉頭表在癌の発症リスクに関する評価が待たれていた．本研究は，NBI 拡大観察により高率の咽喉頭重複癌（29.6％）を認めており，多発食道ヨード不染帯が既報どおり極めて高いリスク因子であった．また，ALDH2-2 アリルが 16.2 倍と高いリスク因子として確認されている点でも重要な知見を提供している．厳重な咽喉頭観察を要する患者群の抽出のための有力なバイオマーカーとして，ALDH 遺伝子変異を簡便に測定可能な手法，および機器の開発が待たれる．　　　　　　　　　（堀　圭介）

関連論文 1：Muto M, Minashi K, Yano T, *et al. J Clin Oncol.* 2010, 28（9）：1566-1572.
関連論文 2：Muto M, Takahashi M, Ohtsu A, *et al. Carcinogenesis.* 2005, 26（5）：1008-1012.

> **A. 多発食道ヨード不染帯を有する食道癌症例に対しては，画像強調拡大内視鏡観察による咽喉頭領域の精密な観察が必須！**

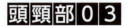

Q003. NBIは，食道扁平上皮癌患者における頭頸部表在癌の発見に有用か？

Narrow band imaging for detecting superficial squamous cell carcinoma of the head and neck in patients with esophageal squamous cell carcinoma.

Katada C, Tanabe S, Koizumi W, *et al. Endoscopy*. 2010, 42（3）：185-190.

研究デザイン：横断研究　　　　　　　　　　PMID：20195988

概要　食道扁平上皮癌患者における Narrow band imaging（NBI）による頭頸部拡大観察の有用性を調べた前向き研究である．2006 年から 2008 年に北里大学病院グループで 112 名に対して実施された．結果は，15 名 16 病変（13％）に頭頸部表在癌が発見された．リスク因子として，多発食道ルゴール不染帯が挙げられた．また，食道癌の治療完了後に 8 例で内視鏡的切除もしくは経口的切除が行われ，約 2 年程度の観察期間において再発なく経過しており，これらの低侵襲治療の有用性が示唆された．

解説　食道扁平上皮癌患者（既往例も含む）に対して頭頸部 NBI 拡大観察を行った場合の頭頸部表在癌の発見率を示した論文である．同年の JCO 武藤論文（関連論文）と同様に NBI 拡大観察の有用性を示めしており，同時に食道癌と頭頸部癌との重複率が高いことを改めて認識させる．多発食道ルゴール不染帯は頭頸部表在癌の重複リスクであることは，実臨床において活用すべき重要な知見である．　　　　　　　　　（依田　雄介）

関連論文：Muto M, Minashi K, Yano T, *et al. J Clin Oncol*. 2010, 28（9）：1566-1572.

A. 食道癌患者においてNBI拡大による中下咽頭領域のスクリーニングは重要。特に食道多発ルゴール不染の症例については，十分な観察を。

頭頸部 04

Q004. 中下咽頭表在癌における内視鏡的切除の長期治療成績は？

Long-term outcome of transoral organ-preserving pharyngeal endoscopic resection for superficial pharyngeal cancer.

Muto M, Satake H, Yano T, et al. *Gastrointest Endosc.* 2011, 74（3）: 477-484.

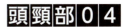

研究デザイン：コホート研究　　　　　　　　　　　PMID：21704994

概要　2002年から2008年に国立がん研究センター東病院と京都大学病院で，下咽頭表在癌の内視鏡的切除を受けた104名の患者データを後ろ向きに評価した論文である．148病変が治療され，病理結果は高度異形成9病変（6.1％），上皮内癌97病変（65.5％），上皮下浸潤癌42病変（28.3％）であった．16％で予防的に気管切開が行われていたものの，全体として重篤な有害事象はなかった．長期成績は，観察期間中央値43カ月において92％が再発なく経過し，また全例で発声・嚥下機能が温存されていた．5年のcause-specific survivalは97％と，非常に良好な成績であった．

解説　Narrow band imagingなどの内視鏡技術の進歩に伴って表在性病変の視認性が向上し，実臨床において数多くの頭頸部表在癌が発見されるようになった（関連論文）．頭頸部表在癌に対する内視鏡的治療に関しても症例報告より始まり，その後多数例での成績が報告されてきた．本論文は多数例での長期成績の最初の報告である．本論文のなかで，T因子に深達度情報が含まれていないことによるリンパ節転移の予測の課題を指摘している．現在，学会や研究会において，深達度診断や深達度とリンパ節転移頻度の相関，治療の長期成績などの検討が進められている．　　　　　　　　（依田　雄介）

関連論文：Fujishiro M, Yamaguchi H, Nakanishi Y, et al. *Dig Endosc.* 2001, 13（4）: 220-224.

> **A.** 中下咽頭表在癌に対する内視鏡的治療は機能温存治療として有用と考えられる．適切な治療戦略の選択のため，深達度やリンパ節転移リスクなどの知見の集積が待たれる．

頭頸部 05

Q005. 咽頭表在癌に対する ESD の有用性と安全性は？

Endoscopic submucosal dissection as minimally invasive treatment for superficial pharyngeal cancer : a phase Ⅱ study（with video）.

Hanaoka N, Ishihara R, Takeuchi Y, *et al.*　　*Gastrointest Endosc.* 2015, 82（6）: 1002-1008.

▶ 研究デザイン：コホート研究　　　　　　　　PMID：26234696

概要　大阪国際がんセンター（旧大阪府立成人病センター）で咽頭表在癌に対する内視鏡的粘膜下層剥離術（ESD）の第Ⅱ相臨床試験が行われた．主要評価項目は完全切除で，過去の内視鏡的粘膜切除（EMR）での成績（50％）を考慮し，期待値 80％，閾値 60％に設定した．54 例 73 病変に対して ESD が施行され，全病変で一括切除が得られ，79.5％で完全切除が得られた．4 例の患者で経管栄養が必要となったが，胃瘻や気管切開が必要になった患者はいなかった．3 年間での全生存率は 97.7％で，無再発生存率は 98.1％であった．3 年間の累積多発癌発生率は 18.4％であった．

解説　胃や食道，大腸の粘膜内癌に対しては ESD が広く行われている．一方，咽頭ではワーキングスペースが狭く，解剖学的に複雑であることから，頭頸部外科の医師との協力体制が欠かせない．本検討は，前向き試験として咽頭表在癌に対する ESD の有用性と安全性を示した初めての報告である．咽頭では発声や呼吸などの機能温存が重要であり，化学放射線療法や手術ではこうした機能に障害が生じる可能性が少なくない．ESD は EMR よりも完全切除率が高いだけでなく，切除範囲をコントロールすることができる．本検討においては機能障害が出現した症例は非常に少なく，咽頭表在癌に対しても ESD は安全性が高い治療であることが示された．ただし，胃や食道，大腸では病理結果からリンパ節転移のリスク評価を行い追加治療の適応を決めているが，咽頭癌に関しては深達度とリンパ節転移との関連性を示した報告がない．ESD 後の追加治療の必要性については更なる検討が必要であり，2017 年より全国 17 施設が参加する多施設共同研究が開始されている．

（栗林　志行）

A. 咽頭表在癌に対する ESD は安全かつ有用である。

これだけは読んでおきたい！　消化器内視鏡医のための重要論文 200 篇
消化管腫瘍編

食　道

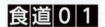

Q006. お酒を飲むと赤くなる人は食道癌になりやすい？

Effect of alcohol consumption, cigarette smoking and flushing response on esophageal cancer risk：a population based cohort study（JPHC study）.

Ishiguro S, Sasazuki S, Inoue M, et al. Cancer Lett. 2009, 275（2）：240-246.

研究デザイン：コホート研究　　　　　　　　PMID：19036500

概要 国内10府県に在住する44,970名の中高年男性を対象としたコホート研究で，飲酒・喫煙習慣およびアルコール摂取時のフラッシング反応（顔や体が赤くなる反応）と食道扁平上皮癌の関係を解析した論文．コホート開始時に，飲酒・喫煙習慣，フラッシング反応の有無について問診し，約10年間追跡した．期間中に244名の食道扁平上皮癌が認められ，データ欠損のない215名を解析対象とした．飲酒と喫煙は食道扁平上皮癌と強く相関しており，なかでも大量飲酒は，フラッシング反応のある大量喫煙者において特に強い相関を示した．大量飲酒者でフラッシング反応がない例ではハザード比2.00（95％CI：1.23-3.23）であるのに対して，フラッシング反応がある例ではハザード比3.41（95％CI：2.10-5.51）であり，食道扁平上皮癌のリスクが増すことが示唆された．

解説 飲酒，喫煙が食道扁平上皮癌のリスク因子であることや，ALDH2（アセトアルデヒド脱水素酵素の一つ）不活性型の人の大量飲酒が食道扁平上皮癌と相関があることは，症例対照研究やコホート研究で示されていた．一方で，ALDH2不活性型のサロゲートマーカーとされるフラッシング反応と食道扁平上皮癌の関連を前向きに評価した研究はなかった．本研究が明らかにしたように，フラッシング反応の有無を確認することで臨床的にALDH2不活性型の選別が可能となり，飲酒・喫煙歴を加味することで食道扁平上皮癌の高リスク集団を抽出することが可能と考えられる．食道癌の検診システムが存在しない現状において，簡単な問診により食道癌の高リスク患者を抽出できるとすれば臨床的に有用であり，臨床現場への応用が期待される．　　　　　　　　（田中　雅樹）

> **A.** 飲酒，喫煙に加えて，フラッシング反応について問診することで，食道扁平上皮癌の高リスク患者を抽出できる可能性がある．

食道02

Q007. 食道扁平上皮癌のリスクを見分けるために外来で簡単にできる質問は？

Alcohol flushing, alcohol and aldehyde dehydrogenase genotypes, and risk for esophageal squamous cell carcinoma in Japanese men.

Yokoyama T, Yokoyama A, Kato H, *et al*. *Cancer Epidemiol Biomarkers Prev.* 2003, 12 (11 Pt 1)：1227-1233.

▶研究デザイン：多施設共同症例対照研究（ケース・コントロール）　PMID：14652286

概要　国内6施設における食道癌男性患者233名と対照群（非癌男性患者）610名を対象に，質問紙法を用いてアルコール飲酒後のアセトアルデヒドを原因としたフラッシング反応（顔面紅潮，動悸，眠気といった症状）と不活性型 *ALDH2* との関係を解析した論文である．現在または過去にフラッシング反応があったと回答した被験者では，食道癌患者・非癌患者ともに，高頻度に不活性型 *ALDH2* を有することがわかった（食道癌/対照群：感度84.8/90.1%，特異度82.3/88.0%）．また，アルコールによるフラッシングを来すが飲酒習慣のある患者では，飲酒習慣のない患者と比較して，飲酒量が軽度（1-8.9単位/週），中等度（9-17.9単位/週），重度（18単位以上/週）と飲酒量が増えるごとに顕著に食道癌のリスクが上昇していた（オッズ比はそれぞれ6.69，42.66，72.86）．「フラッシング反応」は，日本人男性の食道扁平上皮癌のリスクを予測するうえで，不活性型 *ALDH2* 遺伝子型の代理マーカーとして効率的に機能する可能性を示唆する．

解説　不活性型 *ALDH2* を有する人は，発癌物質であるアルコール飲酒後のアセトアルデヒドの代謝が遅いため，少量の飲酒でもアセトルデヒドによるフラッシング反応が起きる．本質問票は，「コップ一杯（約180 mL）のビールを飲んで，顔面紅潮した経験が現在および過去にあったか」という簡単なものである．これを行うだけで，不活性型 *ALDH2* を有する患者を効率よく抽出することができる．現在，日常臨床で食道癌のハイリスク症例を抽出するためのスクリーニングとして，本試験法が組み込まれた Health-risk appraisal model（関連論文）が使用されている．このモデルでは，フラッシング反応，飲酒歴や喫煙歴，野菜や果物の摂取状況などがスコアリングされる．内視鏡検査前のスコアが11点以上の男性被験者の4.27%に食道癌が発見されたという報告もあり，食道癌のハイリスク患者を効率的にスクリーニングすることができる．

（古江　康明，矢野　友規）

関連論文：Yokoyama A, Oda J, Iriguchi Y, *et al. Dis Esophagus.* 2013, 26 (2)：148-153.

> **A.** 「コップ1杯のビールを飲むとすぐに顔が赤くなりますか？」で，食道癌のリスクが見分けられる！

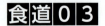

Q008. 日本人に多い食道・頭頸部領域の扁平上皮多重癌の背景は？

Risk of metachronous squamous cell carcinoma in the upper aerodigestive tract of Japanese alcoholic men with esophageal squamous cell carcinoma: a long-term endoscopic follow-up study.

Yokoyama A, Omori T, Yokoyama T, et al. Cancer Sci. 2008, 99 (6): 1164-1171.

▶研究デザイン：コホート研究　　　　　　　　　　PMID：18429959

概要　1993年1月から2002年12月にかけて久里浜アルコールセンターにて，食道・頭頸部領域（UADT）に発癌既往のない110例（男性，40歳以上）の食道癌内視鏡的治療症例を対象として，2カ月以上（4-160カ月；中央値41カ月）6カ月ごとの経過観察を行い，異時性UADT発癌のリスク因子を検討した論文．同時性頭頸部癌症例，追加治療施行症例を除いて解析を行い，21/81例の異時性食道癌発症，および23/99例の異時性頭頸部癌発症と，極めて高率に異時性UADT発癌が認められた．アセトアルデヒド脱水素酵素のALDH2ヘテロ欠損（ALDH2*1/*2）が年齢，飲酒量を調整した後でも3.4倍（食道領域）から4.3倍（頭頸部領域）の異時性UADT発癌の高リスク因子であり，同時性食道多発癌も3倍の高リスク因子であった．この結果から，ALDH2ヘテロ欠損，および同時性食道多発癌症例に関して，治療後のUADT異時性癌に対する厳重な経過観察を要すると考えられる，としている．

解説　欧米に比較して，日本人にはUADT多重癌が多く認められる．その要因としてALDH2ヘテロ欠損型保持者が多く（約40%），飲酒後のアセトアルデヒドの長時間の体内残留が原因と考えられている．本研究は，UADT発癌について長期間にわたる経過観察を行い，アルコール脱水素酵素（ADH）の遺伝子多型，飲酒量の多変量解析による調整も含め，臓器別に詳細な報告を行っており，ALDH2ヘテロ欠損型保持者の発癌経緯を追った質の高い研究結果として極めて重要な報告である．UADT発癌や大腸癌を含む多臓器発癌の原因として，2010年にWHOは，アルコール飲料および飲酒と関連したアセトアルデヒドをGroup 1の発癌物質に認定した．ALDH2ヘテロ欠損型保持者のスクリーニングとUADT領域発癌，および多臓器発癌のスクリーニング・サーベイランスに関する多施設共同研究が進行中であり，アセトアルデヒドへの暴露による多臓器発癌に関しての新たな知見が待たれるところである．

（堀　圭介）

> **A.** ALDH2ヘテロ欠損は異時性UADT発癌の3.4-4.3倍，同時性食道多発癌の3倍の高リスク因子であり，アセトアルデヒド代謝能力が弱い日本人では厳重な経過観察と，スクリーニング検査が必要．

食道04

Q009. 頭頸部癌患者に食道癌はどのくらい併存するか？
── ヨード染色の有用性も含めて──

Lugol's dye chromoendoscopy establishes early diagnosis of esophageal cancer in patients with primary head and neck cancer.

Hashimoto CL, Iriya K, Baba ER, *et al.* *Am J Gastroenterol.* 2005, 100 (2)：275-282.

▶ 研究デザイン：横断研究　　　　　　　　　　　　PMID：15667482

概要 ブラジルのサンパウロ州立大学付属病院で，1995年から2000年までに頭頸部癌と診断された323名に対して，通常の内視鏡検査およびヨード染色による色素内視鏡検査を施行し，食道癌の併存率とヨード染色の有用性について検討した．24名に食道癌および高異型度上皮内腫瘍が指摘され，有病率は7.36％であった．表在食道癌は通常内視鏡検査でも全例検出されたが，高異型度上皮内腫瘍はヨード染色で16例検出され，うち通常内視鏡でも発見できたものは8例のみであった．頭頸部癌患者にヨード染色を使用して色素内視鏡検査を行うことは早期の病変を発見することにつながり，それによって患者の予後を改善することが期待できる．

解説 食道癌併存の高リスクである頭頸部癌患者において，ヨード染色を使用した色素内視鏡検査が有用であるとした論文である．食道扁平上皮癌の発見におけるヨード染色の有用性は，1971年にBrodmerkelによって報告（関連論文1）され，最新の診断法が開発された現在においても最も有用な方法の一つである．その反面，胸焼けやアレルギーなどの副作用の問題があるため，食道癌のハイリスクグループに対して使用することが効率的と考えられる．また，近年普及したNarrow Band Imaging（NBI）は，色素を必要としないoptical enhancementであり，Mutoらは，咽頭・食道癌の発見に有用であると報告している（関連論文2）．　　　　　　　　　　（桑原　洋紀）

関連論文1：Brodmerkel GJ Jr. *Gastroenterology.* 1971, 60：813-821.
関連論文2：Muto M, Minashi K, Yano T, *et al. J Clin Oncol.* 2010, 28 (9)：1566-1572.

> **A. 約7％。ヨード染色を使用することで，高異型度上皮内腫瘍の検出率が通常内視鏡検査の2倍となる。**

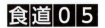

Q010. 頭頸部・食道表在癌の早期発見のための観察法は？

Early detection of superficial squamous cell carcinoma in the head and neck region and esophagus by narrow band imaging: a multi-center randomized controlled trial.

Muto M, Minashi K, Yano T, et al.　*J Clin Oncol.* 2010, 28 (9): 1566-1572.

▶研究デザイン：多施設共同ランダム化比較試験　　　PMID：20177025

概要　食道癌患者，または食道癌に対して内視鏡治療歴のある320名を対象として，上部消化管内視鏡白色光（White Light Imaging：WLI）観察後に狭帯域光（Narrow Band Imaging：NBI）観察を行う群（n＝162）と，NBI観察後にWLI観察を行う群（n＝158）に無作為に割りつけ，頭頸部表在癌および食道表在癌の発見割合について比較された．初回WLI群のWLI観察での発見割合は，最終的に発見された頭頸部表在癌のうち8％（1/13名），食道癌のうち55％（58/105名）と低い一方で，初回NBI群のNBI観察では100％（15/15名），97％（104/107名）と，有意に高い結果（頭頸部表在癌，食道癌での比較においてともに$P<0.001$）であったことから，NBI観察は頭頸部・食道表在癌を早期に発見するための標準検査になり得ると結論づけられた．

解説　内視鏡領域において，検査に関しての前向きランダム化比較試験は数少ない．大腸の分野では行われてきていたが，上部消化管，特に食道や頭頸部を対象とした試験は今までになく，本試験は，食道や頭頸部領域において高いクオリティーで実施された初めてのランダム化比較試験と言える．すでに日常臨床においてNBIを用いた頭頸部観察は行われており，この試験をきっかけとして，早期の段階で食道癌および頭頸部癌が発見・治療される機会は全国的に増えてきた．また，それに伴い食道の内視鏡的粘膜下層剥離術（ESD），中咽頭・下咽頭内視鏡的咽喉頭手術（ELPS）などの低侵襲な治療技術の発展につながった大事な試験である．　　　　　　　　　　　　　　　　（門田　智裕）

A. 頭頸部・食道表在癌の早期発見にはNBI観察が有用である。

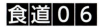

Q011. 胃食道逆流症状は食道腺癌のリスク因子となるか？

Symptomatic gastroesophageal reflux as a risk factor for esophageal adenocarcinoma.

Lagergren J, Bergström R, Lindgren A, *et al.* N Engl J Med. 1999, 340（11）：825-831.

▶ 研究デザイン：症例対照研究（ケース・コントロール）　PMID：10080844

概要　スウェーデン国内で3年間に診断された食道腺癌189例，胃噴門部癌262例，食道扁平上皮癌167例と対照群820例の胃食道逆流症状の詳細について調査し，その相関を検討した論文．胸焼けまたは逆流が，少なくとも週に1回以上ある有症状者の発癌リスクは，無症状者と比較して食道腺癌では7.7倍，胃噴門部癌では2.0倍であったが，食道扁平上皮癌では差はなかった．高頻度の症状，長期間にわたる症状，夜間の症状があると，食道腺癌のリスクのみ著明に増大した．また，食道腺癌患者の62％でバレット食道を認めた．胃食道逆流症状と食道腺癌の相関の強さはバレット食道の有無で差はなかった．

解説　欧米において最も増加率が高い癌は，食道腺癌，つまりバレット腺癌である．米国では1995年を境に食道癌における扁平上皮癌と腺癌の頻度が逆転して，現在では腺癌が約6割に達しており，本邦においても腺癌は増加傾向にある．本邦のバレット食道の定義では，バレット粘膜は①胃底腺型上皮（gastric fundic type），②移行上皮型上皮（junctional type），③特殊円柱上皮（specialized columnar epithelium）に分けられる．米国では，③のみがバレット食道と定義されるが，本邦および英国では特殊円柱上皮の存在は必要ない．本論文中ではバレット食道の定義は，「Goblet細胞を伴う特殊円柱上皮化生」とされており，それ以外の円柱上皮化生のみを認める群は胃噴門部癌に分類されている．ただし，食道胃接合部から口側に3 cm以上の①②を認めた5例は食道腺癌に振り分けられている．また，本論文中の食道腺癌の38％はバレット食道を認めていない．本邦ではバレット食道癌以外の食道腺癌，つまり異所性胃粘膜からの発癌や固有食道腺からの発癌は稀と考えられる．本論文ではバレット食道の有無によって食道腺癌と胃食道逆流症状との相関の強さに差はなく，バレット食道よりも胃食道逆流が重要な因子と推察される．

（名和田　義高）

A. 胃食道逆流症状は食道腺癌の強いリスク因子となるが，胃噴門部癌では弱いリスク因子にしかならない。

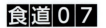

Q012. バレット食道のサーベイランスをどうするか？

Incidence of adenocarcinoma among patients with Barrett's esophagus.

Hvid-Jensen F, Pedersen L, Drewes AM, *et al*.　*N Engl J Med*. 2011, 365 (15): 1375-1383.

▶ 研究デザイン：コホート研究　　　　　　　　　　　PMID：21995385

概要　バレット食道の診断時に高度異形成の診断も同時に受けた症例，および高度異形成歴を有する症例を除いた，バレット食道患者11,028例（男性7,366例，女性3,662例，年齢中央値：62.7歳，観察期間中央値：5.2年）を対象に，バレット食道患者と一般集団における高度異形成および食道腺癌の各発生率を比較した論文．追跡期間中，新たに食道腺癌との診断を受けたのは197例で，診断時の年齢中央値は68.1歳であった．1年以内に診断されたのは131例で，2年目以降に診断された66例の腺癌発生率は，1.2例/1,000人年で，標準化罹患比は11.3（8.8-14.4）であった．年間リスクは0.12％であり，860例のバレット食道患者のうち1年で腺癌を発生するのは1例であると考えられた．

解説　バレット食道は胃食道逆流の合併症で，食道腺癌の前癌病変であると考えられている．バレット食道から腺癌へは，軽度および高度異形成を経て移行すると考えられていることから，内視鏡による経過観察が行われているが，経過観察が生存成績に影響を与えたとする報告はなく，その関連性は疑問視されている．バレット食道患者の食道腺癌発生率に関してのこれまでの報告によれば，決められた施設において数百人規模で経過観察して，その年間絶対リスクは0.5％前後とされてきた．しかし今回の検討では，10,000人超という非常に多数のバレット食道患者が対象であり，しかもバレット食道における腺癌発生率は年間0.12％とこれまでの報告に比べ数倍低いものであった．内視鏡検査によるサーベイランスの有効性に関しては，本研究からは否定的な見解が示唆される．

（間　浩正）

A. バレット食道患者のすべてではなく，より高リスクの群を抽出し，効率的にサーベイランスする必要がある．

食道08

Q013. 異形成のないバレット食道患者の適切なフォローアップ間隔は？

The incidence of oesophageal adenocarcinoma in non-dysplastic Barrett's oesophagus：a meta-analysis.

Desai TK, Krishnan K, Samala N, *et al.* *Gut.* 2012, 61（7）：970-976.

▶ 研究デザイン：メタ解析　　　　　　　　　　PMID：21997553

概要　1966年から2011年までのMedlineとEmbaseを検索し，異形成のないバレット食道（BE）患者における食道腺癌の発生率を調べ，条件の合った57文献のメタ解析を行った．11,434患者，58,547人年で評価され，食道腺癌の発生率は0.33%/年（95%CI：0.28-0.38%）であった．また，SSBE（short segment BE）患者における食道腺癌の発生率についても，16文献（前述57文献からは12文献を抽出）でメタ解析が行われた．967患者，4,456人年で評価され，食道腺癌の発生率は0.19%/年（95%CI：0.08-0.34%）であった．以上より，食道腺癌発生は異形成のないBE患者では年間300人に1人，異形成のないSSBE患者においては年間500人に1人未満と低頻度であった．

解説　本論文以外でも，51文献をメタ解析した報告（関連論文）においても，BE患者における食道腺癌の発生頻度は年間0.6%と低率である．また，もし食道腺癌になったとしても癌死する患者は3%とわずかで，他病死が97%であった．こうした結果からも，BEは間違いなく食道腺癌のリスク因子ではあるが，積極的に介入することに対しては疑問が持たれている．米国ACG（American College of Gastroenterology）のガイドラインなどでは，BEで異形成がなければ3-5年ごと，異形成が疑われれば1年ごとの生検を含めた内視鏡検査が推奨されている．また日本食道学会により作成された『食道癌診療ガイドライン　2017年版』においても，「バレット食道をスクリーニング/サーベイランスすることを弱く推奨する」「バレット食道そのものに対して発癌予防目的に内視鏡治療は行わないことを強く推奨する」と記載されている．　　　　　　　（柴田　昌幸）

関連論文：Sikkema M, de Jonge PJ, Steyerberg EW, *et al. Clin Gastroenterol Hepatol.* 2010, 8（3）：235-244.

A. バレット食道は注意すべきではあるが，それほど重大ではない。異形成のないバレット食道患者のフォローアップ間隔は，最短でも3年間隔でよい。

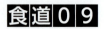

Q014. Low-grade dysplasia を伴うバレット食道における腺癌の発生頻度は？

Incidence of esophageal adenocarcinoma in Barrett's esophagus with low-grade dysplasia : a systematic review and meta-analysis.
Singh S, Manickam P, Amin AV, *et al*.　*Gastrointest Endosc.* 2014, 79 (6) : 897-909.

▶研究デザイン：メタ解析　　　　　　　　　　　　　　PMID：24556051

概要　バレット食道における low-grade dysplasia（LGD）の自然史を明らかにするために，2012年末までに報告された論文に対してメタ解析を行った．①組織診断された LGD を伴うバレット食道を一定数の症例数含むこと，②フォローアップが2年以上である，③食道腺癌や high-grade dysplasia（HGD）と診断された一定数の症例数を含むこと，の3条件をもとに51論文を検出し，そのうち逆流防止術施行例の10論文などを除いた24論文が最終的に選出された．24論文/2,694名の LGD を伴うバレット食道患者のデータから腺癌の発生頻度を，またそのうちの17論文からは腺癌や HGD の発生頻度を評価している．結果は，腺癌の年間発生頻度は 0.54％（95％CI：0.32-0.76），腺癌や HGD の年間発生頻度は 1.73％（95％CI：0.99-2.47）であった．LGD を伴うバレット食道患者の食道疾患以外の原因による年間死亡率は4.7％であり，これは腺癌の年間発生頻度自体よりも高かった．

解説　LGD からの腺癌の年間発生頻度が明らかとなった．腺癌発生抑制のために主に欧米で施行されている高周波アブレーションの必要性に関して，一石を投じる報告である．なお，腺癌の発生頻度にはバレット食道における LGD 合併頻度が関係していて，その頻度が15％よりも少ない14論文からのデータでは腺癌の年間発生頻度は 0.76％（95％CI：0.44-1.09）であったのに対して，15％よりも多い10論文からのデータでは腺癌の年間発生頻度は 0.32％（95％CI：0.07-0.58）であった．これは，LGD 合併頻度が高い報告においては，LGD と組織診断したなかに炎症などが含まれてしまったことが原因ではないかと考察されている．LGD の診断の際には，食道炎軽快後に検体を採取し，消化管専門の病理医が診断することが望ましい．

（村井　克行）

A. LGD を伴うバレット食道患者からの腺癌の年間発生頻度は 0.54％，HGD を含めても 1.73％。バレット食道に対して欧米で施行されている高周波アブレーションの必要性は，果たして？

食道 1 0

Q015. High-grade dysplasia を有するバレット食道患者の食道腺癌の発生確率は？

Incidence of esophageal adenocarcinoma in patients with Barrett's esophagus and high-grade dysplasia : a meta-analysis.

Rastogi A, Puli S, El-Serag HB, *et al.* *Gastrointest Endosc.* 2008, 67（3）：394-398.

▶研究デザイン：メタ解析　　　　　　　　　PMID：18045592

概要　High-grade dysplasia（HGD）を有するバレット食道（BE）は，食道腺癌のリスク因子であることは知られているが，その発症率は報告により様々である．正確な発生確率を推定することを目的に，過去の文献4つをメタ解析した．対象患者の選択基準としては，組織学的に BE と HGD が証明されていること，内視鏡的焼灼術や手術を受けていないこと，6カ月以上フォローされていること，食道癌の既往がないことが挙げられた．236人の患者を1,241人・年内視鏡でフォローした結果，69人の患者に食道腺癌が発生していた．サーベイランス開始から数年での食道腺癌発症率は年6%であった．

解説　HGD を有する BE は食道腺癌の高リスクとして知られており，主な治療方針として食道切除，焼灼術や粘膜切除術，内視鏡による経過観察が挙げられる．しかし，過去の報告では，癌の発生確率に年間5-20%と大きな幅があるため，治療方針の選択が困難とされてきた（関連論文1，2，3）．本研究による，より正確な発生率の推定は医療現場での治療戦略の決定に役立つものと考える．本文中にもあるが，例えば55歳で健康な人の場合は HGD の診断から5年の累積食道腺癌発症リスクは30%であり手術も考慮されるが，生命予後が短いと予想される症例に関しては，より低侵襲な治療戦略を考慮する必要があると考えられる．ただし本研究の limitation としては，観察期間が短い研究（中央値1.5年から7.3年）のメタ解析であり，長期的な発生率に関してはなお不明であることが挙げられる．　　　　　　　　　　　　　　　　　　　（安住　基）

関連論文1：Schnell TG, Sontag SJ, Chejfec G, *et al. Gastroenterology.* 2001, 120（7）：1607-1619.
関連論文2：Reid BJ, Levine DS, Longton G, *et al. Am J Gastroenterol.* 2000, 95（7）：1669-1676.
関連論文3：Weston AP, Sharma P, Topalovski M, *et al. Am J Gastroenterol.* 2000, 95（8）：1888-1893.

> **A. HGD を有するバレット食道患者の食道腺癌の発生確率は，診断から数年の間では年間6%。**

食道11

Q016. バレット食道患者で NBI 狙撃生検は有効か？

Standard endoscopy with random biopsies versus narrow band imaging targeted biopsies in Barrett's oesophagus：a prospective, international, randomised controlled trial.

Sharma P, Hawes RH, Bansal A, *et al.*　*Gut.* 2013, 62 (1)：15-21.

研究デザイン：多施設共同ランダム化比較試験　　PMID：22315471

概要　バレット食道における腸上皮化生，dysplasia の検出について，標準的な白色光観察での Seattle protocol に準じた生検（視認可能な病変の生検と 2 cm ごと，4 方向からのランダム生検）と Narrow Band Imaging（NBI）観察での狙撃生検を比較した，国際的なランダム化比較試験である．米国とオランダの計 3 施設から 123 名のバレット食道患者が登録され，無作為に 2 群に割り付けし，内視鏡検査を行った．初回検査の 3-8 週間後，別な内視鏡医により他法での内視鏡検査を行った．腸上皮化生の検出率は，白色光群と NBI 群で同等であった（104/113 名，92%）が，NBI 群では要した生検が少なかった（3.6 回 vs 7.6 回）．Dysplasia の検出率は，NBI 群で有意に高かった（30% vs 21%；$P = 0.01$）．NBI 群で高度異形成または癌と診断された領域は，すべて不整な粘膜または血管パターンであった．

解説　バレット食道癌は，欧米で有病率・死亡率ともに増加率の高い癌である．食道扁平上皮癌が多い本邦でも，食生活の欧米化や *Helicobacter pylori* の感染率の低下により，今後増加が予想される．欧米では，バレット食道の診断に病理学的な腸上皮化生の証明が必須であり，内視鏡サーベイランス法として，Seattle protocol が推奨されているが，白色光観察では視認困難な微細病変やランダム生検でのサンプリングエラーの問題がある．本研究は，バレット食道における腸上皮化生や dysplasia の検出について，NBI での狙撃生検の有効性を示した初めてのランダム化比較試験である．本邦では NBI での狙撃生検が普及しているが，本研究の結果は，画像強調内視鏡が内視鏡サーベイランスをより効果的にし，かつコストを減らす可能性を示している．　　　　　　（須藤　豪太）

関連論文：Sharma P, Bergman JJ, Goda K, *et al. Gastroenterology.* 2016, 150 (3)：591-598.

A. NBI での狙撃生検は，白色光でのランダム生検と比較して，腸上皮化生の検出率は同等だが，dysplasia の検出率は高かった。

食道12

Q017. NBI拡大内視鏡を用いた食道表在癌の深達度診断の精度は？

Utility of intrapapillary capillary loops seen on magnifying narrow-band imaging in estimating invasive depth of esophageal squamous cell carcinoma.

Sato H, Inoue H, Ikeda H, *et al.* *Endoscopy*. 2015, 47 (2) : 122-128.

▶ 研究デザイン：横断研究　　　　　　　　　　　PMID：25590187

概要　内視鏡で食道扁平上皮癌の井上分類 IPCL type V と診断した 358 症例 446 病変が解析された．IPCL type V は V1，V2，V3，Vn の 4 亜型に細分類した．V1 は，上皮内乳頭ループ（IPCL）の変化として「拡張」「蛇行」「口径不同」「形状不均一」の 4 徴すべてが観察されるもので，癌深達度（日本食道学会編『食道癌取扱い規約』2015 年）は T1a-EP に相当する．V2 は崩れた IPCL が伸長したもので T1a-LPM に相当，V3 はループの構造が一部で破壊されたもので T1a-MM と T1b-SM1 に相当，Vn は IPCL が完全に破壊され新生血管が観察されるもので T1b-SM2〜T1b-SM3 に相当すると仮定した．Primary endpoint は IPCL type V1-V2 の診断能で，感度 89.5%，特異度 79.6% と良好であった．サブ解析として V3 と Vn の感度/特異度も報告され，各々 58.7%/83.8%，55.8%/98.6% であった．また，術者間一致率，術者内一致率とも高く，信頼性，再現性にも優れていた．IPCL type V1 と V2 を認めれば内視鏡治療の適応と考えられ，Narrow Band Imaging(NBI)拡大内視鏡を用いた診断は有用であると結論づけている．

解説　1996 年に井上らが食道 IPCL の内視鏡所見を報告した．IPCL は上皮の異型度や癌の深達度で形態や密度が変化するため，異型度や深達度の診断に用いられていた．ただし，当時は上部消化管の拡大内視鏡は一般的ではなく，一部の先進施設で臨床応用されるに止まっていた．2006 年に NBI が市販化されると IPCL の観察は飛躍的に向上し，扁平上皮癌の NBI 拡大観察は普及した．当時，主に用いられていた 2 つの拡大内視鏡分類（井上分類と有馬分類）は，いずれも詳細がゆえに過度に複雑かつ多様なため，現在は統一された簡便な日本食道学会分類が一般臨床で普及している（関連論文）．

(平澤　大)

関連論文：Oyama T, Inoue H, Arima M, *et al. Esophagus*. 2017, 14 (2) : 105-112.

> **A. NBI拡大内視鏡を用いた内視鏡治療適応病変の診断は，感度，特異度，再現性，信頼性が高く有用である。**

Q018. EUSは食道表在癌の深達度診断に有用か？

Diagnostic accuracy of EUS in differentiating mucosal versus submucosal invasion of superficial esophageal cancers : a systematic review and meta-analysis.

Thosani N, Singh H, Kapadia A, *et al.*　*Gastrointest Endosc.* 2012, 75 (2) : 242-253.

▶研究デザイン：メタ解析　　　　　　　　　　　　　PMID：22115605

概要　超音波内視鏡（EUS）による食道表在癌の深達度診断に関する19文献について，メタ解析を行った論文．対象患者数は1,019名で，深達度診断の感度・特異度はそれぞれ粘膜内癌（T1a）で0.85（95%CI：0.82-0.88），0.87（95%CI：0.84-0.90），粘膜下層癌（T1b）で0.86（95%CI：0.82-0.89），0.86（95%CI：0.83-0.89）であった．結論として，AUC（曲線下面積）0.93以上で，EUSは食道表在癌の深達度診断に有用とされた．ただし，術者の技量，EUSの周波数（EUS専用機か高周波数細径プローブか），病変の組織型や占拠部位によって結果にはばらつきがあり，その限界も示唆されている．

解説　食道表在癌の深達度は治療方針に大きく影響するため，治療前の正確な診断が重要である．EUS専用機は，主に進行癌の深達度診断やリンパ節転移診断に使用されるものである．日本ではリンパ節転移率の違いから，T1a-EP/LPM，T1a-MM/T1b-SM1，T1b-SM2/SM3の3つに分けて評価される．表在癌の診断には主に細径プローブが使用され，T1a-MM/T1b-SM1の診断は特に難しいとされる．20Mhzの細径プローブを用いると，正常食道壁は通常9層に描出される．本論文でも指摘されているように，診断能は報告によりばらつきがある．影響する因子についての検討が行われており，関連論文などによると，2-3cmを超える大きな病変では正診率が低下するとされる．EUSは通常観察と拡大観察を補完するものと考えられ，表面構造と病変の厚みに乖離のある病変や粘膜下腫瘍様の病変などには特に有用と考えられている．現在日本では，cT1食道癌の深達度診断において通常観察＋拡大観察に加えて，EUSを行うことによる上乗せ効果があるかどうかを検証する多施設共同非ランダム化検証試験（JCOG1604）が進行中である．

（青山　直樹）

関連論文：Yoshinaga S, Hilmi IN, Kwek BE, *et al. Dig Endosc.* 2015, 27（Suppl 1）：2-10.

> **A. EUSは食道表在癌の深達度診断に有用であるが，診断能には限界もある．特性を理解したうえで，適切に利用すべきである．**

食道14

Q019. 食道表在癌に対する内視鏡治療の適応は？

Histopathological criteria for additional treatment after endoscopic mucosal resection for esophageal cancer : analysis of 464 surgically resected cases.

Eguchi T, Nakanishi Y, Shimoda T, *et al.* *Mod Pathol.* 2006, 19（3）: 475-480.

▶研究デザイン：横断研究　　　　　　　　　　PMID：16444191

概要　1980 年から 2004 年に国立がん研究センター中央病院で根治的食道切除が施行された表在型扁平上皮癌，連続 464 例を対象とし，癌深達度別のリンパ節転移（LNM）の頻度とリスク因子を検討した報告である．T1a-EP（M1），T1a-LPM（M2），T1a-MM（M3），T1b-SM1（SM1），T1b-SM2/3（SM2/3）の LNM は各々 0%，5.6%，18.0%，53.1%，53.9%であった．M3 と SM1 における LNM のリスク因子としては，癌深達度（オッズ比：4.71，95%CI：1.55-14.3）とリンパ管侵襲（LY；オッズ比：3.83，95%CI：1.18-12.4）が多変量解析で有意であった．M3 の LY 陽性例では 41.7%に LNM を認め，LY 陰性では 10.3%であった．SM1 かつ LY 陽性での LNM は 100%，LY 陰性では 28.6%であった．以上から，M1/M2 は内視鏡的粘膜切除術（EMR）の適応病変と考えられる．また，M3 も T1b と同等の LNM リスクを有するが，LY 陰性の場合は経過観察も許容できると結論づけている．

解説　食道癌外科切除後の合併症による死亡率は 0.2-3.6%と言われており，その侵襲性を考慮すれば，LNM が数%でも EMR を許容できる可能性がある．また，LNM の頻度は手術標本による検討と内視鏡切除標本による検討で大きく異なることが指摘されている．M3 の手術材料による検討は 18.2-41.2%に LNM を認め，一方，内視鏡切除材料では 0-8.1%であった．手術標本例は，プレパラート作成時の切片幅が広いため M3 と診断されていても，T1b 症例が少なからず含まれている可能性が指摘されている．本検討でもそのようなバイアスが存在している可能性はある．内視鏡治療の主流は内視鏡的粘膜切除術（EMR）から内視鏡的粘膜下層剥離術（ESD）へと変遷し，その後の報告から，現在では『食道癌診療ガイドライン　2017 年版』において「M1/M2 は内視鏡治療の適応」と明記されている．M3/SM1 に関しては相対適応となっているが，M3 で LY 陽性の場合は追加治療を行うことが強く推奨されている．2017 年には JCOG0508 の 3 年生存の成績が報告され，食道扁平上皮癌に対する治療の 1st step として内視鏡治療が選択される機会はさらに増加する可能性がある．　　（平澤　大）

A. M1/M2 は適応病変，M3/SM1 は相対適応で，切除後に転移リスク因子を検討して追加治療の適否を判断する。

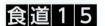

Q020. バレット食道の高度異形成，バレット粘膜内癌のリンパ節転移のリスクはどれくらい？

The risk of lymph-node metastases in patients with high-grade dysplasia or intramucosal carcinoma in Barrett's esophagus : a systematic review.

Dunbar KB, Spechler SJ. *Am J Gastroenterol*. 2012, 107（6）: 850-862.

研究デザイン：系統的レビュー　　PMID：22488081

概要　本研究は，バレット食道の高度異形成（high-grade dysplasia：HGD）または粘膜内癌にて食道切除術を受けた1,874例の患者についての70稿をPRISMA（系統的レビューおよびメタ解析のための優先的報告項目）ガイドラインを用いて検討した系統的レビューである．1,874例のうちリンパ節転移は26例（1.39％）に認められた．最終病理診断でHGDの524例に転移は認めなかったが，粘膜内癌の1,350例では26例（1.93％）にリンパ節転移を認めた．したがって，バレット食道癌における粘膜内癌のリンパ節転移は1-2％であり，外科的食道切除のリスクを鑑みると，内視鏡治療も選択肢に挙げられると考えられた．

解説　バレット食道は食道腺癌の前駆病変であり，その頻度は欧米において過去数十年間に驚異的な割合で増加している．バレット食道の粘膜内腫瘍に対する内視鏡的治療は現在一般的であるものの，リンパ節転移を伴う場合は内視鏡では根治不可能である．本研究の目的は，バレット食道のHGDおよび粘膜内癌におけるリンパ節転移頻度を明らかにすることである．検討の結果，粘膜内癌のリンパ節転移は1-2％の範囲であった．外科的食道切除術は2％を超える死亡率を有しており，バレット食道癌（粘膜内癌）に対する内視鏡的治療か外科切除かの選択には，患者の全身状態なども考慮して検討すべきである．また，欧米と日本の病理診断基準の違いに留意する必要がある．つまり，欧米のHGDと粘膜内癌は，わが国の非浸潤性粘膜内癌と粘膜内浸潤癌に相当すると思われる．

（高綱　将史）

A. バレット食道癌における粘膜内癌のリンパ節転移は1-2％．

Q021. 食道腺癌の転移リスクは？

Risk of metastasis in adenocarcinoma of the esophagus: a multicenter retrospective study in a Japanese population.
Ishihara R, Oyama T, Abe S, *et al.*　*J Gastroenterol.* 2017, 52（7）: 800-808.

デザイン：多施設共同横断研究　　　　　　PMID：27757547

概要　日本国内のハイボリュームセンター13施設における2000年1月〜2014年10月までの食道腺癌症例458名（217名手術，241名内視鏡切除）を集積し，後方視的に転移リスクを検討した論文．結果的に72例に転移が認められた．多変量解析を行ったところ，転移のリスクファクターはリンパ管侵襲，低分化組織の混在，大きさ30 mm以上の3つが挙げられた．本検討において①リンパ管侵襲がなく低分化組織を含まないM癌と，②リンパ管侵襲と低分化組織の含有がなく，浸潤距離が500 μm以下で大きさ30 mm以下のSM浸潤癌の症例では転移が認められなかった．したがって，①②は内視鏡切除の良い適応と考えられた．

解説　食道腺癌，特に食道胃接合部の表在癌に対して内視鏡的切除を行った場合，その浸潤距離の取り扱いについては様々な議論がなされてきた．SM1を食道癌に準じて200 μmまでとするか，胃癌に準じて500 μmとするかについて明確な基準がないのである．これまでも単施設からの報告で，SM浅層までの浸潤であればリンパ節転移リスクが少なく予後良好な可能性は示唆されていた（関連論文1,2）が，今回は多施設，多数例のデータに基づいた解析である．本研究によって，SM浸潤500 μm以下で転移リスクは少ないことが示された．更なる前向き研究が必要ではあるが，本論文が日常臨床における食道腺癌内視鏡治療後の方針決定に大きな影響を与えることは間違いないだろう．

（田沼　徳真）

関連論文1：Yamada M, Oda I, Nonaka S, *et al. Endoscopy.* 2013, 45（12）: 992-996.
関連論文2：Manner H, May A, Pech O, *et al. Am J Gastroenterol.* 2008, 103（10）: 2589-2597.

A. 多施設，多数例のデータに基づいた解析によって，SM浸潤500 μm以下で転移リスクが少ないことが示された。

食道17

Q022. 誰にでも食道EMRが簡単に施行可能となったEMRCの最初の報告は？

A new simplified technique of endoscopic esophageal mucosal resection using a cap-fitted panendoscope (EMRC).
Inoue H, Endo M, Takeshita K, *et al.*　*Surg Endosc.* 1992, 6 (5): 264-265.

▶研究デザイン：症例報告（ケース・シリーズ）　　PMID：1465738

概要　90年代初頭，東京医科歯科大学第1外科の井上晴洋先生（現 昭和大学江東豊洲病院消化器センター長・教授）は，自ら考案したEsophageal mucosal resection technique（EMRT）を改良する形で，Endoscopic mucosal resection using a cap-fitted panendoscope（EMRC）という方法を報告した．これは，チューブの代わりに内視鏡の先端に透明キャップを装着し，キャップ内に病変を吸引して，あらかじめキャップ内にセットしていたスネアで絞扼して切除する方法である．本論文では，4例にEMRCが施行され，個々の詳細に関する記載はないが，2cm以上の粘膜を安全に切除可能であったと報告している．

解説　井上先生といえば，本業は外科医でありながら世界で最も有名な内視鏡医の一人である．TTナイフ，食道の上皮下乳頭内のループ状の毛細血管（intrapapillary capillary loop：IPCL），食道拡大の井上分類，超拡大内視鏡，Per-oral endoscopic myotomy（POEM），Anti-reflux mucosectomy（ARMS）などをこの世に送り出し，その業績は枚挙に暇がないが，このEMRCも井上先生の発明であることを若い先生方はご存じだろうか．現在では，食道の小さな病変でも内視鏡的粘膜切除術（ESD）を行う施設が多いかもしれないが，石原らは，15mm未満の病変であればEMRCもよい方法であると報告している（関連論文）．プレルーピングのコツさえつかめば，誰でも簡単かつ安全にEMRCは施行可能である．まだ試したことのない若い先生方には，ぜひ一度実際に施行してみていただきたい．素晴らしくスピーディーに，意外に広く，かつ驚くほどキレイに切除することができることに気がつくだろう．　　　　　　（滝沢　耕平）

関連論文：Ishihara R, Iishi H, Uedo N, *et al. Gastrointest Endosc.* 2008, 68 (6): 1066-1072.

A. 本論文が最初の報告．食道の内視鏡切除を激変させたEMRC．ぜひ一度やってみよう．

食道18

Q023. 食道 ESD の治療成績と長期予後は？

Long-term outcomes of endoscopic submucosal dissection for superficial esophageal squamous cell neoplasms.

Ono S, Fujishiro M, Niimi K, *et al.* *Gastrointest Endosc.* 2009, 70 (5)：860-866.

▶デザイン：コホート研究 　　　　　　　　　PMID：19577748

概要 　東京大学医学部附属病院において，2002 年 1 月〜2008 年 7 月に施行された食道内視鏡的粘膜下層剥離術（ESD）症例 84 例 107 病変を後ろ向きに評価し，治療成績（一括切除率，一括完全切除率，偶発症）と長期予後を示した論文．長期予後については，深達度別に A 群（LPM までの浸潤），B 群（MM 以深の浸潤）とに分けて検討している．結果は，一括切除率 100％，一括完全切除率 88％，穿孔率 4％であり，予後は平均観察期間 632（8-2,358）日で A 群 100％，B 群 85％の 5 年補正生存率であった．良性の食道狭窄が 15 名（18％）に認められたが，平均 2（1-20）回の内視鏡的バルーン拡張術で，全例がコントロール可能であった．表在型食道癌に対する ESD は治療成績・長期予後が良好であり，標準治療になり得ることを示した論文である．

解説 　食道 ESD は，2008 年 4 月より保険適応となった．本論文の対象期間は 2002 年 1 月〜2008 年 7 月であり，現在ほどにはデバイスや周辺機器が洗練されていなかった時代であるが，ここに示された治療成績は比較的良好である．ESD が食道においても安全確実な手技であることが示された初の論文と言える．その後，表在型食道癌に対する ESD が内視鏡的粘膜切除術（EMR）より有用であることも報告された（関連論文 1）．本検討では，治療後の食道狭窄が 15 例（18％）に見られたが，そのうち 14 例（93％）が半周以上の切除症例であった．こうした症例に対しても，ステロイドの内服（関連論文 2）や局注（関連論文 3）が有効と報告されており，おそらく当時よりも頻度は減らせるであろう．

（田沼　徳真）

関連論文 1：Takahashi H, Arimura Y, Masao H, *et al. Gastrointest Endosc.* 2010, 72 (2)：255-264.
関連論文 2：Yamaguchi N, Isomoto H, Nakayama T, *et al. Gastrointest Endosc.* 2011, 73(6)：1115-1121.
関連論文 3：Hashimoto S, Kobayashi M, takeuchi M, *et al. Gastrointest Endosc.* 2011, 74 (6)：1389-1393.

A. 長期予後として，LPM までの浸潤にとどまる症例からの再発はなく，食道癌の内視鏡切除適応が妥当であることも示されている。

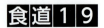

Q024. 早期食道扁平上皮癌に対するESDは従来の内視鏡的切除術に取って代わるか？

Endoscopic submucosal dissection is superior to conventional endoscopic resection as a curative treatment for early squamous cell carcinoma of the esophagus (with video).

Takahashi H, Arimura Y, Hosokawa M, et al. Gastrointest Endosc. 2010, 72 (2): 255-264, 264 e1-2.

研究デザイン：コホート研究　　　PMID：20541198

概要　早期食道扁平上皮癌（SCCE）に対する内視鏡的粘膜下層剥離術（ESD）に関して，治療成績や長期予後を従来の内視鏡的粘膜切除術（EMR）と多数例で比較検討した，初めての論文である．1994年3月から2007年7月までの期間にSCCEに対し，内視鏡的切除を実施した300例をEMR群184例とESD群116例に分け，切除成績，合併症，無再発生存率および局所再発リスク因子について後方視的に検討している．一括切除率（$P<0.0009$），局所再発率（$P<0.0065$）はESDが有意に高く，穿孔頻度では有意差を認めず，無病生存率（$P=0.004$）もESDが有意に高かった．局所再発の危険因子としてEMR，深達度，占拠部位（上部食道），食道癌の家族歴の4つが得られた．本検討により，SCCEに対するESDは，従来の内視鏡的切除術に比べ根治率が高く，かつ安全性も同等であることが明らかとなった．

解説　本論文では，ESDの術者が1名に限定されており，3名で実施されたEMRとは条件こそ異なるものの，一括切除率や根治度，局所再発率および無再発生存率においてEMRよりESDが有意に良好であり，食道におけるESDの有益性が示された．治療時間はESDのほうが有意に長かった（$P=0.0007$）が，単位面積当たりの切除時間は両群で有意差はなく，EMRに比べてESDでは大きな病変も切除適応であったことを裏付けるものであろう．さらに，合併症として縦隔炎がESDで多かったものの，全例保存的に治療可能であり，穿孔および出血については両群に有意差を認めず，手技の安全性も確認された．局所再発を防ぐうえで一括切除が重要であることは言うまでもなく，腫瘍径が15 mmまでであればEMRでも一括切除が可能ではあるが，それを超えるものについてはESDが推奨されるとしている．食道においてもESDは有益かつ安全である根拠を明示し，今後SCCEに対する治療において重要な役割を担っていくことを示唆した論文である．

（友利　彰寿）

A. 早期食道扁平上皮癌の治療において，ESDは根治性・安全性からみて従来の内視鏡的切除に取って代わる治療手技である．

食道20

Q025. 食道表在癌内視鏡切除後の予期成績は？

Long-term outcome and metastatic risk after endoscopic resection of superficial esophageal squamous cell carcinoma.

Yamashina T, Ishihara R, Nagai K, *et al.*　*Am J Gastroenterol.* 2013, 108（4）：544-551.

▶ 研究デザイン：コホート研究　　　　　　　PMID：23399555

概要　1995-2010 年に大阪府立成人病センターで内視鏡的切除術（ER）を施行した表在食道扁平上皮癌 402 名〔EP/LPM：280, MM：70, SM：52（SM1：17, SM2 以深：35）〕を対象に，予後・転移・異時多発のリスクについて後ろ向きに解析した論文である．観察期間中央値は 50（4-187）カ月．5 年生存率は，EP/LPM が 90.5％であるのに対して MM は 71.1％，SM は 70.8％であった（$P = 0.007$）．多変量解析において，深達度と年齢が独立した予後規定因子であった．転移率が高いのは深達度 SM2，粘膜癌の場合は脈管侵襲陽性症例であった．また，多発ヨード不染のある症例では異時多発が多かったが，異時多発の多くは粘膜癌で見つかっていることから予後には影響しなかった．

解説　ER を施行した表在食道扁平上皮癌において，多数症例での長期間予後を報告した最初の論文である．深達度 SM2 では予後不良で転移率も高かった．したがって，ER の適応を考える際には深達度診断の結果を考慮して決定し，切除標本の病理結果が SM2 であった場合は追加治療を検討する必要がある．異時多発は予後に影響しなかった．これは，多くの異時多発症例が治癒率の高い粘膜癌で見つかっているためと考えられ，異時多発の危険因子である多発ヨード不染症例では早期発見のために定期的なフォローアップが必要と考える．

（森田　周子）

> **A.　深達度 EP/LPM であったものは予後良好であった。深達度 SM2 は，転移率が高く予後不良で，内視鏡切除適応や追加治療など治療方針に気をつけなければならない。多発ヨード不染例では異時多発が多いので，早期発見のため定期的なフォローが必要である。**

Q026. 食道・頭頸部領域の異時性多発扁平上皮癌のリスクは？

Alcohol consumption and multiple dysplastic lesions increase risk of squamous cell carcinoma in the esophagus, head, and neck.

Katada C, Yokoyama T, Yano T, et al. *Gastroenterology*. 2016, 151(5): 860-869. e7.

研究デザイン：多施設共同コホート研究　　　PMID：27492616

概要　食道表在癌に対して内視鏡治療が行われた331名を，初回内視鏡検査におけるルゴール不染帯（LVL）の数で，A群（0個），B群（1-9個），C群（10個以上）の3グループに分け，その後のフォローアップ期間中の食道・頭頸部領域における異時性多発扁平上皮癌の累積発生率を検討した．食道癌の累積発生率は，A群/B群/C群でそれぞれ4.0%/9.4%/24.7%（$P<0.0001$），頭頸部癌ではそれぞれ0.0%/1.7%/8.6%（A vs Cは$P=0.016$，B vs Cは$P=0.008$）と，LVLの程度が異時性多発扁平上皮癌のリスクであることが明らかとなった．LVLの発生には，飲酒，喫煙，緑黄色野菜を食べないこと，やせが関連していた．また，禁酒により異時性多発癌のリスクは減るものの，禁煙によっては短期的なリスクが減らないことも示された．

解説　本試験は，食道癌根治後の異時性多発癌についてのリスク因子をみた，唯一報告されている前向きコホート研究である．禁酒によって異時性多発癌リスクが約半分に減少することは従来から報告されていたが，これを世界で初めて前向き研究により示した点，LVLの程度が異時性多発癌のリスクであることを証明した点，禁酒によって異時性多発癌リスクが減少することを示した点で，本研究は大きなインパクトを与えた．本研究の成果は，『食道癌診療ガイドライン　2017年版』にも引用されている．今後，本試験のフォローアップ期間を延ばして，今回は証明されなかった禁煙について異時性多発癌の長期的なリスクへの影響をみることが予定されている．また，本試験の後続試験であるJEC-2試験では，LVL多発例（C群）における，食道・頭頸部領域以外の異時性他臓器癌の累積発生率やそのリスクについて検証される予定である（UMIN000018608）．

（門田　智裕）

A. LVLの程度は，食道・頭頸部領域の異時性多発扁平上皮癌のリスクである．禁酒は，食道・頭頸部領域の異時性多発扁平上皮癌のリスクを下げる．

Q027. 食道癌 ESD 後狭窄の予測因子は？

Predictors of postoperative stricture after esophageal endoscopic submucosal dissection for superficial squamous cell neoplasms.
Ono S, Fujishiro M, Niimi K, *et al. Endoscopy.* 2009, 41 (8) : 661-665.

▶研究デザイン：横断研究   PMID：19565442

概要 食道内視鏡的粘膜下層剥離術（ESD）後狭窄の要因を解明するため，65名の食道 ESD 患者を対象に術後狭窄群 11 名と非狭窄群 54 名の 2 群に振り分け，後ろ向きに術後狭窄の予測関連因子について単変量解析した．局在や肉眼型に関して有意差は認めなかった．しかし腫瘍長軸径・周在性・腫瘍深達度（m1 と m2 の比較）・施行時間において有意差（それぞれ $P=0.0062, P<0.0001, P=0.0002, P=0.0069$）を認め，腫瘍径が大きい，周在性も広い，深達度が深い，さらに ESD に要する時間が長いほど術後狭窄に影響するとの結果であった．さらに多変量解析では，周在性 3/4 以上がオッズ比 44.2（95％ CI：4.4-443.6），深達度 m2 がオッズ比 14.2（95％CI：2.7-74.2）と有意な因子として挙げられた．結論として，周在性と深達度は後狭窄のリスク因子であり，周在性 3/4 以上の病変あるいは 3/4 未満であっても，深達度が m2 かつ周在性の長さが 3 cm 以上の病変であれば，予防的なバルーン拡張を行うことを推奨している．

解説 周在性が大きければ ESD 後狭窄を来しやすく，3/4 周以上が一つの指標となることが客観的データとして提示された点で，重要な論文である．しかし，深達度が術後狭窄のリスク因子となることに関しては，免疫反応や粘膜下層線維化などの化学的要因が関与している可能性があると，著者は述べているもののなお不明であり，この因子に関しては今後の解明が必要である．さらに本論文には頸部食道症例は含まれていない点，狭窄を来した症例が少数である点に課題を残す．したがって，今後は多数例での検討が必要である．付言すれば，私見では局在はリスク因子となる可能性が高いと考えている．

（竹内　学）

A. ESD 術後狭窄予測因子としては，周在性 3/4 以上かつ深達度 m2。ただし，術後狭窄症例を含む多数例での検討が必要。

食道23

Q028. 広範囲食道癌 ESD 後の狭窄予防に経口ステロイドは有用か？

Usefulness of oral prednisolone in the treatment of esophageal stricture after endoscopic submucosal dissection for superficial esophageal squamous cell carcinoma.

Yamaguchi N, Isomoto H, Nakayama T, *et al.* *Gastrointest Endosc.* 2011, 73 (6)：1115-1121.

▶研究デザイン：コホート研究　　　　　　　　　　　PMID：21492854

概要　食道表在癌広範囲内視鏡的粘膜下層剝離術（ESD）後（全周切除を含む3/4周以上の切除）の術後狭窄に対する，予防的内視鏡的バルーン拡張（EBD）とステロイド内服の効果を後ろ向きに比較した研究である．両治療はESD後3日目より開始し，EBDは1週間に2回，計8週間行い，経口ステロイドは30 mgより開始して徐々に減量しながら8週間投与した．なお，両群とも嚥下障害出現時には追加のEBDを施行した．EBD群は22名，経口ステロイド群は19名登録され，ESD3カ月後の狭窄率（31.8% vs 5.3%，$P<0.05$），EBD平均回数（15.6 vs 1.7，$P<0.0001$）において有意に経口ステロイド群が優れており，さらに全周性病変に限っても同様の結果であった．また，経口ステロイド内服による有害事象は認めなかったとしており，経口ステロイド治療は安全でかつEBD施行数を減らせる有効な治療としている．

解説　ESDの登場により広範な食道癌も内視鏡切除が積極的に行われるようになってきたが，その一方で術後狭窄に対する課題も浮き彫りになってきた．従来はEBDを繰り返すことにより対応してきたが，頻回なEBDが必要であり，患者に負担を強いることが問題であった．これまでに良性食道狭窄に対するステロイド局注療法や静注療法が有用であるとの報告は散見されており，ESD術後狭窄に対するステロイド局注療法（関連論文）も有用であるとする報告もある．現在，JCOG1217試験において，早期食道癌ESD後の術後狭窄に対するステロイドの局注および内服のランダム化比較試験が進行中であり，この結果により新たなエビデンスが生まれるものと考える．　　　　　　（竹内　学）

関連論文：Hashimoto S, Kobayashi M, Takeuchi M, *et al. Gastrointest Endosc.* 2011, 74 (6)：1389-1393.

A. 経口ステロイド療法は予防的 EBD に比べ有用な治療である。しかし，経口と局注のどちらが有用であるかの結論には，現在進行中の局注療法との無作為化比較試験の結果が待たれる。

Q029. 広範な食道癌への ESD 後の狭窄予防にステロイド局注は有効か？

Intralesional steroid injection to prevent stricture after endoscopic submucosal dissection for esophageal cancer : a controlled prospective study.

Hanaoka N, Ishihara R, Takeuchi Y, *et al.*　*Endoscopy.* 2012, 44（11）: 1007-1011.

研究デザイン：コホート研究　　　　　　　　　PMID：22930171

概要　食道扁平上皮癌に対して内視鏡的粘膜下層剝離術（ESD）を施行する場合，術後の粘膜欠損が 3/4 周以上になると狭窄の危険が高くなる．この論文では，ESD 後潰瘍が 3/4 周以上・非全周の症例に対して，ESD 直後の潰瘍面へのステロイド局注を 1 回行う study 群（30 名）と，局注をしない control 群（29 名）とを比較した．その結果，study 群では狭窄率が有意に低く（10％ vs 66％，$P<0.0001$）*，合併症も 7％と低かった．また，嚥下障害が持続した場合に施行した内視鏡的バルーン拡張術（EBD）の回数も，study 群で少なかった〔中央値 0（範囲 0-2）vs 中央値 2（0-15），$P<0.0001$*〕．この結果から，食道 ESD 後の潰瘍底が 3/4 周を超える場合，ESD 後潰瘍面にステロイドを 1 回局注することで，有効かつ安全に狭窄予防できることが示唆された．

*：study 群 vs control 群

解説　食道 ESD 後の狭窄予防については様々な方法が報告されているが，ほとんどが複数回の EBD を伴うステロイド局注（関連論文 1），数カ月に及ぶステロイド内服（関連論文 2）である．この論文では，ESD 直後のステロイド局注 1 回だけで狭窄が予防できたとしている．ステロイド総投与量が既報より少量で，かつ全身投与でなく局注のみであることから，ステロイドによる有害事象の危険性も少ないことが期待できる．しかし，本論文は単施設かつ少人数での検討である．そのため，現在進行中の「ステロイド内服療法およびステロイド局注療法のランダム化比較第Ⅲ相試験」（JCOG1217）による検証結果が待たれるところである．

（森田　周子）

関連論文 1：Hashimoto S, Kobayashi M, Takeuchi M, *et al. Gastrointest Endosc.* 2011, 74（6）: 1389-1393.

関連論文 2：Yamaguchi N, Isomoto H, Nakayama T, *et al. Gastrointest Endosc.* 2011, 73（6）: 1115-1121.

A. 1 回のステロイド局注で，ESD 直後の潰瘍に対して安全に狭窄を予防できる可能性があり，今後の大規模試験の結果が待たれる。

食道25

Q030. 食道扁平上皮癌 CRT 後の救済治療としての PDT の長期成績は？

Long-term result of salvage photodynamic therapy for patients with local failure after chemoradiotherapy for esophagieal squamous cell carcinoma.

Yano T, Muto M, Minashi K, *et al.* *Endoscopy.* 2011, 43（8）：657-663.

▶ 研究デザイン：コホート研究　　　　　　　　PMID：21623555

概要　国立がんセンター東病院（現国立がん研究センター東病院）において，食道扁平上皮癌に対する根治的化学放射線療法（CRT）後の遺残・再発病変に対して，救済治療としてフォトフィリン（ポルフィマーナトリウム）による光線力学療法（PDT）を実施した，37 例の長期予後を解析した研究．PDT 後の完全寛解（CR）割合は 59.5％（22/37 例）と良好であり，偶発症も許容範囲（食道瘻 2 例，狭窄 20 例，光感受性過敏 2 例）であった．観察期間中央値 55 カ月において，5 年の全生存割合および無再発生存割合はそれぞれ 34.6％および 17.6％であった．この結果から，食道扁平上皮癌 CRT 後の救済治療として，PDT は有用であることが示された．

解説　食道癌 CRT 後の救済治療としては外科的食道切除術が標準治療であるが，縫合不全や呼吸器合併症など手術に伴う偶発症リスクが 25-35％と高く，ガイドラインでも適応は慎重に判断すべきとされている．手術以外の方法としては，内視鏡的粘膜切除術（EMR）/内視鏡的粘膜下層剥離術（ESD）も有用性が報告されているが，手技の特性上，病変が粘膜下層浅層までに限局していることが条件となる．SM 深部以深の病変に対しては，PDT が唯一の選択肢であるものの，長期成績に関する報告はなかった．本研究は，救済治療としての PDT の有用性を長期的に評価した初めての研究である．フォトフィリン PDT は使用するレーザー装置が巨大で高額であること，遮光期間が長いことなどから，実施できる施設は限られていた．装置が小型で，遮光期間も短いレザフィリン（タラポルフィンナトリウム）による PDT を食道癌 CRT 後の救済治療として実施する医師主導治験が 2012 年に実施され，CR 割合が 88％と非常に良好な成績を示した．この結果を受けて，レザフィリンによる PDT も 2015 年に保険収載され，現在の主流となっている．

（田中　雅樹）

関連論文：Yano T, Muto M, Minashi K, *et al. Gastrointest Endosc.* 2005, 62（1）：31-36.

A. 食道癌 CRT 後の救済治療としての PDT の長期予後は良好であった。なお，現在ではレザフィリン PDT が主流である。

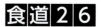

Q031. RFAは異形成を伴うバレット食道の治療に有効か？

Radiofrequency ablation in Barrett's esophagus with dysplasia.
Shaheen NJ, Sharma P, Overholt BF, *et al.* N Engl J Med. 2009, 360(22): 2277-2288.

研究デザイン：多施設共同ランダム化比較試験　　PMID：19474425

概要　米国において異形成を伴うバレット食道に対するラジオ波焼灼術（RFA）の有用性を示した，指定手技を対照とした多施設共同ランダム化比較試験の論文．異形成を伴うバレット食道の患者127名を，RFAを施行する群と擬手技を施行する群に2：1の割合で無作為に割り付け，12カ月後の腸上皮化生と異形成の根治率を比較した．腸上皮化生の根治率はRFA群で有意に高く（77.4％ vs 2.3％，$P<0.001$），疾患が進行した患者も少なかった（3.6％ vs 16.3％，$P=0.03$％）．この結果から，異形成を伴うバレット食道に対するRFAは異形成と腸上皮化生の根治およびバレット食道の進行抑制に有用であると結論づけられた．

解説　欧米においてバレット食道癌の増加が著しく問題となっている．しかしながら，本邦ではバレット食道癌の罹患率は低く，バレット食道の発癌リスクやサーベイランスなどについてのエビデンスは少ない．バレット食道癌の治療に関しては，粘膜内腺癌に限定して内視鏡治療が推奨されているが，軽度異形成やバレット食道自体に対しての治療は推奨されていないのが現状である．本論文ではRFAの有用性が述べられ，米国におけるバレット食道の治療ガイドラインのエビデンスにもなっている．一方，本邦においては若年者での*Helicobacter pylori*感染率は低下しており，逆流性食道炎やバレット食道が増加する可能性がある．

（山本　甲二）

> **A.** 本論文は，米国においてRFAが推奨されるエビデンスとなった．日本では未導入であるが，知っておくべき治療法の一つ．

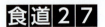

Q032. バレット腺癌に対する内視鏡切除の長期成績は？

Long-term efficacy and safety of endoscopic resection for patients with mucosal adenocarcinoma of the esophagus.
Pech O, May A, Manner H, *et al.* *Gastroenterology*. 2014, 146 (3): 652-660. e1.

研究デザイン：コホート研究　　　PMID：24269290

概要　ドイツのヴィースバーデンの総合病院で，1996 年から 2010 年までの間に内視鏡切除を行った 1,000 例の粘膜内バレット腺癌での経過観察の報告である．初回治療後 96.3％において完全寛解（CR：切除後，少なくとも 1 回の内視鏡で癌の遺残再発がない）が得られた．観察期間中央値 56.6 カ月後の時点において 93.8％が CR 状態であった．内視鏡治療時に合併症を 1.5％（出血 1.4％，穿孔 0.1％）認めたが，すべて保存的に治療された．異時多発や局所再発は 14.5％に認めたが，そのうちの約 8 割は内視鏡で再治療が可能であった．内視鏡治療後の 3.7％に追加外科手術が必要となり，バレット腺癌関連死は 2 例（0.2％）に認めるのみであった．

解説　本邦において食道悪性腫瘍のうちバレット腺癌が占める割合は 10％以下だが，欧米では半数以上をバレット腺癌が占める．バレット腺癌の診断・治療は本邦と欧米でいくつかの相違点があり，注意が必要である．まず診断に関して，本研究では WHO 分類に従って粘膜内癌と high-grade dysplasia（HGD）を定義し，粘膜内癌のみを対象としているが，欧米で HGD とされる病変のほとんどが，本邦では高分化型腺癌と診断される．また治療に関して，本研究では大部分の症例で結紮デバイスを用いた内視鏡的粘膜切除術（EMR）で病変を切除し，約半数が分割切除となっていること，残存するバレット粘膜に対して予防的な APC（Argon Plasma Coagulation）焼灼を追加していることなどが，拡大観察で範囲診断し，内視鏡的粘膜下層剥離術（ESD）で一括切除する本邦の治療とは大きく異なる．欧米同様，本邦におけるバレット腺癌も今後は増加してゆくことが予想され，エビデンスの構築が急務である．　　　　（山内　健司）

> **A.** 粘膜内にとどまるバレット腺癌に対する内視鏡切除は安全で，予後も良好。

Q033. 食道胃接合部表在腺癌に対する内視鏡的切除は有効か？

Long-term outcome of endoscopic resection of superficial adenocarcinoma of the esophagogastric junction.
Yamada M, Oda I, Nonaka S, et al.　*Endoscopy.* 2013, 45 (12)：992-996.

研究デザイン：コホート研究　　　　　　　　　　PMID：24288219

概要　2001年から2007年にかけて，国立がん研究センター中央病院において内視鏡的粘膜下層剝離術（ESD）を施行したバレット食道を含むSiewert分類TypeⅡの食道胃接合部表在癌53例を対象とした，後ろ向き観察研究の論文である．一括切除率は100％，R0切除率は79％，治癒切除率は68％であった．なお，病理評価においては，SM1は500μm未満と定義されている．観察期間中央値は6.1年において，治癒切除と判定された36例には，再発および原病死は認められなかった．非治癒切除と判断された17例のうち10例に追加外科切除が施行された．追加外科切除が施行された2例，追加外科切除未施行の1例，計3例に再発を認め，2例に原病死を認めた．この結果より，食道胃接合部表在食道癌は，ESDによって治癒切除が得られた場合には良好にコントロール可能と考えられた．

解説　内視鏡的切除が施行された早期胃癌の長期成績の報告は多い．しかし，食道胃接合部表在癌における内視鏡的切除後の長期成績に関する報告の多くは症例数が少なく，観察期間が十分ではない．一方，本論文の観察期間は6年を超えており，症例数も多く，ここでの検討は重要と言える．なお本検討では，治癒切除基準は早期胃癌の適応拡大治癒切除基準を用いているが，食道胃接合部癌の深達度の評価については，胃癌に準じるのか食道癌に準じるべきなのかについていまだ結論は出ていない．食道胃接合部表在癌においてSM1を500μm未満と定義して治癒切除と判断された場合にも，良好な治療成績が得られることが本論文により明らかとなった．今後，多施設での長期のコホート研究が必要である．

（北村　陽子）

A. 食道胃接合部表在腺癌に対する内視鏡的切除は有効である。治癒切除基準は，胃癌の適応拡大治癒切除基準に準じてよい可能性がある。

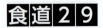

Q034. 難治性食道胃術後吻合部狭窄に対する有効な治療法はあるか？

Usefulness of endoscopic radial incision and cutting method for refractory esophagogastric anastomotic stricture (with video).
Muto M, Ezoe Y, Yano T, *et al.* *Gastrointest Endosc.* 2012, 75 (5)：965-972.

研究デザイン：コホート研究　　　　　　　　　　PMID：22520877

概要 食道胃術後吻合部狭窄の難治例54名を対象とし，radial incision and cutting (RIC) を施行した32名と内視鏡的バルーン拡張 (EBD) を施行した22名の2群に分け，後ろ向きに比較検討した論文．RIC施行直後に81.3%（26/32名）の患者が固形物を摂取できるようになり，93.8%（30/32名）の患者で嚥下障害が改善した．RIC群で経過観察できた症例を解析すると，固形食を摂取できた割合は6カ月後で63%（17/27名），12カ月後でも62%（13/21名）であった．patency rates（無追加治療割合）は6カ月後でRIC群65.3%，EBD群19.8%（$P<0.005$），12カ月後でRIC群61.5%，EBD群19.8%（$P<0.005$）とそれぞれ有意であった．RIC群の3.5%（2/32）にpin-hole状の穿孔を認めたが，いずれも絶食・抗菌薬投与による保存的治療で軽快した．

解説 食道良性狭窄に対する一般的な対処法はEBDであるが，EBD抵抗例に対する有効な治療はこれまで存在しなかった．この問題に対して，狭窄部の瘢痕組織をIT Knifeで切除するRIC法が開発され，高い有効性が本論文で示された．一方，課題としては「再狭窄」が挙げられるが，この課題に対してはESD後狭窄のステロイド局注（関連論文）が予防法として期待されている．また本研究は後ろ向き観察研究であり，その点はlimitationである．これらの課題に対して，食道癌術後難治性吻合部狭窄に対するステロイド併用EBDおよびステロイド併用RICのランダム化比較試験（JCOG1207）が現在進行中である．

（岸埜　高明）

関連論文：Hashimoto S, Kobayashi M, Takeuchi M, *et al. Gastrointest Endosc.* 2011, 74 (6)：1389-1393.

A. 狭窄部の瘢痕組織をIT Knifeで切除するRIC法が開発された．本論文でその有用性と安全性が示された．

Q035. 悪性疾患による食道狭窄に金属ステントは有効か？

A controlled trial of an expansile metal stent for palliation of esophageal obstruction due to inoperable cancer.

Knyrim K, Wagner HJ, Bethge N, et al.　*N Engl J Med*. 1993, 329（18）：1302-1307.

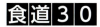

研究デザイン：多施設共同ランダム化比較試験　　PMID：7692297

概要　ドイツの4施設と米国の1施設の共同で施行された，悪性食道狭窄に対する従来法のプラスチックステントと新たなメタリックステントの有効性に関するランダム化比較試験である．食道癌患者39名および他の悪性疾患の圧排性食道閉塞のある患者3名を，プラスチックステント群21名もしくはメタリックステント群21名に無作為に割りつけた．Dysphagiaスコアと Karnofsky スコアは両群とも有意に改善し，同程度の効果が示されたが，合併症はメタリックステントで有意に低く（0名 vs 9名；$P<0.001$），プラスチックステントを留置した後の入院期間は有意に長かった（mean±SE, $12.5±2.1$ vs $5.4±1.0$ 日；$P=0.005$）．メタリックステントの初期費用はプラスチックステントよりも高いが，致死的合併症がなく，入院期間が短いため費用対効果が高かった．

解説　メタリックステントは安全で費用対効果が高く，手術不能な悪性食道閉塞の治療で従来のプラスチックステントに替わる治療の選択肢であることが示された．これ以降，メタリックステントは盛んに使用されるようになり，胃十二指腸や大腸などの悪性消化管閉塞に対するメタリックステント治療の出現にもつながった．なお，本研究は1990年代初期に行われたランダム化比較試験であるが，Primary endpoint や Sample size の計算法は明示されていない．

（宮本　康雄）

A. 悪性食道閉塞に対するメタリックステント治療は，従来法のプラスチックステントと同等の症状改善が得られ，かつより安全で費用対効果が高い。

これだけは読んでおきたい！　消化器内視鏡医のための重要論文 200 篇
消化管腫瘍編

胃

Q036. *H. pylori* は人体にどのような影響を及ぼすのか？

Unidentified curved bacilli in the stomach of patients with gastritis and peptic ulceration.

Marshall BJ, Warren JR. *Lancet.* 1984, 1 (8390) : 1311-1315.

▶研究デザイン：横断研究　　　　　　　　　　　　　　　PMID：6145023

概要 *Helicobacter pylori*（当初は *Campylobacter pyloridis* として分類）感染症の合併症を報告した論文．臨床的に上部消化管内視鏡検査が必要と判断された100名の患者を対象として，質問票，内視鏡所見，生検病理組織所見，微生物検査を行い慢性胃炎，胃十二指腸潰瘍と *H. pylori* との因果関係を調べた．その結果，胃潰瘍患者では22名中18名（$P=0.0086$），十二指腸潰瘍患者では13名中13名（$P=0.00044$）に生検病理組織所見にて *H. pylori* が認められた．消化性潰瘍と *H. pylori* の存在はよく相関し，また潰瘍がみられたほとんどの患者は慢性胃炎を併発していた．病理組織学的にも慢性胃炎と *H. pylori* の存在に相関を認め，慢性胃炎や消化性潰瘍のある患者には高率に *H. pylori* が存在することを証明した．さらに，生検検体から *H. pylori* の培養に初めて成功した．

解説 *H. pylori* の関連性はこの報告以前から言われていたが，胃内は強酸性のため細菌は生息できないと考えられていた．それをヒトの胃粘膜から初めて分離培養し，胃内で生存できる細菌であることを証明した．Morris は健常胃粘膜のボランティアで培養した *H. pylori* を投与し，慢性胃炎が発症することを証明した（関連論文）．この当時，消化性潰瘍の主要因は攻撃因子と防御因子のバランス破綻と考えられていたが，この報告以降，*H. pylori* が消化性潰瘍の原因で，胃癌の発症にも関与することが徐々に解明されてきた．本報告は，それまでの定説を根底から覆し，原因や治療を大きく変える転機となった．日本人の多くは *H. pylori* を保有しており，2013年から世界に先駆けて全例除菌の適応となっている．

（中里　圭宏）

関連論文：Morris A, Nicholson G. *Am J Gastroenterol.* 1987, 82（3）：192-199.

> **A.** 慢性胃炎や消化性潰瘍患者には *H. pylori* が高率に認められ，これらの原因となる可能性を示し，それまでの概念を覆した．

Q037. *H. pylori* と胃癌との関係は？

Helicobacter pylori infection and gastric carcinoma among Japanese Americans in Hawaii.

Nomura A, Stemmermann G, Chyou P, *et al.* *N Engl J Med.* 1991, 325 (16): 1132-1136.

▶ 研究デザイン：症例対照研究（ケース・コントロール） PMID：1891021

|概要| 本論文報告当時は，慢性胃炎患者に *Helicobacter pylori* 感染が多くみられていたため，*H. pylori* は慢性胃炎と関連していると考えられていた．さらに *H. pylori* は数十年を経て萎縮性胃炎を引き起こし，胃癌発症の母地になっている可能性も示唆されていた．そこで，日系米国人において *H. pylori* 感染について前向きに調査した論文である．対象は，1900 年から 1919 年までに出生した日系米国人男性で，1967-1970 年に登録された 5,908 名を 1989 年まで調査した．その期間に 109 名に胃癌発症が確認された．胃癌発症者の 94％が *H. pylori* 陽性であるのに対し，コントロール群では 76％でオッズ比 6.0（95％CI：2.1-17.3）であった．また抗体価が高いほど炎症が強く，胃癌のリスクが高いことも示された．この結果は，*H. pylori* は胃癌の発症に強く関連していることを示したが，*H. pylori* 感染者のなかでも胃癌発症はわずかであるため，さらに他の要因も検索する必要があると報告した．

|解説| 本論文は関連論文 1 とともに，疫学的に *H. pylori* 感染と胃癌との関連を示した症例対照研究である。その後の 1994 年，WHO の癌研究部門（IARC）は「*H. pylori* は胃癌の definite carcinogen」と認定した。また本論文は，胃癌発症には *H. pylori* 感染のみならず，他のリスク因子も存在していることを指摘した。この当時，*H. pylori* 由来のタンパクである CagA はまだ発見されていなかったが，現在では胃癌発症機序の重要な因子と考えられており，その存在を暗に示していた。CagA 陽性 *H. pylori* 感染者は胃癌の発症率が高いことが知られ，*H. pylori* を除菌することで胃癌発症の予防が証明されている（関連論文 2）ことから，現在，積極的な除菌が行われる。（中里　圭宏）

関連論文 1：Parsonnet J, Friedman GD, Vandersteen DP, *et al. N Engl J Med.* 1991, 325 (16)：1127-1131.

関連論文 2：Fukase K, Kato M, Kikuchi S, *et al. Lancet.* 2008, 372 (9636)：392-397.

> **A.** *H. pylori* は胃癌の発生に関与する！　その機序は徐々に解明されつつあり，本論文の後に重要因子である CagA が発見された。

Q038. *H. pylori* 感染と胃癌の関連性は？

Helicobactor pylori infection and the development of gastric cancer.

Uemura N, Okamoto S, Yamamoto S, *et al.*　*N Engl J Med.* 2001, 345（11）：784-789.

▸ 研究デザイン：コホート研究　　　　　　　　　　　　　PMID：11556297

概要　十二指腸潰瘍，胃潰瘍，胃過形成性ポリープ，機能性胃腸症を有する日本人1,526名（男性869名，女性657名，平均年齢52.4歳）を *Helicobactor pylori* 感染群（1,246名）と *H. pylori* 未感染群（280名）に分けて，内視鏡による経過観察（平均7.8年）を行った．その結果，感染群の36名（2.8%）に胃癌が発症したが，未感染群からは胃癌の発症はなかった．また，十二指腸潰瘍の患者からは胃癌の発症を認めなかった．高度萎縮（相対リスク比：4.9；95%CI：2.8-19.2），体部優位胃炎（同34.5；7.1-166.7），腸上皮化生（同6.4；2.6-16.1）を有する患者から分化型胃癌が有意に発症しやすく，中等度萎縮，全体胃炎を有する患者から未分化型胃癌が発症しやすいことが判明した．この結果から，*H. pylori* 感染と胃癌の関連性が明らかとなった．

解説　本研究により，胃癌は主に *H. pylori* 感染者から発症することが明らかにされた．また *H. pylori* 感染に伴う背景胃粘膜の炎症部位や萎縮の程度により，発症する胃癌の組織型が異なることも示された．さらに Imagawa らは，胃炎の分類を前庭部優位胃炎，全体胃炎（萎縮軽度），全体胃炎（萎縮中等度以上），体部優位胃炎の4群に分けて比較検討し，胃粘膜萎縮が高度になればなるほど胃癌発生のリスクが高くなることを示した（関連論文）．これらの研究により，*H. pylori* 感染と胃癌の関連性ならびに *H. pylori* 感染に伴う胃粘膜の炎症・萎縮と胃癌発症のリスクが明らかとなり，その後の *H. pylori* 除菌による胃癌抑制効果の研究へとつながっていくことになった．

（久保　公利）

関連論文：Imagawa S, Yoshihara M, Yoshida S, *et al. Dig Dis Sci.* 2008, 53（7）：1818-1823.

A. *H. pylori* 感染と胃癌の関連性が"臨床研究"で証明された論文．

Q039. 野菜や果物の摂取と胃癌リスクの関連は？

Association of vegetable and fruit intake with gastric cancer risk among Japanese: a pooled analysis of four cohort studies.

Shimazu T, Wakai K, Tamakoshi A, *et al.*　*Ann Oncol.* 2014, 25 (6): 1228-1233.

▶ 研究デザイン：プール解析　　　　　　　　　　　PMID：24618149

概要　本邦での4つの人口ベースの前向きコホート研究からのデータを用いたプール解析研究．胃癌罹患率のハザード比を，野菜および果物の摂取量に応じて算出した．対象は191,232人で，209,4428人年の観察期間で胃癌は2,995例に発生していた．交絡因子を調整後，胃癌罹患リスクは全野菜摂取量が増えると下がる傾向にあったが，全果物摂取量との関連は認めなかった．野菜摂取量最大群の最小群に対する調整済みハザード比（95％CI；*P*値）は男性が0.89（0.77-1.03；*P*=0.13），女性が0.83（0.67-1.03；*P*=0.40）であった．男性の遠位側の胃癌に限ると，全野菜摂取量が最大群では最小群に比べてハザード比は0.78（0.63-0.97；*P*=0.02）であった．

解説　本論文は，大規模な4つのコホートを用いて，わが国における野菜・果物の摂取が胃癌リスク低下と関連があるかを調べた研究である．部位別の胃癌リスクについても検討が行われたことが特徴である．*Helicobacter pylori* 感染のデータがないことが本研究のlimitationではあるが，対象となった年代では感染率が90％以上であったことから，感染の有無による調整では結果は変わらないだろうと述べられている．つまり，本研究から *H. pylori* 感染状態における野菜摂取と胃癌リスク低下の関連の可能性が示されたと言える．*H. pylori* 感染率の低下が予想される今後は，*H. pylori* 陰性胃癌，除菌後胃癌の予防に関して本論文の結果を踏まえた更なる検討が期待される．

（居軒　和也）

A. 野菜摂取により，特に男性の遠位側の胃癌罹患リスクが減少し得る！

Q040. 早期胃癌はどのような自然史をたどるか？

Natural history of early gastric cancer : a non-concurrent, long term, follow up study.
Tsukuma H, Oshima A, Narahara H, et al. *Gut.* 2000, 47 (5) : 618-621.

▶ 研究デザイン：コホート研究　　　　　PMID：11034575

|概要| 大阪府内の2施設の癌患者ファイルから，内視鏡的に早期胃癌と診断され生検で癌と確定されたものの，その後切除が行われなかった，もしくは6カ月以上あとに行われた症例を検索し，同定された71例を前向きに追跡した．そのうち病巣の自然経過を観察できた56例で，6-137カ月（平均38カ月）間に20例は早期癌に留まり，36例は進行癌へと進展した．早期に留まる期間の中央値は44カ月であった．5年目の進行癌への累積進展率は63.0％と推計された．38例では結果的に切除が行われず，これらの非切除例の累積5年生存率は62.8％と推計された．非検診発見例に対する検診発見例の胃癌死のハザード比は0.65（*P*＝0.34）であった．非切除例に対する切除遅延例の胃癌死のハザード比は0.51と著明に低かった．

|解説| 胃癌罹患率の高い日本では，早期発見の意義に疑問を抱く臨床医は少ないであろう．しかし，欧米では早期胃癌は必ずしも進行癌に移行するとは限らず，放置しても生命予後に影響しない"pseudo-disease"であるとの主張が一部にみられる（関連論文）．本論文には，発見時の肉眼型や組織型，推定深達度などの詳細な情報はなく，また著者らも言及しているとおり，内視鏡正診率の問題で当初から進行癌であった症例が含まれている可能性も否定はできない．であったとしても，少なくとも早期胃癌のうち多数はやがて進行癌となり，未治療で放置すれば最終的に胃癌死につながることが示された．低侵襲な内視鏡治療が普及し，高齢者や合併症を有する症例に対しても行われるようになった現在では同様規模の研究は困難と考えられ，貴重な結果である．

（眞一　まこも）

関連論文：Everett SM, Axon AT. *Lancet*. 1998, 351 (9112) : 1350-1352.

> **A.** 早期胃癌は比較的長い時間をかけて進展し，未治療で放置するとやがて進行癌となり，最終的に胃癌死を招き得る。

Q041. 日本人における萎縮性胃炎に関連した胃癌発見に血清 PG 値は役立つか？

The significance of low serum pepsinogen levels to detect stomach cancer associated with extensive chronic gastritis in Japanese subjects.

Miki K, Ichinose M, Kawamura N, *et al.*　*Jpn J Cancer Res.* 1989, 80（2）: 111-114.

研究デザイン：症例対照研究（ケース・コントロール）PMID：2498245

概要　萎縮性胃炎の進行による胃底腺の減少により血清ペプシノーゲン（PG）Ⅰが低下し、かつPGⅠ/Ⅱ比が低下することを明らかにし、PGⅠとPGⅠ/Ⅱ比の胃癌リスク評価としての利用の可否を検討した論文である。胃癌患者137例（年齢中央値56.7歳、早期53例、進行84例）と、年齢を一致させた胃癌検診で内視鏡検査を行った胃癌のない、胃炎以外には影響する病気や薬剤服用のないコントロール288例（年齢中央値46.4歳）の早朝空腹時採血を行って比較した。コントロール群と胃癌症例群とで年齢調整後のPGⅠとPGⅠ/Ⅱ比の平均値はそれぞれ37.2と21.3、2.74と1.68で、胃癌症例群で有意に低値であった（それぞれ$P<0.001$）。また、萎縮性胃炎を背景としない未分化型と分化型胃癌に分けて検討しても、PGⅠ、PGⅠ/Ⅱ比は早期胃癌、進行胃癌ともにコントロールより有意に低値で、いずれの組織型も進行癌でさらに低値だった。また、早期の未分化癌ではPGⅡが21.3とコントロールの14.9よりも有意に高値（$P<0.05$）であり、現在もこの結果は未分化癌のリスクとして知られている。

解説　血清PGが萎縮性胃炎のマーカーになることを示してきた著者らが、胃癌のマーカーにもなることを示した貴重な論文である。本論文は症例対照研究であり、胃の萎縮性変化が加齢による通常の変化であるという前提は limitation ではある。しかし、胃癌の主原因が *Helicobacter pylori* 感染であり、感染の持続によって萎縮が進行することが明らかになり、血清 *H. pylori* 抗体を組み合わせた胃癌リスク層別化検査の開発につながる極めて重要な検討である。

（間部　克裕）

関連論文1：Miki K. *Proc Jpn Acad Ser B Phys Biol Sci.* 2011, 87（7）: 405-414.
関連論文2：Inoue K, Fujisawa T, Haruma K. *Int J Biol Markers.* 2010, 25（4）: 207-212.

A. 血清PGⅠとPGⅠ/Ⅱ比は胃癌発見のマーカーとなり得るが、現在では、PG単独ではなく、血清 *H. pylori* 抗体を組み合わせた胃癌リスク層別化検査の重要な検査項目として役割を果たしている。

Q042. PG検査と*H. pylori*抗体検査で胃癌の罹患予測はできる？

Prediction of gastric cancer development by serum pepsinogen test and *Helicobactor pylori* seropositivity in Eastern Asians：a systematic review and meta-analysis.

Terasawa T, Nishida H, Kato K, *et al*.　*PLoS One*. 2014, 9（10）：e109783.

▶研究デザイン：メタ解析　　　　　　　　　　　PMID：25314140

|概要|　胃癌検診におけるペプシノゲン検査（PG），*Helicobactor pylori*（*Hp*）抗体検査，それらの併用法を評価した研究を対象に，メタ解析が行われている．PG，*Hp*ともに単独で有意な胃癌罹患予測因子（それぞれハザード比3.5，3.2）であった．PGと*Hp*の併用法によりA群（PG陰性，*Hp*陰性），B群（PG陰性，*Hp*陽性），C群（PG陽性，*Hp*陽性），D群（PG陽性，*Hp*陰性）に層別化したモデルの検討では，A群よりB群とC群のリスクが高く，B群よりC群とD群のリスクが高い結果が得られた．C群とD群に有意な差は認められなかった．この結果から，PGと*Hp*により胃癌のリスク層別化が可能であることが明らかとなった．

|解説|　本論文から，PG検査と*Hp*抗体検査により胃癌のリスク層別化は可能であることが明らかとなった．Sasazukiらによるコホート内症例対照研究から，*Hp*感染・萎縮と胃癌罹患リスクの関連性が明らかとなっており（関連論文），検診対象患者においても同様であることが示された．しかし，胃癌リスクの高い東アジアに限定した研究のメタ解析であること，併用法の対象となった4研究の*Hp*抗体検査の測定キットが異なるなどの問題点もあり，今後さらなる検討が必要である．　　　　　　（久保　公利）

関連論文：Sasazuki S, Inoue M, Iwasaki M, *et al. Cancer Epidemiol Biomarkers Prev*. 2006, 15（7）：1341-1347.

A. PG検査と*Hp*抗体検査で胃癌のリスク層別化は可能。

Q043. 胃粘膜 DNA メチル化レベルの測定により，胃癌発生リスクの層別化は可能か？

Demonstration of the usefulness of epigenetic cancer risk prediction by a multicenter prospective cohort study.

Asada K, Nakajima T, Shimazu T, et al. *Gut*. 2015, 64（3）：388-396.

▶研究デザイン：多施設共同コホート研究　　　PMID：25379950

概要　胃癌内視鏡治療後の患者における，異時性胃癌発生と胃粘膜 DNA メチル化レベルの関係を前向きに解析した多施設共同研究に関する論文．早期胃癌に対して内視鏡的粘膜下層剝離術（ESD）を受けた患者を対象に，*Helicobacter pylori* 感染陽性者では除菌治療を行った後，鉗子生検で採取した胃粘膜（非病変部）の DNA メチル化レベルを測定した．その後，年1回の上部消化管内視鏡検査にて異時性胃癌発生の有無を前向きに追跡した．その結果，1年以上追跡し得た782名の患者において，66名に異時性胃癌が発生した（観察期間中央値2.97年）．胃粘膜の *miR-124a-3* 遺伝子におけるメチル化レベルが高い患者群では，低い患者群と比して異時性胃癌の発生は有意に多かった（ハザード比2.17；95％CI：1.07-4.41；$P=0.042$）．

解説　胃癌内視鏡治療後の患者は，*H. pylori* 除菌後であっても異時性胃癌発生の高リスク群であることが知られており，定期的な内視鏡検査による慎重かつ継続的なサーベイランスが重要である．*H. pylori* 感染をはじめとした慢性炎症の結果，胃粘膜の DNA メチル化が蓄積し，胃癌発生と関連すると考えられている．本検討では多数の症例を前向きに追跡した結果，実臨床において DNA メチル化レベルと胃癌発生リスクが相関することを証明した点で画期的である（関連論文）．さらに胃癌内視鏡治療後の異時性胃癌発生のリスク層別化のみならず，*H. pylori* 除菌後の健常者（胃炎）の胃癌発生リスク層別化を目標とした多施設共同前向き研究が，本研究グループ主導のもと全国多施設で現在行われている（UMIN000016894）．この健常者を対象とした臨床研究により，個人の胃癌発生リスクに応じた検診の適正化が期待されるため，こちらの研究結果にも今後注目されたい．

（森　源喜）

関連論文：Maeda M, Nakajima T, Oda I, et al. *Gut*. 2017, 66（9）：1721-1723.

A. 胃粘膜 DNA メチル化レベル測定により，胃癌内視鏡治療後の異時性胃癌発生のリスク層別化は可能！　除菌後の健常者（胃炎）の胃癌発生リスク層別化も将来できるかも？

Q044. *H. pylori* 除菌は胃発癌の予防に有効か？

Eradication diminishes enhancing effects of *Helicobacter pylori* infection on glandular stomach carcinogenesis in Mongolian gerbils.

Shimizu N, Ikehara Y, Inada K, *et al.*   *Cancer Res.* 2000, 60 (6) : 1512-1514.

研究デザイン：非臨床研究　　　　　　　　　　　PMID : 10749114

概要　*Helicobacter pylori*（*Hp*）感染スナネズミ N-methyl-N-nitrosourea（MNU）誘発腺胃発癌モデルを，Group 1：30 ppm MNU 投与＋*Hp* 感染，Group 2：30 ppm MNU 投与＋*Hp* 感染＋除菌，Group 3：30 ppm MNU 投与，Group 4：*Hp* 感染＋10 ppm MNU 投与，Group 5：*Hp* 感染＋10 ppm MNU 投与＋除菌，Group 6：10 ppm MNU 投与に分け，胃発癌率を比較した．その結果，50 週目に Group 1 では 23 匹中 15 匹，Group 4 では 26 匹中 9 匹に発癌があり，Group 3 の 15 匹中 1 匹，Group 6 の 18 匹中 1 匹に対して発癌率が有意に上昇していた．*Hp* 除菌群の Group 2 では 24 匹中 5 匹（Group 1 に対して $P<0.01$），Group 5 では 22 匹中 2 匹（Group 4 に対して $P<0.05$）と，非除菌群の Group 1 および Group 4 に比して有意に低下しており，*Hp* 除菌が胃発癌の予防に有効となる可能性が示唆された．

解説　本研究によりは，MNU 投与および *Hp* 感染によって有意な上昇を示した発癌率が，*Hp* 除菌によって有意に低下することが示された．実験動物を用いて，初めて *Hp* 除菌が胃発癌の予防に有効となる可能性を証明したのである．その後のヒトへの臨床応用に対しても示唆を与える重要な結果となった．なお，スナネズミには *Hp* の安定した感染が成立し，生じる慢性活動性胃炎，消化性潰瘍，腸上皮化生などがヒトのそれに類似しているため，*Hp* による病原性を調べるうえで適した実験動物となることが判明した（関連論文）．さらにこれらの実験において，分化型腺癌，未分化型腺癌と印環細胞癌などの多彩な癌の発生も確認され，ヒトの発癌に類似した実験モデルとしての有効性も示された．本研究以後，様々な研究における胃発癌モデルとして活かされていった．

（鈴木　晴久）

関連論文：Tatematsu M, Yamamoto M, Shimizu N, *et al. Jpn J Cancer Res.* 1998, 89 (2) : 97-104.

A. スナネズミ腺胃発癌モデルにおける検討から，*Hp* 除菌は胃発癌の予防に対し有効となる可能性が示唆された。

Q045. *H. pylori* 除菌よる胃癌抑制効果は？

Helicobacter pylori eradication therapy to prevent gastric cancer in healthy asymptomatic infected individuals : systematic review and meta-analysis of randomised controlled trials.

Ford AC, Forman D, Hunt RH, *et al*.　*BMJ*. 2014, 348 : g3174.

研究デザイン：メタ解析　　　　　　　　　　　　PMID：24846275

概要　無症候性の *Helicobacter pylori* 感染者に対する除菌療法の胃癌抑制効果を調べた6件の無作為化比較試験（RCT）を対象に，除菌による胃癌抑制効果を系統的レビューとメタ解析で検討した論文．6件のRCTの内訳は中国4件，日本1件，コロンビア1件．結果は，胃癌発生は除菌した3,294人からは51人（1.6％），コントロール群の3,203人からは76人（2.4％）にあり，相対リスク0.66（95％CI：0.46-0.95）で，*H. pylori* 除菌による有意な胃癌発生抑制効果が示された．一方，除菌による死亡抑制効果については，胃癌死亡の相対リスクは0.67（95％CI：0.40-1.11），全死亡の相対リスクは1.09（95％CI：0.86-1.38）と，どちらも統計学的に有意な差は見られなかった．日本人では，男性は15.3人，女性は23人除菌すれば1人の胃癌発生を抑制できるという結果であり，アジア人での除菌による胃癌抑制効果が示された．

解説　本邦では，*H. pylori* 除菌による内視鏡治療後の異時性胃癌発生を検討した論文で，除菌により胃癌リスクを0.34倍に低下することが2008年に報告されている（関連論文）．また，除菌により組織学的胃炎が改善し，胃癌リスクが低下することも示され，2013年2月から *H. pylori* の除菌治療が保険診療で可能となった．一方で，除菌による胃癌抑制効果に関しては否定的な意見も存在する．そのようななかで発表されたRCTの系統的レビューである．日本ヘリコバクター学会のガイドライン（2016年改訂版）でも，胃癌予防のため除菌治療が提言されている．ただし，本論文で検討された6件のRCTそれぞれにおいては胃癌発生率に有意差が出ていない点には注意が必要である．今後，長期フォローアップによる解析が望まれる．　　　　　　　　（田中　寛人）

関連論文：Fukase K, Kato M, Kikuchi S, *et al. Lancet*. 2008, 372（9636）：392-397.

> **A. アジア人の無症候性 *H. pylori* 感染者に対する除菌治療は胃癌発生を抑制する。**

Q046. 早期胃癌内視鏡切除後の *H. pylori* 除菌は二次胃癌の発生を抑制するか？

Effect of eradication of *Helicobacter pylori* on incidence of metachronous gastric carcinoma after endoscopic resection of early gastric cancer : an open-label, randomised controlled trial.

Fukase K, Kato M, Kikuchi S, *et al.*　*Lancet*. 2008, 372 (9636) : 392-397.

▶研究デザイン：多施設共同ランダム化比較試験　　PMID：18675689

概要　除菌による胃癌予防効果を新規胃癌診断例と過去に内視鏡切除を行った経過観察例に層別無作為化して検討した研究．年間約3％に胃癌が発見される早期胃癌内視鏡切除後症例を対象とすることで，必要症例数500例，経過観察期間3年で可能となった．内視鏡検査と生検により胃癌がないことと*Helicobacter pylori*感染を確認した．除菌群と非除菌群にそれぞれ272例を無作為に割りつけた．ITT解析による二次癌のオッズ比は，0.353（95％CI：0.161-0.775，*P*=0.009）と除菌群で有意に抑制された．脱落例を除いた部分修正ITT解析では，ハザード比0.339（95％CI：0.157-0.729，*P*=0.003）と有意に抑制され，早期胃癌内視鏡治療後に除菌を行うことで二次胃癌が抑制された．

解説　*H. pylori*除菌による胃癌予防効果は動物実験でのみ証明され，ヒトでは示されていなかった．その主要因は，発癌率が低いため症例数，観察期間が不足していることと考えられるが，本研究では胃癌高リスク群の早期胃癌内視鏡治療後胃を対象としている．一方，ほぼ同じデザインのランダム化比較試験が韓国から発表され（関連論文1），こちらでは除菌による胃癌予防効果を認めず，議論となった．韓国の検討では新規診断例のみを対象としているのが大きな違いである．本論文は，新規発見例と経過観察例を層別ランダム化しており，リスク比はそれぞれ0.46（95％CI：0.16-1.33），0.27（95％CI：0.09-0.79）と新規診断では韓国同様に有意差がない．見逃し癌の影響と考えられる．メタ解析でも除菌による二次癌予防の有意差が示されている．本研究は，胃癌の一次予防戦略を可能とした重要な論文である．なおこの抑制効果は，10年前の後ろ向き観察研究ですでに探索的に報告てされている（関連論文2）．　　　　　（間部　克裕）

関連論文1：Choi J, Kim SG, Yoon H, *et al. Clin Gastroenterol Hepatol*. 2014, 12 (5)：793-800.
関連論文2：Uemura N, Mukai T, Okamoto S, *et al. Cancer Epidemiol Biomarkers Prev*. 1997, 6 (8)：639-642.

A. 早期胃癌内視鏡治療後の患者に除菌を行うことで二次胃癌発生が有意に抑制され，除菌による胃癌予防効果を世界で初めて証明した重要な論文．

Q047. 胃癌検診における胃X線検査と胃内視鏡検査の胃癌死亡率減少効果は？

A community-based, case-control study evaluating mortality reduction from gastric cancer by endoscopic screening in Japan.
Hamashima C, Ogoshi K, Okamoto M, et al. *PLoS One.* 2013, 8（11）：e79088.

▶研究デザイン：症例対照研究（ケース・コントロール） PMID：24236091

概要 胃X線検査と胃内視鏡検査の胃癌死亡率減少効果を検証した論文である．鳥取県と新潟市の胃癌死亡者2,179名のうち除外例を除いた410名（男性288名，女性122名）と年齢，性別，居住地域をマッチさせた対照者2,292名を抽出し，胃X線検査または胃内視鏡検査が1年以内，2年以内，3年以内，4年以内の受診者と全くの未受診者とを比較し，それぞれのオッズ比を算出した．胃X線検査のオッズ比はいずれの期間においても約0.85であったが，その95%CI上限は1を超えていた．胃内視鏡検査のオッズ比は3年以内の受診で最も低く，0.695（95%CI 0.489-0.986）と約30%の胃癌死亡率減少効果を認めた．

解説 わが国の胃癌検診には公的施策としての対策型検診と，個人の疾病リスクを下げる目的としての任意型検診がある．対策型検診として行われてきた胃X線検査では胃癌死亡減少効果が科学的に証明されてはいるが，受診率の低迷，熟練した読影医不足などの問題がある．一方，胃内視鏡検査は任意型検診で急速に普及しているものの，胃癌死亡率減少効果の科学的検証が不十分であった．その後，症例対照研究（関連論文1）などで胃内視鏡検診の有効性が報告され，2014年度版の『有効性評価に基づく胃がん検診ガイドライン』（関連論文2）では，対策型・任意型検診ともに胃内視鏡検査を選択できることとなった．胃内視鏡検診には胃癌発見率や早期癌比率の向上，胃癌死亡率減少効果が期待される一方，普及に向けいまだ課題は多い．また偽陽性，過剰診断，偶発症などの不利益に関する検討も必要である．現在，日本消化器内視鏡学会ではJapan Endoscopy Database（JED）の全国普及を目指しており，検診と保険診療とで行われた胃内視鏡検査の正確な数と偶発症の把握に努めている． 　　　　　　（瀧澤　初）

関連論文1：Jun JK, Choi KS, Lee HY, et al. *Gastroenterology.* 2017, 152（6）：1319-1328.
関連論文2：国立がん研究センターがん予防・検診研究センター．有効性評価に基づく胃がん検診ガイドライン 2014年度版．2015.

> **A.** 胃内視鏡検査は最大で約30%の胃癌死亡率減少効果を示した．胃X線検査も胃癌死亡率減少効果を示したが，有意ではなかった．

Q048. 経鼻内視鏡は経口内視鏡より安全で楽なのか？

A prospective randomized comparative study on the safety and tolerability of transnasal esophagogastroduodenoscopy.

Yagi J, Adachi K, Arima N, *et al*.　*Endoscopy*. 2005, 37（12）：1226-1231.

▶研究デザイン：ランダム化比較試験　　　　　　　PMID：16329022

概要　診断的上部消化管内視鏡検査を受けた 450 名（男性 353 名，女性 97 名，年齢中央値 51.4±9.7 歳）を対象とし，内視鏡径，挿入ルートと心肺機能に与える影響を検討した．450 名は経鼻内視鏡の経鼻群（XP-N），経口群（XP-O）および通常内視鏡群（XQ）に，1：1：1 で無作為に割りつけられ，検査前，検査中（2，4，6 分），検査後に酸素飽和度，血圧，脈拍，嘔気の回数を測定した．血圧上昇，脈拍増加，心臓酸素需要を示す rate-pressure product は検査開始後どの時点でも XQ 群で高く，XP-O 群および XQ 群は，開始 2 分後で XP-N 群より酸素飽和度が著明に低下していた．嘔気の回数は，XP-N 群で他群より有意に少なかった．また XP-N 群の，過去に通常内視鏡検査を受けたことのある患者の大半は，次回以降，経鼻内視鏡での検査を希望した．この結果から，経鼻内視鏡は通常内視鏡より心肺機能に与える影響が少なく，患者の忍容性が良好と結論づけられた．

解説　内視鏡検査は，検診におけるスクリーニングにも広く用いられている．多くは無鎮静下での検査であり，患者の忍容性が問題となっていた．これに対し，細径スコープによる経鼻内視鏡検査は咽・喉頭への刺激が少ないため患者忍容性が高く，病変の正診の点でも実用に耐え得るとされている．しかし，経鼻内視鏡の心肺機能への影響を評価した報告はこれまでなく，その意味で本論文は貴重である．鎮静下の内視鏡検査は患者の忍容性が高く，血圧・心拍上昇を予防できる一方，低酸素血症を来し得るため，心肺系疾患を有する患者や高齢者には無鎮静下の経鼻内視鏡検査が有用である可能性がある．経鼻ルートでの挿入困難例，軽微な鼻出血といった合併症は本論文でそれぞれ，8％，5.8％にみられ，経鼻内視鏡の weak point の一つだが，安全性・忍容性の点から検診スクリーニングなどでの利用はよい適応と言えるだろう．

（藤江　慎也）

A. 経鼻内視鏡は経口内視鏡より安全で患者忍容性が高い．

Q049. 胃病変発見のための上部消化管内視鏡検査における適切な観察時間は？

Longer examination time improves detection of gastric cancer during diagnostic upper gastrointestinal endoscopy.

Teh JL, Tan JR, Lau LJ *et al.* *Clin Gastroenterol Hepatol.* 2015, 13 (3): 480-487.

▶研究デザイン：横断研究　　　　　　　　　　PMID：25117772

概要　シンガポール国立大学付属病院における上部消化管内視鏡検査（受診者837名，検査施行医16名）のデータを後ろ向きに評価し，内視鏡の観察時間と胃病変発見率の関係を解析した論文．内視鏡検査837件のうち，生検未施行の内視鏡検査224件における内視鏡観察時間のデータから，検査施行医を平均観察時間が7分より長い8名と短い8名に分け，各群における胃病変の発見率を評価している．結果は，観察時間が長い群では短い群に比べ，胃の腫瘍性病変（癌とdysplasia）の発見率が3.4倍であり，さらに腸上皮化生や胃粘膜萎縮も加えた胃異常所見の発見率も2.5倍であった．この結果から，観察時間が上部消化管内視鏡検査の質の評価指標となる可能性が示唆されている．

解説　検査の質の問題は，内視鏡領域でも大変注目されている．内視鏡に関しては，下部消化管内視鏡のほうがこの問題についてよく検討されており，腺腫発見率，スコープ抜去時間など複数の項目が質の評価指標（quality indicator：QI）として確立されている．一方で，上部消化管内視鏡ではこの「質」に関する検討が乏しく，確立されているQIも皆無に等しい．そのような状況下，本論文は上部消化管内視鏡検査において観察時間が重要なQIになり得ることを示した重要論文である．しかしながら，本論文においても，見つかった胃腫瘍性病変が非常に少ないなかでの検討であるなどの問題点があり，適切な観察時間の設定を含めて，さらなる検証が必要と言える．近年，観察時間の重要性を示す新たな論文が日本（関連論文1）や韓国（関連論文2）から発表されている．胃癌有病率が高くかつ内視鏡技術も進んでいる日本からは，今後さらに多くのエビデンスが生まれることを期待している．

（関口　正宇）

関連論文1：Kawamura T, Wada H, Sakiyama N, *et al. Dig Endosc.* 2017, 29 (5): 569-575.
関連論文2：Park JM, Huo SM, Lee HH, *et al. Gastroenterology.* 2017, 153 (2): 460-469.

A.「観察時間」は，上部消化管内視鏡検査の質の評価指標となり得るもので，観察時間が短すぎると胃の重要病変を見落とす可能性があるので要注意！

Q050. 胃内視鏡検査と大腸内視鏡検査における癌の偽陰性率は？

Difference in accuracy between gastroscopy and colonoscopy for detection of cancer.

Hosokawa O, Hattori M, Douden K, *et al*. *Hepatogastroenterology*. 2007, 54 (74): 442-444.

研究デザイン：横断研究　　　　　　　　　　　　PMID：17523293

概要 胃内視鏡検査と大腸内視鏡検査における癌の偽陰性率を後ろ向きに調査した福井県立病院からの報告．同病院で実施した内視鏡検査で癌を指摘されなかったのち，3年以内に胃癌または大腸癌と診断されたものを偽陰性例と定義し，福井県のがん登録情報と照合して調査した．胃癌登録者数542名，大腸癌登録者数329名中，偽陰性例はそれぞれ188名〔偽陰性率＝25.8％；100×188/(542＋188)〕，41名〔偽陰性率＝11.1％；100×41/(329＋41)〕で，偽陰性率は胃内視鏡検査のほうが高かった（$P=0.01$）．癌陰性内視鏡検査後のサーベイランス施行に際し，本研究で得られたデータを念頭に入れて計画することが推奨されている．

解説 検診や日常臨床の場において内視鏡検査が急速に普及している今日，内視鏡検査の質の担保は重要課題である．そのようななか，内視鏡の胃癌・大腸癌に対する偽陰性率を評価している本論文のデータは貴重と言える．内視鏡の質の評価指標（quality indicator：QI）に関して言えば，胃内視鏡では胃癌発見率，生検施行率，検査時間，施行医の経験年数などが検討されているが，確立したQIはまだない．大腸内視鏡検査の主なQIとしては盲腸到達率，腸管洗浄度，腺腫発見率，抜去時間などがある．偽陰性率は診断精度を測る指標の一つではあるが，統一された定義がなく，報告により異なり得るため，その結果の解釈には注意を要する．また，胃癌に関して本報告のデータはピロリ菌現感染・既感染・未感染が混在しているが，胃粘膜萎縮の程度やペプシノゲン検査，ピロリ抗体検査などを組み合わせて胃癌リスクの層別化を図ることで，より適切な内視鏡検査間隔を検討できるのではなかろうか．さらに，近年では人工知能による病変認識の開発研究などが進められており，実用化されればより見落としが少ない内視鏡検査が実践できるものと期待される．

（瀧澤　初）

A. 胃内視鏡検査は大腸内視鏡検査よりも癌の偽陰性率が高く，より短期間でのフォローが望ましい。

Q051. 平坦型早期胃癌（粘膜内癌）の診断に拡大内視鏡観察は有用か？ その特徴的所見は？

Novel magnified endoscopic findings of microvascular architecture in intramucosal gastric cancer.

Yao K, Oishi T, Matsui T, *et al.* *Gastrointest Endosc*. 2002, 56（2）：279-284.

研究デザイン：横断研究　　　　　　　　　　　　　PMID：12145613

概要　八尾建史先生（福岡大学筑紫病院）が，0-Ⅱc型（23例）と0-Ⅱb型（4例）の平坦型早期胃癌（粘膜内癌）27例を対象に，白色光での拡大内視鏡観察における微小血管構築像（MV architecture）を検討した論文である．最大倍率80倍の性能を有するオリンパス社 GIF-Q240Zを用いて，組織型別に微小血管構築像を評価し，病理と対比した．非癌粘膜は上皮下の毛細血管網が規則的に配列する「regular subepithelial capillary network（SECN）」を呈するが，分化型癌（18例）は癌部では regular SECN が消失して不規則な微小血管が増生し，非癌部との間に明瞭な境界線を呈した．これに対して，未分化型癌（9例）は毛細血管の密度が消失あるいは減少した不明瞭な領域を呈した．

解説　現在は IEE（Image Enhanced Endoscopy：画像強調内視鏡）が普及し，IEE 併用拡大内視鏡観察が早期胃癌診断に広く用いられている．しかし，この論文の研究が開始された2000年当時には IEE は商品化されておらず，工藤進英先生による拡大内視鏡診断が確立していた大腸腫瘍と異なり，胃癌の拡大内視鏡診断はまだ重要視されていなかった．そのような時代に，八尾先生は胃癌の拡大内視鏡診断に関して，本論文の MV architecture と表面微細構造（MS structure）を組み合わせた VS classification system を確立させた（関連論文1）．未分化型胃癌の境界診断にはまだ課題はあるが，分化型胃癌では通常観察で境界診断が困難な症例でも，拡大観察で境界が明瞭に同定できることが明らかになった（Demarcation line）．なお，Narrow Band Imaging 拡大観察による早期胃癌診断は，八尾先生の指導で e-learning による教育システムが開発されている（関連論文2）．　　　　　　　　　　（引地　拓人）

関連論文1：Yao K, Takaki Y, Matsui T, *et al. Gastrointest Endosc Clin N Am*. 2008, 18（3）：415-433.

関連論文2：Nakanishi H, Doyama H, Ishikawa H, *et al. Endoscopy*. 2017, 49（10）：957-967.

A. 境界不明瞭な分化型粘膜内胃癌の境界診断に，拡大内視鏡観察が有用である。分化型粘膜内胃癌は癌部内に不規則な微小血管の増生を認め，非癌部との間に境界線を呈する。

Q052. NBI 拡大観察でより小さな陥凹型胃癌と胃炎の正確な鑑別診断は可能か？

Magnifying narrowband imaging is more accurate than conventional white-light imaging in diagnosis of gastric mucosal cancer.
Ezoe Y, Muto M, Uedo N, *et al.* *Gastroenterology*. 2011, 141 (6)：2017-2025. e3.

研究デザイン：多施設共同ランダム化比較試験　　PMID：21856268

概要　低浸襲な治療で治癒を得るためには，20 mm 以下で粘膜癌を見つける必要があるが，10 mm 以下の陥凹性病変は，隆起性病変と比較して炎症との鑑別が困難である．そのため，本研究では，上部消化管内視鏡検査にて指摘された 10 mm 以下の診断されていない陥凹性病変が対象とされた．1,365 例が登録され，対象病変を認めた 362 例が，病変の指摘後にリアルタイムで白色光観察群（C-WLI）180 例と，Narrow Band Imaging 拡大観察群（M-NBI）182 病変の 2 群に無作為に分けて評価された．M-NBI での癌の診断基準は関連論文 1 に基づいて行われ，各群で 20 例ずつ胃癌が発見された．M-NBI の正診率と特異度は C-WLI よりも高かったが，感度に関しては有意差がなかった．しかし，M-NBI と C-WLI との組み合わせでは，C-WLI 単独と比較して正診率・特異度のみでなく感度も著しく向上した．そのため，M-NBI と C-WLI を併用し観察を行うことで，より正確な胃粘膜癌の診断が可能となることがわかった．

解説　NBI が開発されたのち，胃癌や腺腫，腸上皮化生の診断に有用であるという報告（関連論文 1，2）が複数発表された．しかし，M-NBI と C-WLI のランダム化比較試験の報告は，本論文が初めてである．本論文によって，C-WLI に M-NBI を併用することの有用性が証明された．それによって，不要な生検を減らすことが可能になると考えられ，また低浸襲な内視鏡治療で治療を完結できる病変の鑑別診断に寄与すると言える．

（北村　陽子）

関連論文 1：Yao K, Oishi T, Matsui T, *et al. Gastrointest Endosc*. 2002, 56 (2)：279-284.
関連論文 2：Ezoe Y, Muto M, Horimatsu T, *et al. Gastrointest Endosc*. 2010, 71 (3)：477-484.

A. 白色光観察に加えて NBI 拡大観察を行うことで，小さな陥凹型胃癌と胃炎のより正確な鑑別診断が可能になる。

Q053. 非拡大観察で早期胃癌の範囲診断に有用な方法は？

Novel chromoendoscopic method using an acetic acid-indigocarmine mixture for diagnostic accuracy in delineating the margin of early gastric cancers.

Kawahara Y, Takenaka R, Okada H, *et al.* *Dig Endosc*. 2009, 21 (1) : 14-19.

▶研究デザイン：横断研究　　　　　　　　　　　PMID：19691795

概要　岡山大学病院において，0.6％の酢酸と0.4％のインジゴカルミンを混合した酢酸インジゴカルミン混合液（acetic acid-indigocarmine mixture：AIM）による早期胃癌の範囲診断の有効性を前向きに検討した．2005年10月-2007年4月までの期間に内視鏡切除または外科手術を行った早期胃癌108病変の治療前の内視鏡画像と治療後の病理標本を対比し，白色光観察（WLI），インジゴカルミン色素撒布法（IC），AIM法のそれぞれの範囲診断の正診率を比較した．結果は，WLIが50.0％，ICが75.9％（WL vs IC，$P=0.001$），AIM法が90.7％（vs WL，$P=0.001$；vs IC，$P=0.01$）で，AIM法において有意に術前範囲診断の正診率が高かった．またAIMによる偶発症は認めなかった．

解説　内視鏡的粘膜下層剥離術（ESD）によりサイズが大きい早期胃癌も一括切除が可能となり，治療前の正確な病変の範囲診断が要求される．AIM法は，腫瘍部と非腫瘍部の酸に対する粘液の産生能の違いにより，腫瘍部ではインジゴカルミンがWash outされ非腫瘍部で残存するため，非拡大観察でも病変境界を明瞭に認識することが可能である．現在，早期胃癌に対する範囲診断方法としてNarrow-band imaging（NBI）併用拡大内視鏡が広く普及し，高い正診率が報告されているが，その一方で*Helicobacter pylori*除菌後の胃癌など範囲診断が難しい病変もいまだ存在している．そのため，NBI併用拡大観察で範囲診断に迷う場合ではAIM法を併用し，病変範囲を総合的に判断することが重要である．また，スクリーニングに応用することで病変のdetectionにもAIM法は有用な可能性がある．

（川田　登）

A. AIM法は，WLIやICと比較して早期胃癌の範囲診断に有用で簡便な方法である．範囲診断に迷った場合にはAIM法を行ってみよう．

Q054. 腸上皮化生を示唆する胃NBI拡大内視鏡所見はある？

A new method of diagnosing gastric intestinal metaplasia : narrow-band imaging with magnifying endoscopy.
Uedo N, Ishihara R, Iishi H, *et al.*　*Endoscopy.* 2006, 38 (8) : 819-824.

研究デザイン：横断研究　　　　　　　　　　　　PMID：17001572

概要　著者らは，先行研究において Narrow Band Imaging（NBI）拡大内視鏡における胃の腸上皮化生を示唆する所見として，上皮表層や腺下部の青白い線状の光の縁取り（light blue crest：LBC）を提唱した．本論文では，萎縮性胃炎34例を対象として，LBC を認めた胃粘膜とそれを認めなかった胃粘膜のそれぞれ44カ所ずつを生検し，LBC の grade（Non-LBC，LBC^+，LBC^{++}，LBC^{+++}）と組織学的に刷子縁を示す CD10 陽性細胞ならびに杯細胞の grade（None，Mild，Moderate，Marked）との相関を検討した．結果として，LBC と CD10 陽性細胞の grade に強い正の相関が認められた．また，LBC の有無による腸上皮化生の診断能を検証するため，前向きの validation study を行った．早期胃癌に対して内視鏡切除歴のある連続した107例を対象とし，LBC 陽性，陰性の粘膜からそれぞれ生検を施行した．生検による組織学的診断を gold standard とした際の LBC による腸上皮化生の診断能を評価したところ，感度，特異度，正診率はそれぞれ89％，93％，91％であった．

解説　腸上皮化生は胃癌のリスク因子として知られているが，白色光観察のみでは腸上皮化生の診断能は高くはなく，腸上皮化生を正確に診断するためには生検による組織学的な評価が必要であった．しかし，LBC の登場により，スコープの切り替えボタンのみで内視鏡的に腸上皮化生を視覚化し，低侵襲かつ real time に診断することが可能となった．LBC の描出には NBI 拡大内視鏡が必要とはなるものの，胃癌のリスク評価のためランダム生検で腸上皮化生の有無を評価している欧米諸国においては，このような簡便，安価，かつ低侵襲な方法論は大きな福音をもたらすと考える． （阿部　清一郎）

A. LBC は，腸上皮化生を示唆する胃 NBI 拡大内視鏡所見である．

Q055. *H. pylori* 未感染胃の粘膜所見は？

Characteristic endoscopic and magnified endoscopic findings in the normal stomach without *Helicobacter pylori* infection.
Yagi K, Nakamura A, Sekine A.　*J Gastroenterol Hepatol.* 2002, 17（1）: 39-45.

▶研究デザイン：横断研究　　　　　　　　　　　PMID：11895551

|概要|　著者らは，先行する研究において *Helicobacter pylori* 未感染胃を示唆する白色光内視鏡所見として，胃体部の regular arrangement of collecting venules（RAC）を提唱した．本論文では，上部消化管内視鏡検査を施行した 551 例を対象として，RAC と *H. pylori* 感染の有無との関連を検討した．対象症例は *H. pylori* 未感染 158 例と *H. pylori* 感染性慢性胃炎 389 例で，RAC 陽性を *H. pylori* 未感染と診断した際の診断能は感度 93.8％，特異度 96.2％，正診率 95.5％であった．また，胃体部の拡大内視鏡観察を施行し，集合細静脈，network を形成する true capillaries, pinhole 状の gastric pit を認めた 82 例中 78 例は *H. pylori* 未感染胃であり，この所見は胃底腺粘膜領域の正常像と考えられた．

|解説|　*H. pylori* 未感染の正常胃では，胃底腺領域に集合細静脈が規則的に配列する像が観察され，その内視鏡像を RAC という．本論文は *H. pylori* 未感染の正常胃の胃底腺粘膜所見を示した最初の報告である．*H. pylori* 未感染を診断するためには，論文中にもあるように，生検を含む複数の検査法で感染を否定することが必要であるが，白色光で RAC を観察することにより，低侵襲かつ簡便に *H. pylori* 未感染の正常胃を診断することが可能となった．また，本論文では *H. pylori* 未感染の胃体部粘膜の拡大内視鏡所見（胃底腺粘膜の正常像）も併せて報告しており，現代の Narrow Band Imaging 拡大内視鏡の診断学の礎とも言える論文の一つである．　　　　　　　　　　（阿部　清一郎）

A. *H. pylori* 未感染の正常胃では，RAC が観察される．

Q056. *H. pylori* 現感染胃粘膜の特徴的な内視鏡所見は？

Diagnosis of *Helicobacter pylori* infection in gastric mucosa by endoscopic features : a multicenter prospective study.

Kato T, Tagi N, Kamada T, *et al.*　*Dig Endosc.* 2013, 25 (5) : 508-518.

研究デザイン：多施設共同横断研究　　　PMID：23369058

概要　日本消化器内視鏡学会が設置した「慢性胃炎の内視鏡診断確立のための研究会」が，*Helicobacter pylori* 現感染胃粘膜の通常内視鏡所見とインジゴカルミン液散布による色素内視鏡所見の診断精度を前向きに検討した多施設共同研究である．24の参加施設からの275例が解析対象となった．275例中，*H. pylori* 感染（生検組織鏡検法）陽性・陰性は各々147例（53.4%）・128例（46.5%）であった．診断精度はROC曲線を用いて評価され，*H. pylori* 陽性の内視鏡所見としては「びまん性発赤」，「点状発赤」，「粘膜腫脹」と「色素内視鏡所見の胃小区の腫大」が，*H. pylori* 陰性所見としては「胃角部のRAC（Regular arrangement collecting venules）」が，いずれもROC曲線下面積（AUC）＞0.7と有用であることが示された．この結果より，通常内視鏡所見と色素法により胃粘膜の *H. pylori* 感染診断が可能であると結論づけている．

解説　1983年に *H. pylori* が発見され，組織学的胃炎の原因であることが明らかとなり，1990年に世界共通の慢性胃炎の診断基準としてSydney system（関連論文1・2）が提唱された（1996年に改訂）．しかし，その内視鏡所見に関しては組織所見との対応が明らかにされておらず，慢性胃炎の内視鏡診断を明確化するために，*H. pylori* 感染による慢性胃炎や胃癌が多い日本において提唱された「胃炎の京都分類」の参考となった論文の一つである．本論文では，*H. pylori* 現感染胃粘膜の所見として体部のびまん性発赤に加えて，点状発赤やひだ腫大・蛇行の有無，前庭部の色素法による胃小区の腫大を確認することで診断精度が向上するとしている．通常観察における *H. pylori* 感染診断の指標として有用であることを示したことは，本邦ならではのきめ細かい内視鏡観察の賜物であろう．この結果は，内視鏡検査が推奨された胃がん検診において胃癌発生リスク評価につながるものである．

（金城　徹）

関連論文1：Tytgat GN. *J Gastroenterol Hepatol.* 1991, 6 (3) : 223-234.
関連論文2：Dixon MF, Genta RM, Yardley JH, *et al. Am J Surg Pathol.* 1996, 20 (10) : 1161-1181.

> **A.** *H. pylori* 現感染胃粘膜の特徴的な内視鏡所見として，体部の「びまん性発赤」，「点状発赤」，「粘膜腫脹」，前庭部の「胃小区の腫大（色素内視鏡）」が挙げられる．

Q057. 早期胃癌の深達度診断に EUS は必須なのか？

Endoscopic ultrasonography for staging depth of invasion in early gastric cancer: a meta-analysis

Pei Q, Wang L, Pan J, et al.　*J Gastroenterol Hepatol.* 2015, 30（11）：1566-1573.

▶研究デザイン：メタ解析　　　　　　　　　　PMID：26094975

概要　早期胃癌の深達度診断における超音波内視鏡（EUS）の有用性について，アジアで2013年10月まで論文化された16の研究を用いてメタ解析を行っている論文である．EUSの診断精度を感度，特異度，陽性尤度比，陰性尤度比で評価しているが，M癌に対するそれぞれの値は76％（95％CI：74-78％），72％（同69-75％），3.67（同2.48-5.44），0.31（同0.24-0.40）であった．一方，SM癌に対しては62％（同59-66％），78％（同76-80％），2.99（同2.26-3.96），0.43（同0.32-0.57）であり，M・SM1癌を対象とすると，90％（同88-92％），67％（同61-72％），3.14（同2.08-4.73），0.12（同0.07-0.22）という成績であった．早期胃癌深達度診断におけるEUSの感度・特異度は十分に高いとは言えず，早期胃癌の深達度診断にEUSが必須とまでは言えない可能性が示唆されている．

解説　早期胃癌の深達度診断におけるEUSの診断能についてメタ解析で評価したうえ，その有用性と限界をデータでわかりやすく示している論文である．では，早期胃癌診療においてどのようにEUSを活用するのがよいだろうか．日常臨床においては，通常内視鏡で深達度診断に迷う症例を対象にすることが多いわけだが，関連論文によると，潰瘍所見（＋）や肉眼型0-Ⅰの病変ではEUSは診断に有用とは言えない一方で，潰瘍所見（－）で深達度SM2の分化型腺癌や内視鏡治療を考えるような未分化型腺癌では，術前の深達度診断にEUSが有用であるとしている．この点を踏まえると，EUSを病変の肉眼型や組織型に応じて使い分けるとより有効的である可能性が考えられる．EUSの深達度診断の有用性については，胃のみならず食道，大腸でも様々な検討がなされている．現在，JCOG1604で早期食道癌に対するEUSの深達度診断における有用性を検討する試験が行われているが，今後，早期胃癌についてもさらに検討が進むことが期待される．

（江郷　茉衣）

関連論文：Watari J, Ueyama S, Tomita T, *et al. World J Gastrointest Endosc.* 2016, 8（16）：558-567.

A. 早期胃癌の深達度診断にEUSが必須とは限らない。しかし、通常内視鏡で深達度診断に迷う際に有用なケースも少なくない。

Q058. 術前にSM2浸潤を拾い上げる客観的な内視鏡所見は？

Diagnostic performance of conventional endoscopy in the identification of submucosal invasion by early gastric cancer: the "non-extension sign" as a simple diagnostic marker.

Nagahama T, Yao K, Imamura K, *et al.* *Gastric Cancer.* 2017, 20 (2): 304-313.

研究デザイン：横断研究　　PMID：27165641

概要　過送気胃壁伸展下における①病変部の台形挙上と②ひだ集中を伴う病変部の挙上を「non-extension sign」と定義し，これらの一方もしくは両方が見られたものをcSM2以深に浸潤した癌と診断する．この診断システムに基づいて早期胃癌と術前診断され，切除された704症例863病変の病理学的深達度から，この診断システムの有効性を検討した論文．non-extension signの陽性的中率は92.0%（95%CI：87.0-97.0%），陰性的中率は97.7%（95%CI：96.7-98.8%），正診率は96.9%（95%CI：95.8-98.1%）であった．

解説　これまで胃癌における深達度診断は「硬い」，「厚みがある」などの客観性に乏しい所見を根拠として診断する「匠の技」に依拠することが多く，実際にその正診率は十分ではなかった．術前にSM2以深に浸潤した癌を正確に診断することは内視鏡治療の判断において重要であるため，これまでに複数の所見をスコアリングすることで正診率を向上させようとする試みがなされてきた（関連論文）．本検討では，non-extension signというシンプルな非拡大内視鏡所見に注目して深達度診断を行っている．術前診断が早期癌で病理学的に進行癌であった症例や，術前診断が進行癌で病理学的に早期癌であった症例は検討から除外され，さらに単施設の後ろ向き研究であるため，結果の解釈には注意が必要ではあるものの，シンプルな所見に基づいた診断システムは汎用性が高いと思われる．多施設での前向き試験によって有効性を検証することが期待される．

（吉田　将雄）

関連論文：Abe S, Oda I, Shimazu T, *et al. Gastric Cancer.* 2011, 14 (1): 35-40.

A. 過送気下での"non-extension sign"に注目すると，効率よくSM2浸潤を診断できる可能性がある．今後の検証が期待される．

胃 24

Q059. 日本と西欧諸国で胃癌における病理診断に違いはあるか？

Differences in diagnostic criteria for gastric carcinoma between Japanese and western pathologists.

Schlemper RJ, Itabashi M, Kato Y, *et al.* *Lancet*. 1997, 349 (9067)：1725-1729.

研究デザイン：横断研究　　　　　　　　　　　PMID：9193382

概要　計8名の日本と西欧諸国の病理医が，17症例35検体（生検検体17，EMR検体18）を評価し，病理診断の違いを明らかにした論文である．検体には早期胃癌から腺腫，反応性の異型と診断されたものを含め，それぞれの病理医が definite carcinoma, suspected carcinoma, high grade dysplasia (adenoma), low grade dysplasia (adenoma), reactive epithlium のいずれかの診断をつけた．結果として，西欧の多くの病理医が low grade dysplasia (adenoma) と診断した7つのスライドについて，日本の病理医は4枚を definite carcinoma, 2枚を suspected carcinoma とし，dysplasia (adenoma) と診断したものは1枚のみであった．また，西欧の病理医が high grade dysplasia (adenoma) と診断した12枚のスライドについては，日本の病理医は11枚が definite carcinoma, 1枚が suspected carcinoma と診断するなど乖離がみられた．良性の変化や明らかな浸潤癌には違いがみられなかった．この結果から，日本と西欧諸国では胃癌に対する診断が異なっており，日本で胃癌（特に粘膜内癌）とされるものの多くは西欧諸国では dysplasia と診断されていることがわかった．

解説　日本では構造異型と細胞異型を基にした粘膜内癌の診断が確立されているが，西欧諸国ではその概念が乏しく，浸潤の確認を基に癌と診断し，両者には大きな違いが見られる．癌の発生，発育進展を考える際，日本では胃腺腫から胃癌の発生は稀であると考えられているが，西欧諸国では腺癌は異形成を経て発生すると考えられており，異形成が粘膜固有間質，粘膜下層に浸潤して初めて癌と診断される．このような浸潤を指標とした診断基準では，生検と切除標本とで診断の相違が生じるおそれがある．この違いを埋めるためウィーン分類が提唱された（関連論文）．この分類のカテゴリー4には，high grade dysplasia (adenoma), non-invasive carcinoma, suspicious for invasive carcinoma が含まれ，カテゴリー分類による日本と欧米間の一致率は高くなったとされるが，いまだ診断の統一には時間を要すると思われる．　　（市島　諒二）

関連論文：Schlemper RJ, Riddell RH, Kato Y, *et al. Gut*. 2000, 47 (2)：251-255.

A. 日本と西欧諸国の早期胃癌に対する診断には大きな乖離がある。

83

Q060. 早期胃癌に対する内視鏡的切除の適応拡大は可能か？

Incidence of lymph node metastasis from early gastric cancer : estimation with a large number of cases at two large centers.
Gotoda T, Yanagisawa A, Sasako M, *et al.*   *Gastric Cancer.* 2000, 3 (4) : 219-225.

研究デザイン：横断研究　　　　　　　　　　　　　　　PMID：11984739

概要　国立がんセンター中央病院（現，国立がん研究センター中央病院）と癌研究会附属病院（現，がん研有明病院）において，外科的切除が施行された単発早期胃癌 5,265 症例を対象に，リンパ節転移と臨床病理学的特徴の関連を後ろ向きに検討した論文である．脈管侵襲陰性，かつ①分化型，潰瘍所見（UL）にかかわらず 3 cm 以下の M 癌，②分化型，腫瘍径にかかわらず UL-の M 癌，③未分化型，2 cm 以下 UL-の M 癌，④分化型，3 cm 以下の SM1 癌は，リンパ節転移の割合（95％CI）が，①0％：0/1,230（0-0.3％），②0％：0/929（0-0.4％），③0％：0/141（0-2.6％），④0％：0/145（0-2.5％）であることが示された．

解説　分化型，2 cm 以下 UL-の M 癌が，従来の早期胃癌内視鏡的切除の適応であったが，その適応を拡大した画期的な論文である．この研究以前にもリンパ節転移頻度を検討した報告はあるが，少数例での検討にとどまっていた．日本を代表する 2 施設の外科的切除例をまとめ，多数例での研究であることの意義は大変大きいと言えよう．早期胃癌外科的切除例の疾患特異的 5 年生存率が，M 癌で 99％，SM 癌で 97％であることを考慮して，リンパ節転移頻度 95％CI の上限値が，M 癌で 1％以下である①と②，SM 癌で 3％以下である④は，内視鏡的切除によって外科的切除と同等の成績が得られる可能性があると考えられ，ここから，早期胃癌に対する内視鏡的切除の適応拡大に関する臨床研究が始まった．一方，未分化型の M 癌の③は，95％CI の上限値が 2.6％で，この時点での適応拡大は時期尚早と考えられたが，さらに症例を集積し，リンパ節転移の頻度（95％CI）が 0％：0/310（0-0.96％）であることが 2009 年に報告された（関連論文）．また適応拡大のためには，内視鏡切除標本における正確な病理診断が必須であることが，すでに記載されている．

　　　　　　　　　　　　　　　　　　　　　　　　　　　　　　　（小田　一郎）

関連論文：Hirasawa T, Gotoda T, Miyata S, *et al. Gastric Cancer.* 2009, 12 (3)：148-152.

A. リンパ節転移リスクの観点から，適応拡大可能な早期胃癌が明らかとなった．この結果を基に適応拡大に関する臨床研究が始まった．

Q061. 胃粘膜内癌の組織混在型癌は悪性度が高い？

Risk of lymph node metastases from intramucosal gastric cancer in relation to histological types: how to manage the mixed histological type for endoscopic submucosal dissection.

Takizawa K, Ono H, Kakushima N, *et al.* *Gastric Cancer*. 2013, 16 (4): 531-536.

▶研究デザイン：横断研究　　　　　　　　　　PMID：23192620

|概要|　組織混在型癌は生物学的悪性度が高いと考えられているが，リンパ節転移（LNM）を指標としてそれを証明した論文である．静岡がんセンターにて胃切除術を受けた単発早期胃癌（粘膜内癌のみ）の410症例を対象に，組織型別の臨床病理学的特徴を検討した．組織型は，純分化型：PD，分化型優位混在型：MD，未分化型優位混在型：MU，純未分化型：PU，の4種類に分類した．LNM率はPUよりMUで有意に高かった（19.0% vs. 6.0%；$P=0.006$）．また潰瘍所見（UL）に関し，脈管侵襲陰性の20 mm以上のUL（−）粘膜内癌および脈管侵襲陰性の30 mm以下のUL（＋）組織混在の粘膜内癌において，MU（24%，20%）で転移を認めたが，MDでは認めなかった．

|解説|　本論文で，MUはLNM率が高いことが報告された．これと関連して，2010年に改訂された『胃癌治療ガイドライン第3版』では，「3 cm以下のUL（＋）の分化型T1aで未分化型成分を有するものは，エビデンスがいまだ十分とは言えないため，当面，非治癒切除として扱い追加外科切除とする」と明記された．そのようななかで，本論文は単施設の後ろ向き研究ではあるが，上述のMDでは転移を認めないことを示した．その後，多施設調査が報告され，3 cm以下のUL（＋）の分化型優位混在型T1a病変に対して外科切除が施行された370例において，LNMは認められなかった（0/370，95%CI：0-0.8%；関連論文1）．そして，『胃癌治療ガイドライン第4版』（関連論文2）では，「3 cm以下のUL（＋）の分化型T1aで未分化型成分を有するものについては分化型優位であれば，転移リスクは低いと考え，適応拡大治癒切除とする」と改訂された．

（野中　哲）

関連論文1：Takizawa K, Ono H, Yamamoto Y, *et al. Gastric Cancer*. 2016, 19 (4): 1144-1148.
関連論文2：日本胃癌学会（編）．胃癌治療ガイドライン 第4版．金原出版，2014．

> **A.** MU（未分化型優位混在型）は悪性度（＝リンパ節転移率）が最も高い。

Q062. 乳頭腺癌成分を含む病変は分化型として管状腺癌と同じように扱っていいの？

Clinical significance of a papillary adenocarcinoma component in early gastric cancer: a single-center retrospective analysis of 628 surgically resected early gastric cancers.

Sekiguchi M, Kushima R, Oda I, et al.　J Gastroenterol. 2015, 50（4）：424-434.

▶研究デザイン：横断研究　　　　　　　　　　　　PMID：25142800

概要　国立がん研究センター中央病院で外科切除された早期胃癌（628例628病変）のデータを後ろ向きに評価し，乳頭腺癌成分を含む病変（病変の10％以上に乳頭腺癌がみられるものと定義）とリンパ節転移およびリンパ管侵襲の関係を解析した論文．乳頭腺癌成分を含む病変は55例（8.8％）にみられ，そのうちの23例（41.8％）にリンパ管侵襲がみられた．さらにリンパ管侵襲陽性例のうち，8例（34.8％）にリンパ節転移が認められた．多変量解析においては，乳頭腺癌成分はリンパ節転移のリスク因子としては残らなかったものの，リンパ節転移の強いリスク因子であるリンパ管侵襲のリスク因子であることが示された（オッズ比3.1）．

解説　乳頭腺癌は管状腺癌と同様に分化型腺癌として扱われているが，筆者らは，内視鏡的に切除された早期胃癌の検討から，乳頭腺癌成分を含む病変はリンパ管侵襲のリスクが高いことを報告してきた（関連論文）．本論文は，乳頭腺癌成分がリンパ管侵襲のリスク因子であることを改めて示すと同時に，リンパ管侵襲が陽性であった場合のリンパ節転移の割合が実際に高いことを示している点に意義がある．乳頭腺癌成分を含む症例をさらに集積して検討を行えば，乳頭腺癌成分がリンパ節転移の独立危険因子として抽出できる可能性もあるかもしれない．本論文で示されている乳頭腺癌とリンパ管侵襲，さらにはリンパ節転移の相関を考慮すると，内視鏡切除した早期胃癌の病理診断にて乳頭癌成分を認めた場合には，D2-40などの免疫染色を追加してリンパ管侵襲の有無を注意深く評価すべきと言える．現行の分化型・未分化型という2分類ではなく，胃癌というヘテロな組織構築において構成される成分に注目し，リンパ節転移のリスク分類を行うというテーラーメイド医療への試みがみられる．

（吉田　将雄）

関連論文：Sekiguchi M, Sekine S, Oda I, et al. J Gastroenterol. 2013, 48（6）：706-712.

> **A. 管状腺癌とは生物学的態度が異なる．内視鏡切除早期胃癌検体の病理評価においては，免疫染色（D2-40）を用いてリンパ管侵襲の有無を詳細に調べる必要がある．**

胃 **28**

Q063. 早期胃癌のリンパ節転移のリスクは予測可能か？

Risk stratification and predictive risk-scoring model for lymph node metastasis in early gastric cancer.

Sekiguchi M, Oda I, Taniguchi H, *et al.* *J Gastroenterol.* 2016, 51 (10)：961-970.

▶ 研究デザイン：横断研究　　　　　　　　　PMID：26884381

概要　国立がん研究センター中央病院において，1997年6月-2013年5月までの期間に外科切除を施行した単発の早期胃癌3,131例のリンパ節転移のリスク因子を多変量解析し，その結果を基に5つの因子（腫瘍サイズ・深達度・組織型・ULの有無・脈管侵襲の有無）によりリスクに応じてスコアリングし，11ポイントのリンパ節転移の予測スコアリングモデルを作成した（development set）．次に，このスコアリングモデルの有効性を2013年6月-2015年8月の期間の外科手術352例で検証した（validation set）．AUROC（area under receiver operating characteristic curve）による識別精度は，development set が0.84（95%CI：0.82-0.86），validation set が0.82（95%CI：0.75-0.88）と良好であった．

解説　早期胃癌に対する内視鏡的粘膜下層剝離術（ESD）や内視鏡的粘膜切除術（EMR）の手技や機器が進歩し，リンパ節転移のリスクが極めて低い早期胃癌の低侵襲治療として確立し，広く普及している．現在の胃癌に対するESD/EMRガイドラインでは，外科切除症例の5年疾患特異的生存率を基に，リンパ節転移リスクの95%CIの上限がpT1a（M）では1%以下，pT1b（SM）では3%以下となるように適応（絶対適応，適応拡大）と根治度（内視鏡的根治度A，B）を設定している．一方，術前診断で相対適応の場合には外科切除を推奨しているが，そのなかには本論文結果に示されているように，リンパ節転移リスクが極めて低い病変も多く含まれている．また，根治度評価にて内視鏡的根治度C-2の場合にリンパ節転移リスクが極めて低い病変も多く含まれており，そのような症例を対象にした同様の検討が報告されている（関連論文）．高齢者や併存疾患のある症例では，追加外科手術のリスクや予後とリンパ節転移のリスクを相対的に評価し，追加外科切除の有無を検討する必要があり，そのためにはリンパ節転移のリスクが低い病変を抽出することは重要である．高齢者ではある程度のリンパ節転移リスクを許容できると考えられ，今後，高齢者において内視鏡切除の更なる適応拡大を目的とした研究の成果に期待したい．　　　　　　　　　　　　　　　　　　　（川田　登）

関連論文：Hatta W, Gotoda T, Oyama T, *et al. Am J Gastroenterol.* 2017, 112 (6)：874-881.

A. 病理結果を基にリンパ節転移リスクの予測が可能であり，高齢者などのハイリスク症例ではESD後の追加外科切除の必要性を総合的に判断することが重要。

Q064. Crawling-type adenocarcinomaって何？ 生物学的悪性度は？

"Crawling-type" adenocarcinoma of the stomach：a distinct entity preceding poorly differentiated adenocarcinoma.
Okamoto N, Kawachi H, Yoshida T, et al. Gastric Cancer. 2013, 16（2）：220-232.

▶研究デザイン：横断研究　　　　　　　　　　　　　PMID：22865191

概要　Crawling-type adenocarcinoma（CTAC）の診断の臨床的意義と，粘膜下層浸潤およびリンパ節転移の危険因子について解析した論文．外科切除または内視鏡切除されたCTAC 25例（M癌：16例，SM癌：9例）を対象に，臨床病理学的特徴・免疫組織学的特徴について評価している．本研究では，粘膜中層の囊胞状拡張腺管や印環細胞癌の存在がCTACの確定診断を支持する所見と考えられた．また低分化型成分の最大径が大きく，Ki-67の広範な分布を示す病変は，粘膜下層浸潤やリンパ節転移の予測危険因子であった．

解説　「手つなぎ癌」と呼ばれることのあるCTACであるが，その癌細胞の細胞学的異型度は低く，小さな生検検体では非癌と診断されて見過ごされる場合もあり，注意を要する．正しく癌と病理診断するには，組織像で不規則に癒合した腺管など構造異型に注目する必要がある．細胞学的異型度が低いことから，生物学的悪性度も低いと混同される場合があるが，実際の生物学的悪性度に関してはわかっていなかった．本研究はまず，癌であるという診断を補助する組織学的所見を明らかにしている．すなわち，癌・非癌の鑑別として，囊胞状拡張腺管や印環細胞癌の存在を重要視しており，病理医ですら診断に苦慮する本腫瘍の診断に貢献する新たな知見を示している．さらに，粘膜下層浸潤・リンパ節転移といった生物学的悪性度にも言及しており，低分化型成分の径が大きい病変に加え，Ki-67の広範な分布を示す病変の悪性度が高いことを明らかにしている．本論文は，上記病態について，詳細な検討に基づき，CTACという新たな疾患単位として提示している点で非常に重要な論文である．

（佐藤　知子）

A. 不規則に癒合した腺管を有する，細胞学的異型度の低い胃癌．囊胞状拡張腺管や印環細胞癌の存在が病理診断に役立つ．低分化型成分の評価に加え，Ki-67染色が生物学的悪性度の判断に有用．

胃30

Q065. *EBV* 関連胃癌の予後は？

Improved survival of gastric cancer with tumour *Epstein-Barr virus* positivity：an international pooled analysis.

Camargo MC, Kim WH, Chiaravalli AM, *et al.*　*Gut.* 2014, 63（2）：236-243.

▶ 研究デザイン：プール解析　　　　　　　PMID：23580779

概要　　胃癌の約9％の症例において，癌細胞内に *Epstein-Barr virus* が認められる．しかし，*EBV* の存在が癌の進展に影響を及ぼすのかどうかはなお不明であったため，*EBV* 関連胃癌に関する13の研究（アジア，欧州，ラテンアメリカ）において，1976年から2010年までに胃癌と診断された4,599名を対象とし，*EBV* 関連胃癌の予後を検討した論文．*EBV* 陽性胃癌は全体の8.2％に認め，*EBV* 陽性胃癌は陰性胃癌と比較し，Stage などの予後因子を調整した死亡率のハザード比が0.72であった．以上より，胃癌細胞における *EBV* 感染の有無は予後の指標となる可能性がある．

解説　　一般臨床において *EBV* 関連胃癌はしばしば遭遇する疾患であり，その予後が比較的良好であると言われる根拠となる論文である．*EBV* 関連胃癌は病埋組織学的に著明なリンパ球浸潤を伴うため，Gastric carcinoma with lymphoid stroma（GCLS）と呼ばれ，特徴的な形態を呈することが多い．また，胃上部や残胃に発生することが多いのも特徴である．*EBV* 関連胃癌では，ほぼすべての癌細胞に *EBV* が認められることから，前癌状態または発癌初期に感染し，癌の形成に関わっている可能性がある．ただし，リンパ球浸潤の意義や *EBV* がどのように発癌と関わっているかなどなお不明な点も多く，さらなる解明が望まれる．

（皆川　武慶）

A. *EBV* 関連胃癌の予後は比較的良好!!

Q066. 胃底腺への分化を示す胃癌とは？

Gastric adenocarcinoma of fundic gland type (chief cell predominant type): proposal for a new entity of gastric adenocarcinoma.
Ueyama H, Yao T, Nakashima Y, *et al.* *Am J Surg Pathol*. 2010, 34 (5): 609-619.

研究デザイン：症例報告（ケース・シリーズ）　　　PMID：20410811

概要 胃底腺への分化を示す胃癌 10 例を収集し，胃底腺型胃癌（主細胞優位型）という胃癌の新しい組織亜型を提唱した．全例が U 領域に存在し，平均腫瘍径は 8.6 mm と小さい病変であった．組織学的には，腫瘍細胞は淡明な灰青色調，好塩基性で主細胞に類似し，核異型の軽度な高分化型腺癌である．免疫染色では pepsinogen-I（主細胞マーカー）および MUC6（頸部粘液細胞マーカー）が陽性であり，H^+/K^+-ATPase（壁細胞マーカー）陽性細胞も散見される．異型度および細胞増殖活性は低く，p53 過剰発現を伴わず，脈管侵襲や再発もないことから，臨床病理学的に低悪性度と考えられる．

解説 従来の胃癌とは異なる臨床病理学的特徴を有する胃底腺型胃癌（主細胞優位型）という疾患概念が本論文で提唱され，注目を集めるようになった．胃底腺型胃癌は炎症や萎縮，腸上皮化生のない胃底腺粘膜を背景に発生し，*Helicobacter pylori* 未感染例に好発する．しかし，*H. pylori* 現感染/既感染例での報告もある．*H. pylori* 感染と関連しないとされる．*H. pylori* 感染率の低下に伴い通常型胃癌の減少が予想されるなかで，この疾患の重要性が増している．胃底腺粘膜深部から発生するため，表層を非腫瘍の腺窩上皮に被覆され，内視鏡的には粘膜下腫瘍（SMT）様隆起を呈することが多い．病理組織学的には小病変であっても，粘膜下層浸潤を来しやすいことが特徴である．多施設からの報告が増えた現在，胃底腺だけでなく，胃腺窩上皮や幽門腺，頸部粘液腺への分化を示す症例も報告されている．多方向への分化を有する病変は悪性度が高い可能性も示唆されており，病態解明において，今後さらなる症例の蓄積が必要である．

（前田　有紀）

関連論文 1：Tsukamoto T, Yokoi T, Maruta S, *et al*. *Pathol Int*. 2007, 57 (8): 517-522.
関連論文 2：Ueyama H, Matsumoto K, Nagahara A, *et al*. *Endoscopy*. 2014, 46 (2): 153-157.

A. 胃底腺型胃癌は，最近提唱された胃癌の新しい組織亜型で，低悪性度の高分化型腺癌である．

胃32

Q067. 日本人における *H. pylori* 陰性胃癌の頻度は？

Low prevalence of *Helicobacter pylori*-negative gastric cancer among Japanese.

Matsuo T, Ito M, Takata S, *et al.* *Helicobacter*. 2011, 16（6）：415-419.

▶研究デザイン：横断研究

PMID：22059391

概要　広島大学医学部附属病院とその関連病院における胃癌患者3,161症例のデータを後ろ向きに評価し，*Helicobacter pylori* 陰性の胃癌の頻度や病理学的特徴について検討した論文．ここで *H. pylori* 陰性胃癌と判定されたものは21症例であり，その頻度は0.66％であった．*H. pylori* 陽性胃癌と比較すると，若年者に多く性差はなかった．また，内視鏡所見としては陥凹形態をとることが多く（85％），組織学的には未分化型腺癌および印環細胞癌の占める割合が67％であった．粘液形質については，*H. pylori* 陰性胃癌では胃型（50％）と混在型（50％）を示し，症例をマッチさせた *H. pylori* 陽性胃癌の結果とほぼ同じであった．これらの結果から，日本人において *H. pylori* 陰性胃癌の頻度は低く，また特徴的な内視鏡的・組織学的所見を伴うことが示された．

解説　*H. pylori* は胃への持続的な感染によって慢性的な胃炎を引き起こし，やがて胃癌を生じると考えられている．しかし近年，*H. pylori* が陰性でありながら胃癌を認めることが知られてきており，その疫学や内視鏡所見，病理学的特徴について言及しているのが本論文である．本邦からの文献（関連論文1，2）に限れば，*H. pylori* 陰性胃癌の頻度は0.42-3.11％と幅があるが，*H. pylori* 陰性の診断基準が論文によって異なっていることに注意が必要である．いずれにしても現段階では，*H. pylori* 陰性胃癌の頻度は低い．しかし，今後は除菌後の *H. pylori* 陰性胃癌が増加する可能性があり，除菌後胃癌も含めたさらなる知見の集積が期待される．

（伊藤　卓彦）

関連論文1：Kakinoki R, Kushima R, Matsubara A, *et al. Dig Dis Sci*. 2009, 54（3）：614-620.
関連論文2：Ono S, Kato M, Suzuki M, *et al. Digestion*. 2012, 86（1）：59-65.

A. 日本人における *H. pylori* 陰性胃癌の頻度は1％に満たない。

Q068. 遺伝性びまん性胃癌の原因遺伝子は？

E-cadherin germline mutations in familial gastric cancer.
Guilford P, Hopkins J, Harraway J, et al. Nature. 1998, 392 (6674) : 402-405.

研究デザイン：症例報告（ケース・シリーズ）　　PMID：9537325

概要　ニュージーランドで家族性胃癌〔遺伝性びまん性胃癌：hereditary diffuse gastric cancer（HDGC）〕を有する家系を対象として，原因遺伝子の探索が行われた．遺伝連鎖解析でE-カドヘリン遺伝子（CDH1）が原因遺伝子と推定された．CDH1のシークエンシングにより，エクソン7のスプライシングに関与するコンセンサス配列におけるグアニン→チミンへの塩基置換が同定され，その結果，短い遺伝子産物となることが確認された．また，他の2つのHDGC家系を用いて，生殖細胞レベルでのCDH1の不活性変異の検討が行われた．これら2つの家系においては，それぞれCDH1エクソン15におけるフレームシフト変異およびエクソン13における未成熟終止コドンが確認された．HDGCの分子生物学背景として，CDH1の生殖細胞変異が重要であることが確認された．

解説　カドヘリンは細胞表面に存在する糖タンパク質であり，細胞同士を接着させて組織構造の形成維持に重要な役割を果たしている．その破綻は，癌細胞の遊離・転移などを引き起こす．本論文により，HDGC家系におけるCDH1の生殖細胞系列での遺伝子変異が世界で初めて報告された．CDH1の変異保因者の生涯の進行胃癌のリスクは男性で約70％，女性で約60％と報告されている．CDH1の変異が確認された保因者に対しては，予防的胃全摘術が推奨されているが，実施年齢については明確な基準はない．20-30歳の間に行うとする指針があるが，家系での発症年齢などを考慮し慎重に決定される．HDGCは日本での報告は少ないが，若年者の胃癌，家族集積の胃癌を診療した場合には鑑別に挙げる必要のある疾患であり，胃癌診療に従事する医療者はその病態を理解しておく必要があるだろう．

（居軒　和也）

A. CDH1が遺伝性びまん性胃癌の原因遺伝子であることが示された。

Q069. 胃NET（カルチノイド）はどう分類する？

Three subtypes of gastric argyrophil carcinoid and the gastric neuroendocrine carcinoma：a clinicopathologic study.

Rindi G, Luinetti O, Cornaggia M, et al. *Gastroenterology*. 1993, 104 (4)：994-1006.

研究デザイン：横断研究　　　　　　　　　　PMID：7681798

概要　イタリアのPavia大学における55例の胃内分泌腫瘍例の病理標本，および臨床情報を後向きに評価した研究．高ガストリン血症や背景疾患の有無，内視鏡的背景粘膜の特徴により，胃カルチノイドを①高ガストリン血症を伴い，A型胃炎を背景とし発生するTypeⅠ，②高ガストリン血症を伴い，multiple endocrine neoplasia type 1（MEN1）およびZollinger-Ellison症候群に合併するTypeⅡ，③高ガストリン血症を伴わず，散発性に発生するTypeⅢの3つに亜分類した．さらに，TypeⅠおよびⅡの悪性度は比較的低いが，これらに比較してTypeⅢはリンパ節転移や遠隔転移率が高く，悪性度は高いと報告している．

解説　2010年にWHO分類が改定され，カルチノイドはneuroendocrine tumor（NET）と呼称することになったが，上述のRindi分類はそのWHO分類の基礎になった分類でもある．この分類の優れた点は，胃NETの病態発生を明確にしただけでなく，悪性度・予後とも相関が高いことにある．また，Gilliganらはそれを基にして治療方針を提唱（関連論文）し，それまで外科切除が原則だった胃NETは，そのTypeによりいくつかの治療法が選択可能となった．このように，Rindi分類は胃NETに対する考え方や治療方針に大きな影響を与えたが，現在でも広く臨床の現場で活用されている．一方で，消化管内分泌細胞腫瘍における日本の分類とWHO分類の違いや，治療成績や長期予後についてのエビデンスが不十分であるなど，胃NETには解決すべき課題も残っており，今後，質の高いエビデンスが集積されることを期待したい．　　（金城　譲）

関連論文：Gilligan CJ, Lawton GP, Tang LH, et al. *Am J Gastroenterol*. 1995, 90 (3)：338-352.

A. 胃カルチノイドをTypeⅠ-Ⅲまで臨床的に亜分類したRindi分類はWHO分類の基礎になった。胃NETの予後予測や治療方針の決定に貢献。

Q070. 超音波内視鏡は消化管粘膜下腫瘍の診断に有用か？

Gastrointestinal submucosal tumors : evaluation with endoscopic US.
Kawamoto K, Yamada Y, Utsunomiya T, *et al. Radiology.* 1997, 205（3）：733-740.

■ 研究デザイン：横断研究　　　　　　　　　　　　　　　　　　PMID：9393529

概要　消化管粘膜下腫瘍について，良悪性の鑑別を中心に超音波内視鏡の所見をまとめた研究．対象は，透視もしくは内視鏡にて粘膜下腫瘍が疑われた109名．食道11病変，胃41病変，十二指腸24病変，大腸33病変に対し超音波内視鏡検査が施行され，「由来の層」「内部エコーパターン」「病変境界」を3人の放射線科医がそれぞれ評価した．その結果，良性腫瘍，悪性腫瘍で内部エコーの均一さでは有意な違いはなかったが，悪性腫瘍は良性腫瘍に比べ有意に大きく，また悪性腫瘍は低エコーのものが，良性腫瘍は無エコーと中〜高エコーのものが有意に多かった．また臓器，由来の層，エコーレベル，病変境界などによって質的診断がある程度可能であった．

解説　消化管粘膜下腫瘍は消化管壁内の粘膜下に存在する腫瘍の総称であるが，その成り立ちから通常内視鏡では診断が困難である．その質的診断には超音波内視鏡が有用であり，本論文は多くの粘膜下腫瘍の超音波内視鏡像をまとめた，いわば教科書的な論文である．このように超音波内視鏡検査を行うことによりある程度の質的診断を行うことは可能であるが，特に固有筋層由来のものは良悪性とも様々な腫瘍が存在するため，gold standard はやはり組織診断である．超音波内視鏡下穿刺吸引術（EUS-FNA）は，超音波内視鏡下に粘膜下腫瘍や消化管壁外の病変を穿刺する手技で病変からの細胞，組織採取が可能であり，近年普及している（関連論文）．そのため粘膜下腫瘍に対し超音波内視鏡である程度の診断をし，必要に応じて EUS-FNA で組織的に確診するという流れが臨床上重要である．なお本論文は，Gastrointestinal stromal tumor（GIST）という疾患概念が広まる以前の論文であり，本論文の leiomyosarcoma には多くの GIST が含まれている可能性があることには留意すべきである．　　　　　　　　　　　　　　　　　　　　　　　　　　　　　　（吉永　繁高）

関連論文：Mekky MA, Yamano K, Sawaki A, *et al. Gastrointest Endosc.* 2010, 71（6）：913-919.

A. 超音波内視鏡は，消化管粘膜下腫瘍の質的評価，良悪性の鑑別に有用である可能性が示唆された．

Q071. EUS-FNA は胃粘膜下腫瘍の診断に有用か？

Diagnostic utility of EUS-guided FNA in patients with gastric submucosal tumors.

Mekky MA, Yamao K, Sawaki A, *et al.* *Gastrointest Endosc.* 2010, 71 (6) : 913-919.

▶ 研究デザイン：横断研究　　　　　　　　　　PMID：20226456

概要　胃粘膜下腫瘍に対する超音波内視鏡下穿刺吸引術（EUS-FNA）の診断能についての研究．対象は 2000 年 1 月から 2008 年 12 月までに EUS-FNA が施行された，胃粘膜下腫瘍を持つ 141 名．組織学的に紡錘形細胞を認めた場合には免疫染色まで行い，病理結果を「診断可」，「疑い」，「診断不可」に分け，最終診断は手術による切除検体の病理もしくは経過観察の結果をもって行われた．その結果，「診断可」43.3％，「疑い」39.9％，「診断不可」17.7％であり，83.3％で十分な検体が採取され，48.9％で確定診断が得られ，確定診断が得られた症例において最終診断に対する正診率 95.6％であった．また良悪性の診断における感度，特異度，正診率はそれぞれ 92.4％，100％，94.2％であった．内部エコーが不均一であるほうが有意差をもって十分な検体を採取することができていたが，部位や病変の大きさ，由来の層，穿刺回数において有意差はなかった．また手技に関連する合併症は認めなかった．

解説　EUS-FNA は，超音波内視鏡下に粘膜下腫瘍や消化管壁外の病変を穿刺する手技で病変からの細胞，組織採取が可能であり，2010 年の保険収載後広く普及してきている．本論文は EUS-FNA が本邦で保険収載される以前に行われた研究の成果であり，その先鞭と言える．近年では粘膜下腫瘍上の粘膜を開窓することにより生検を行う手技（関連論文）がいくつか報告されているが，Gastrointestinal stromal tumor（GIST）の診療アルゴリズムでも EUS-FNA は採用されており，重要かつ安全な診断ツールと言える．ただし，本論文のように GIST の確定診断には免疫染色が必須であり，膵腫瘍などに比べるとその診断能はやや落ちる印象である．

（吉永　繁高）

関連論文：Lee CK, Chung IK, Lee SH, *et al. Gastrointest Endosc.* 2010, 71 (1) : 188-194.

A. EUS-FNA は胃粘膜下腫瘍の診断に有用な方法である．しかし，検体量によっては免疫染色が不可能で，確定診断が困難なことがある．

Q072. EMRの際に，病変の隆起が保たれる有効な局注液は？

Comparison of various submucosal injection solutions for maintaining mucosal elevation during endoscopic mucosal resection.
Fujishiro M, Yahagi N, Kashimura K, et al. Endoscopy. 2004, 36 (7)：579-583.

▶研究デザイン：非臨床研究　　　　　　　　　　PMID：15243878

概要　ブタの切除胃を用いて，内視鏡的粘膜切除術（EMR）を行う際に適した局注液を検討した論文．生理食塩水（0.9％NaCl），高張性溶液（3.75％NaCl，20％ブドウ糖液，グリセオール），濃度の異なる2種類のヒアルロン酸Na溶液（SH）の計6種類の局注液を使用し，ブタの切除胃に局注を行い，局注直後の隆起の高さと経時的な隆起保持性を比較している．2種類のSHがともにすべての項目において良好な結果であり，局注液として最も優れていた．生理食塩水や他の高張性溶液のなかでは有意な差を認めなかったものの，グリセオールが最も良好な結果であった．

解説　内視鏡的な腫瘍切除の際には穿孔が最も重要な偶発症であるが，穿孔防止へのポイントは十分な局注による粘膜下層の厚みを形成することである．従来，局注液には生理食塩水が使用されていたが，壁の薄い大腸のEMRおよび瘢痕症例に対する内視鏡的粘膜下層剥離術（ESD）など，より細かい手技が普及するにつれて十分な隆起を形成し，かつ隆起保持性のよい局注液が求められていた．SHは高価であり，コスト面でのデメリットがあるものの，粘稠度（viscosity）の高い溶液で，古くから膝関節への注入に使用されている．安全性が高く，本検討から最も優れた局注液として認識された．さらに等張性溶液であり，高張性溶液のような局注後の組織障害が少ないというメリットもある．本研究結果により，SHは大腸EMRやESDにおける局注液として，広く普及するきっかけになった．

（今川　敦）

関連論文：Yamamoto H, Yube T, Isoda N, et al. Gastrointest Endosc. 1999, 50 (2)：251-256.

> **A.** コスト面での配慮は必要だが，隆起保持性と安全性からヒアルロン酸Na溶液（SH）がEMRにおいて最も有効な局注液である．

Q073. 早期胃癌に対する EMR の最初の成績は？

Endoscopic resection of early gastric cancer.
Tada M, Murakami A, Karita M, *et al. Endoscopy*. 1993, 25（7）：445-450.

▶ 研究デザイン：コホート研究　　　　　　　PMID：8261986

概要　早期胃癌に対する内視鏡的切除のレビュー論文である．レビューのなかで，山口大学第一内科で施行された Strip Biopsy 法の内視鏡的粘膜切除術（EMR）の成績が報告されている．9 年間で 249 症例 293 病変に対して Strip Biopsy による EMR を施行し，そのうち高分化型の粘膜内癌で，5 年以上経過観察し得た 82 症例 87 病変を，同様の基準を満たした外科的切除例 27 症例 29 病変と比較し，その予後を検討した．EMR 群と外科的切除群ともに胃癌死は認めず，5 年生存率はそれぞれ 83.9％，89.3％であり，両群に有意差を認めなかった．また，EMR 群のうち，EMR 時に他臓器癌を有していた 5 例を除いた 77 例で検討すると 5 年生存率は 88.1％であり，良好な長期成績が示された．

解説　Strip Biopsy 法は，1984 年に多田らが開発した早期胃癌に対する EMR である．それまで早期胃癌に対する内視鏡的切除は，隆起型の病変に対してのみポリペクトミーが行われていた．著者らは，生理食塩水を粘膜下層に局注することで隆起を形成し，把持鉗子とスネアを用いて切除を行う Strip Biopsy 法を開発した．この開発により，陥凹型の病変を含め肉眼型にかかわらず，内視鏡的切除の適応となった．また，外科的切除例と同等の長期成績を示し，それまでは合併症などで手術困難な症例のみが内視鏡治療（レーザー治療など組織破壊法やポリペクトミー）の対象とされる場合が多かったが，EMR はリンパ節転移リスクのない早期胃癌に対する第一選択の治療法となった．さらには，EMR using cap-fitted panendascope（EMRC）（関連論文 1），endoscopic aspiration mucosectomy（EAM）（関連論文 2），EMR using a Ligating device（EMRL）などの種々の EMR 法の開発，そして内視鏡的粘膜下層剥離術（ESD）の開発へと発展していった．　　　　　　　　　　　　　　　　　　　　　　（小田　一郎）

関連論文 1：Inoue H, Takeshita K, Hori H, *et al. Gastrointest Endosc*. 1993, 39（1）：58-62.
関連論文 2：Tanabe S, Koizumi W, Kokutou M, *et al. Gastrointest Endosc*. 1999, 50（6）：819-822.

> **A.** 外科的切除例と同等の長期成績を示し，EMR はリンパ節転移リスクのない早期胃癌に対する第一選択の治療法となった。

Q074. 早期胃癌に対する EMR の成績は？

Endoscopic mucosal resection for treatment of early gastric cancer.
Ono H, Kondo H, Gotoda T, et al.　*Gut.* 2001, 48 (2): 225-229.

▶研究デザイン：コホート研究　　　　　　　　　　PMID：11156645

概要　国立がんセンター中央病院おいて，1987 年から 1998 年に早期胃癌に対して内視鏡的粘膜切除術（EMR）を施行した 445 症例 479 病変の前向き観察研究である．病理評価にて 74 病変に SM 浸潤を認め，残る 405 病変が M 癌であった．M 癌のうち 278 病変（69％）は完全切除，127 病変（31％）は判定不能／非完全切除と判定された．判定不能／非完全切除のうち 24 病変に外科的切除，9 例に内視鏡治療が追加され，残る 95 病変は経過観察された．経過観察のうち 17 病変（18％）に再発を認め，外科的切除が行われた．一方，完全切除からも 5 病変（2％）に再発を認め，内視鏡治療が行われた．観察期間中央値 38（3-120）カ月において胃癌死を認めなかった．EMR に伴い 25 症例（5％）において穿孔を認め，初期の 4 例は外科的手術を行い，残る 21 例は内視鏡的クリップ閉鎖にて保存的加療が可能であったことが示された．

解説　本論文は早期胃癌に対する EMR の報告であるが，すでに先進的な内容が含まれている．①リンパ節転移リスクの検討を踏まえて，分化型，潰瘍所見のない 3 cm 以下の M 癌を EMR の適応としており，すでに 2 cm より大きな病変にも適応拡大が行われていた．②IT ナイフを用いた手技が 1997 年より導入され，その症例においては 90％以上の完全切除率であった．当時は分割切除であっても，再構築され断端陰性と判定された場合，完全切除に分類されたが，本研究でもそのうち 2％に再発を認めていた．この時点では内視鏡的粘膜下層剝離術（ESD）の名称はなく，EMR の新たな手技として報告されているが，一括完全切除を目指した ESD 開発への始まりであった（関連論文 1）．③穿孔例に対して，すでに内視鏡的クリップ閉鎖が行われ，保存的に加療可能であったことが報告されている（関連論文 2）．　　　　　　　　　　　　　　　　（小田　一郎）

関連論文 1：Oda I, Gotoda T, Hamanaka H, *et al. Dig Endosc.* 2005, 17：54-58.
関連論文 2：Minami S, Gotoda T, Ono H, *et al. Gastrointest Endosc.* 2006, 63 (4)：596-601.

A. 早期胃癌に対する EMR の良好な成績を示したが，分割切除の問題点も提起した。

Q075. 20 mm 以上の分化型粘膜内胃癌は，ESD の適応になり得るか？

Endoscopic resection of early gastric cancer treated by guideline and expanded National Cancer Centre criteria.
Gotoda T, Iwasaki M, Kusano C, *et al.* *Br J Surg.* 2010, 97（9）: 868-871.

● 研究デザイン：コホート研究　　　PMID：20301163

概要　1999年1月から2005年12月までに国立がんセンター中央病院で内視鏡的粘膜下層剥離術（ESD）を施行され，治癒切除を得られた早期胃癌症例のうち，「20 mm 以下の潰瘍のない分化型粘膜内癌」を日本胃癌学会のガイドライン病変，「20 mm を超える潰瘍のない分化型粘膜内癌」を適応拡大病変とし，長期予後を後ろ向きに解析した．ガイドライン病変 635 例（平均腫瘍径 10.8 mm），適応拡大病変症例 625 例（平均腫瘍径 23.8 mm）の 5 年生存率はガイドライン病変 92.4％，適応拡大病変 93.4％で差はなかった．なお，経過観察中央値は 44.1 か月で，胃癌死はガイドライン病変症例の ESD 5 年後で異所性に進行胃癌が発生した症例だけであった．この結果から，ESD の適応拡大病変である「20 mm を超える潰瘍のない分化型粘膜内癌」は，ガイドライン病変と同等の長期予後であることが示された．

解説　早期胃癌における ESD の適応拡大病変を位置づけた 2000 年の Gotoda 論文（関連論文 1）の内容を，後藤田卓志先生（現日本医科大学・教授）自身が，国立がんセンター中央病院で検証した論文である．その後，JCOG0607 試験（**胃41**）において「20 mm を超える潰瘍のない分化型粘膜内癌」のほかに，「30 mm 以下の潰瘍を伴う分化型粘膜内癌」も含めた適応拡大病変の長期予後をみる前向き研究が行われた（関連論文 2）．470 例が登録され，非治癒切除 146 例を含めた 5 年生存率は 97.0％であった．また，治癒切除 317 例（登録症例の 67.4％）のうち，局所再発や遠隔転移，胃癌死を来した症例はなかった．この JCOG0607 試験の結果から，胃癌治療ガイドライン第 5 版では，「20 mm を超える潰瘍のない分化型粘膜内癌」と「30 mm 以下の潰瘍を伴う分化型粘膜内癌」は ESD 適応病変となった．

（引地　拓人）

関連論文 1：Gotoda T, Yanagisawa A, Sasako M, *et al. Gastric Cancer.* 2000, 3（4）: 219-225.
関連論文 2：Hasuike N, Ono H, Boku N, *et al. Gastric Cancer.* 2018, 21（1）: 114-123.

A. 20 mm 以上の分化型粘膜内胃癌はリンパ節転移リスクが極めて低く，ESD の適応病変となり得る。その事実を ESD 症例で検証した初めての論文である。

Q076. 分化型 cT1a 胃癌の内視鏡切除適応拡大病変に対して ESD は標準治療になり得るか？

A non-randomized confirmatory trial of an expanded indication for endoscopic submucosal dissection for intestinal-type gastric cancer (cT1a): the Japan Clinical Oncology Group study (JCOG0607).

Hasuike N, Ono H, Boku N, *et al.*　*Gastric Cancer*. 2018, 21 (1): 114-123.

▶研究デザイン：多施設共同コホート研究　　　PMID：28224238

概要　分化型 cT1a 早期胃癌の内視鏡切除適応拡大病変に対する内視鏡的粘膜下層剥離術（ESD）の治療成績を検討した，多施設共同非ランダム化検証試験（JCOG0607）である．術前に深達度 M と評価した分化型胃腺癌のうち，2 cm 以上の消化性潰瘍および潰瘍瘢痕（UL）陰性例および 3 cm 以下の UL 陽性例を対象としている．主評価項目は 5 年全生存割合で，年齢・性別をマッチさせた一般人口の簡易生命表を基に期待値 90％，閾値 85％とし，予定登録数は 470 例と設定された．2007 年 6 月から 2010 年 10 月の間に 29 施設から 470 症例の早期胃癌が登録された．一括切除割合は 99.1％と良好で，重篤な偶発症はなかった．ESD の病理診断が非治癒切除であり，追加胃切除術を施行したのは 131 症例（28％）であった．治癒切除であった 317 症例で再発はなかった．5 年全生存割合は 97.0％（95％CI：95.0-98.2）と非常に良好で，閾値を上回る結果となった．

解説　『胃癌治療ガイドライン第 4 版』では，早期胃癌適応拡大病変に対する ESD はエビデンスが不十分であり，臨床研究として慎重に試みるべきと注意喚起されていた．ただし，適応拡大病変に対する ESD はすでに日常臨床で広く行われていたため，外科切除と ESD のランダム化比較試験は施行困難であった．そこで本試験では，一般人口の生存割合から設定した期待値と閾値を用いて ESD 単群の成績を検証している．多施設多数例で前向きに治療成績を検証した結果，分化型 cT1a の適応拡大病変に対して ESD は安全かつ有効で優れていることが示された．この結果により，第 5 版においては，本試験の対象病変は適応拡大病変から絶対適応病変の位置づけとなった．このほか，非治癒切除となり追加胃切除術を行った 131 例のうち，リンパ節転移陽性であった症例は 5％と少ない点も注目すべきことであり，今後さらに ESD の適応を拡大できる可能性も伺われる．

（前田　有紀）

関連論文 1：Gotoda T, Yanagisawa A, Sasako M, *et al. Gastric Cancer*. 2000, 3 (4): 219-225.
関連論文 2：Ono H, Yao K, Fujishiro M, *et al. Dig Endosc*. 2016, 28 (1): 3-15.

> **A. 分化型 cT1a の適応拡大病変に対する ESD の治療成績は良好で標準治療となった．**

胃 42

Q077. 未分化型早期胃癌に本当に内視鏡的治療を行ってよいのか？

Short- and long-term outcomes of endoscopic submucosal dissection for undifferentiated early gastric cancer.

Abe S, Oda I, Suzuki H, *et al*. *Endoscopy*. 2013, 45（9）：703-707.

▶ 研究デザイン：コホート研究　　　　　　　　　PMID：23990481

概要　国立がん研究センター中央病院において，内視鏡的切除の適応拡大病変として内視鏡的粘膜下層剝離術（ESD）が行われた未分化型早期胃癌 97 例について検討された．90.7％の症例が一括完全切除であったが，主に深達度や病変径について術前診断と病理診断との差異が原因で，治癒切除の基準を満たした症例は 63.9％に留まった．非治癒切除症例のうち 60％に追加外科切除が行われ，40％は経過観察となった．治癒切除群の 5 年生存率は 93.0％で，非治癒切除群 33 例中 1 例が追加外科切除後に遠隔転移を来し死亡したが，それ以外に転移や原病死は認めなかった．未分化型早期胃癌に対する ESD は技術的に可能であり，生存率も良好であった．

解説　悪性度の高い未分化型の早期胃癌について，日本では外科切除例の検討を基にガイドライン上では ESD の適応拡大病変に位置づけられている．しかし，未分化型は進展範囲の判断が難しく，また早期にリンパ節転移を来すことがあるという懸念があり，内視鏡的切除は国内外において広く受け入れられている訳ではない．本論文は ESD 後の良好な長期成績を報告することで，同病変に対する ESD 推進の嚆矢となった．本論文の発表以降から現在まで同じテーマに関する多数の報告があり，依然として慎重論もあるものの（関連論文 1，2），概ね ESD に肯定的である．本論文中では正確に行うことが難しい術前診断の要点についても触れており，内視鏡医にとって教唆に富んだ内容である．また，未分化型適応拡大病変に対する ESD の多施設前向き試験（JCOG1009/1010）が現在進捗中であり，Primary endpoint の 5 年生存割合は 2018 年に解析予定である（関連論文 3）.　　　　　　　　　　　　　　　　　　　（宮本　大輔）

関連論文 1：Shim CN, Lee SK. *World J Gastroenterol*. 2014, 20（14）：3938-3949.
関連論文 2：Hara T, Etoh T, Ueda Y, *et al. Surg Case Rep*. 2016, 2（1）：96.
関連論文 3：Takizawa K, Takashima A, Kimura A, *et al. Jpn J Clin Oncol*. 2013, 43（1）：87-91.

> **A.　未分化型適応拡大病変に対する ESD は，治癒切除症例では良好な予後が期待できる。ただし，深達度や病変径の術前評価は困難なことが多く，慎重な適応決定が必要である。**

Q078. 術後胃における早期胃癌の治療にESDは有効か？

Endoscopic submucosal dissection for early gastric cancer in the remnant stomach after gastrectomy.
Nonaka S, Oda I, Makazu M, et al. *Gastrointest Endosc.* 2013, 78 (1) : 63-72.

研究デザイン：コホート研究　　　PMID：23566640

概要　1997年から2011年までに，国立がん研究センター中央病院で術後胃における早期胃癌に対し内視鏡的粘膜下層剝離術（ESD）が実施された128患者139病変（ガイドライン適応外病変は6/139，4.3％）について後ろ向きに評価し，ESDの有効性が検討された（主な使用デバイスはIT knife/IT knife-2）。一括切除率94.2％（131/139病変），治癒切除率78.4％（109/139病変），有害事象は後出血1.4％（2/139病変），穿孔1.4％（2/139病変）であった（穿孔例のうち1例は緊急手術となった）。追跡期間中央値は4.5年（0-13.7年）で，5年生存率は87.3％，疾患特異的生存率は100％で術後胃の早期胃癌による死亡はなかった。以上より，術後胃の早期胃癌に対するESDは実現可能かつ効果的な治療方法であり，標準治療として考慮すべきと結論された。

解説　術後胃（胃管も含む）の早期胃癌に対しESDが実施された59患者62病変の単施設での報告では，一括切除率は95％（59/62病変）であったが，後出血が8％（5/62病変），穿孔18％（11/62病変）と高率であった（ガイドライン適応外病変は17/62病変，27.4％）（関連論文1）。また別の単施設の報告においては，縫合線上の病変に対する穿孔率は50％（4/8病変）と報告されている（関連論文2）。術後胃は内腔が狭くスコープ操作性が悪いことや，反転観察困難で見下ろしでの切除になること，さらには縫合線上の病変なら粘膜下層の線維化やペッツが剝離を妨げるなどの様々な難点があり，術後胃の早期胃癌に対するESDは非常に難易度が高い。今回の論文は，日本で有数の胃癌high volume centerからの報告であることを十分に考慮する必要がある。

（柴田　昌幸）

関連論文1：Nishide N, Ono H, Kakushima N, et al. *Endoscopy.* 2012, 44 (6) : 577-583.
関連論文2：Ojima T, Takifuji K, Nakamura M, et al. *Endoscopy.* 2014, 46 (8) : 645-649.

A. 術後胃の早期胃癌に対してもESDは有効な治療方法であるが，難易度が高いことを十分に考慮すべき。

Q079. 内視鏡治療後局所再発早期胃癌症例に対するESDの長期予後は良好か？

Favorable long-term outcomes of endoscopic submucosal dissection for locally recurrent early gastric cancer after endoscopic resection.

Sekiguchi M, Suzuki H, Oda I, *et al*. *Endoscopy*. 2013, 45 (9) : 708-713.

研究デザイン：コホート研究　　　　　PMID：23918620

概要　国立がんセンター中央病院が報告した，早期胃癌内視鏡治療後の局所再発に対して内視鏡的粘膜下層剥離術（ESD）を行った症例の長期予後を後ろ向きに検討した論文．対象は，早期胃癌内視鏡治療例のうち組織型が分化型腺癌，病理学的に水平断端陽性もしくは分割切除となった早期胃癌例で，経過観察中に局所再発と診断され，ESDが行われた95例95病変．初回治療は75例が内視鏡的粘膜切除術（EMR），20例がESDであった．結果は一括切除率90.5％，完全切除率84.2％，治癒切除率81.1％．平均治療時間は70分で輸血を必要とする後出血例はなかった．6.3％で穿孔があり，1例が緊急手術を必要とした．平均観察期間76.4カ月で再々発した例は3例あった．5年生存率，疾患特異的生存率はそれぞれ92.8％，100％であった．

解説　早期胃癌に対するESDの有用性はすでに報告され，予後は良好であることが知られている．しかし，水平断端陽性例や分割切除例で再発した病変に対してESDを行った症例の長期予後を検討した研究はなかった．本論文は，この問題を解決する後ろ向き検討である．前治療により粘膜下層に高度の線維化があるため，剥離操作の難度は上がることが考えられる．穿孔例が多かったのはこのためであり，故に治療を行う術者はESD経験豊富な専門医が行うべきである．長期予後は5年での疾患特異的生存率で評価されており，100％と良好であった．しかし，1例で5年を超えた時期に新たに発生した異時性多発胃癌によりリンパ節転移，肝転移を来し死亡した症例があり，この症例は同施設での定期検査による経過観察を受けていなかった症例であった．　　　　　（吉田　晃）

A. 局所再発早期胃癌に対するESDの長期予後は良好であるが，適切な経過観察が必要で，治療はESD手技に精通した専門医が行うべきである。

Q080. 80歳以上高齢者の早期胃癌に対してESDは推奨されるか？

Multicenter study of the long-term outcomes of endoscopic submucosal dissection for early gastric cancer in patients 80 years of age or older.

Abe N, Gotoda T, Hirasawa T, *et al.*　*Gastric Cancer*. 2012, 15（1）：70-75.

▶研究デザイン：多施設共同コホート研究　　　PMID：21667133

|概要|　国内10施設における440名の早期胃癌患者（80歳以上）に対して施行した，内視鏡的粘膜下層剥離術（ESD）470例に関する治療成績を後方視的に検討した．対象をESD治癒切除群（366例），非治癒切除後追加手術群（12例），非治癒切除後経過観察群（91例）の3群に分けて解析した．合併症は出血（15例：3.2％），穿孔（13例：2.8％）で，治療関連死は認めなかった．5年生存割合はESD治癒切除群（80.3％），非治癒切除後追加手術群（100％），非治癒切除後経過観察群（66.7％）であった．治癒切除群および非治癒切除後追加手術群においては再発を認めず，非治癒切除後経過観察群では33％に再発を認めた．同様の背景を持つ一般集団での5年生存割合は65％であり，80歳以上の高齢者に対するESDによる治癒切除，および非治癒切除後の追加切除は生存期間の延長に寄与することが示唆され，非治癒切除後経過観察群においても一般集団と同等の生存割合であった．

|解説|　高齢者の早期胃癌に対するESDに関しては，その適応，安全性，追加治療の適否など様々な課題がある．高齢者の場合は，ESDの適応外が疑われる病変でも外科手術の負担を考慮して，診断的なESDが行われる可能性があるが，本検討での非治癒切除率は22.1％であり，全年齢を対象とした多施設での非治癒切除率（20.8％；関連論文1）と比較しても同等であった．また，本検討や，最近の高齢者と非高齢者におけるESD治療成績の比較（関連論文2）から，出血，穿孔などの偶発症に関しては若年者と比べ有意差は認めず，早期胃癌に対するESDは高齢者においても安全に施行可能と考えられる．非治癒切除後経過観察群の生存率は，治癒切除群，非治癒切除後追加手術群と比べ有意に低かったが，一般集団と同等の生存割合であり，非治癒切除後の追加手術に関しては，患者背景を考慮し慎重に適応を判断する必要がある．　　　　　　　　　　（白数　洋充）

関連論文1： Oda I, Oyama T, Abe S, *et al. Dig Endosc*. 2014, 26（2）：214-219.
関連論文2： Chinda D, Sasaki Y, Tatsuta T, *et al. Intern Med*. 2015, 54（3）：267-272.

> **A.** 高齢者の早期胃癌に対してもESDは推奨される。ただし，非切除後の追加手術に関しては，患者背景を考慮して決定すべき。

Q081. 早期胃癌ESD後に非治癒切除と診断された場合，追加外科切除なしでの経過観察は許容され得るか？

Is radical surgery necessary in all patients who do not meet the curative criteria for endoscopic submucosal dissection in early gastric cancer? A multi-center retrospective study in Japan.
Hatta W, Gotoda T, Oyama T, *et al*.　*J Gastroenterol*. 2017, 52（2）：175-184.

研究デザイン：多施設共同コホート研究　　　　　　PMID：27098174

概要　日本の19施設で，内視鏡的粘膜下層剥離術（ESD）を施行された早期胃癌を対象にした大規模な後ろ向きコホート研究．2000年から2011年に参加19施設でESDを施行された15,785例のうち，切除後病理で非治癒切除と診断された1,969例（追加切除1,064例，経過観察905例）を対象に，全生存割合と疾患特異的生存割合を比較した．観察期間中央値66カ月で，全生存割合，疾患特異的生存割合はいずれも追加切除群で有意に高かった（それぞれ$P<0.001$，$P=0.012$）が，追加切除群と経過観察群の3年累積疾患特異的生存割合は99.4％，98.7％と全生存割合の96.7％，84.0％に比べて両群の差は小さかった．経過観察群においては，リンパ管侵襲再発の独立したリスク因子であった（ハザード比5.23）．以上の結果から，ESD後の病理で非治癒切除と診断されても転移リスクが比較的低いと考えられる患者群では，経過観察も許容され得ることが示唆された．

解説　早期胃癌に対する内視鏡治療の適応は，リンパ節転移のリスクを加味して決定されている．しかしながら，これは粘膜内癌で1％，粘膜下層への浸潤のある癌では，3％の転移リスクを閾値としており（関連論文1，2），他病死が多いと予想される高齢者や併存疾患のある症例などでは経過観察のみでも遜色ない生存が得られる可能性がある．本研究は1,000例以上，観察期間中央値も60カ月以上と適応外病変のコホートとしては過去最大である．後向き研究であるため，ESDによる介入が生存を改善したかどうかを結論づけることはできないが，再発のリスク因子であるリンパ管侵襲のない症例などにおいて，経過観察も一つのオプションとなり得ることを示した論文である．

（加藤　元彦）

関連論文1：Gotoda T, Yanagisawa A, Sasako M, *et al. Gastric Cancer*. 2000, 3（4）：219-225.
関連論文2：Hirasawa T, Gotoda T, Miyata S, *et al. Gastric Cancer*. 2009, 12（3）：148-152.

> **A. 早期胃癌ESD後非治癒切除と診断された症例のうちリンパ管侵襲のない症例では，追加外科切除なしでの経過観察がオプションとなる可能性がある。**

Q082. 分化型早期胃癌 ESD 後の適切な検査間隔は？

Scheduled endoscopic surveillance controls secondary cancer after curative endoscopic resection for early gastric cancer : a multi-center retrospective cohort study by Osaka University ESD study group.

Kato M, Nishida T, Yamamoto K, *et al.*　*Gut.* 2013, 62（10）: 1425-1432.

▶研究デザイン：多施設共同コホート研究　　　PMID：22914298

概要　大阪大学 ESD study group に参加する 12 施設において，分化型早期胃癌を内視鏡的粘膜下層剥離術（ESD）により治癒切除された 1,258 例で，多発胃癌について検討された．ESD 施行前から施行後 1 年の間に他の胃癌が指摘される場合を同時性多発と定義し，これを 9％に認めた．このうちの 19％は，ESD 施行後に病変が発見された「見逃し」だった．ESD 施行前にスクリーニングを行う内視鏡施行医の経験症例数 500 例以下が見逃しの危険因子だった．ESD 施行 1 年後以降の異時性多発胃癌発生率は直線的に増加し，5 年で 16％（年率 3.5％）と高かった．二次病変の 96％が内視鏡的切除の適応病変であったことと，参加施設間で ESD 後サーベイランス間隔を比較検討した結果からは，初回内視鏡検査は ESD 半年後，以降 1 年ごとに検査を行えば二次性病変はほぼ内視鏡治療で対応可能と考えられた．

解説　胃癌の内視鏡的治療は胃切除症例の結果を礎に発展してきた．しかし，治療後も全胃が温存されるということは癌発生母地がより多く残されていることになるため，異時性多発胃癌率が胃切除後のそれと異なる可能性がある．故に内視鏡治療後のサーベイランスの方針も別に捉えるべきとなるが，本論文はこの問題について十分な症例数により考察した初の報告であり，ガイドラインに引用された．検査間隔については妥当であろう．継続期間について，本論文中では参加症例の観察期間の問題もあり最低 5 年としているが，それ以降も高い異時性多発胃癌率の継続が別の報告（関連論文）で示されている．また同時性多発の見逃しは，デバイスでも手法でもなく内視鏡医のスキルにのみ依存するとして，注意を喚起している．

（宮本　大輔）

関連論文：Abe S, Oda I, Suzuki H, *et al. Endoscopy.* 2015, 47（12）: 1113-1118.

A. 初回は ESD の半年後，以降は 1 年ごとに上部消化管内視鏡検査を，期限を設けずに継続するべき．最初の 1 年は見逃された同時性多発の発見が多いので要注意．

Q083. 胃 ESD 手技の習熟には何例経験すればいい？

Learning curve and clinical outcome of gastric endoscopic submucosal dissection performed by trainee operators.

Yoshida M, Kakushima N, Mori K, *et al.*   *Surg Endosc.* 2017, 31（9）：3614-3622.

▶研究デザイン：横断研究   PMID：28039646

概要 静岡がんセンターにおいて，2009年4月から2014年3月までに7人のトレイニーが胃ESDを行い，そのラーニングカーブと長期成績を検討した論文．胃ESDのラーニングカーブをCUSUM（cumulative sum：累積和）法という手法を用いて評価した．最初のラーニングカーブは15例（フェーズⅠ）で得られ，次の15例（フェーズⅡ）では手技が安定した．剥離速度は，フェーズⅠよりフェーズⅡで有意に速くなり（5.7 ± 3.2 min/cm^2 vs 4.7 ± 2.2 min/cm^2, $P = 0.019$），フェーズⅡとⅢでは自己完遂率が95％以上に達した．また，追跡期間（中央値38カ月）内で局所再発は認めなかった．この結果から，トレイニーが胃ESDの技術習得をするには，30症例を経験することが妥当と考えられた．

解説 胃ESDは早期胃癌対する標準治療として広く普及しているが，その技術習得においては十分な修練が必要であることは間違いない．初学者（トレイニー）にとって，標準的な技術を習得するには何症例の経験が必要であろうか．本論文では胃ESDのトレイニーを対象として，手技の習熟に関するラーニングカーブについて後ろ向きに検証している．がんセンターというハイボリュームセンターゆえに，短期間で多くの症例が経験できる点では有利な部分もあるが，「30例が目安」という一つの回答を示した．施設におけるトレイニーの習熟度を評価・確認する指標の一つとして，指導医は用いることができよう．   （中村　純）

関連論文：Kakushima N, Fujishiro M, Kodashima S, *et al. Endoscopy.* 2006, 38（10）：991-995.

A. 胃 ESD を安定した技術で行うには，少なくとも 30 症例の経験が必要である。

Q084. 胃ESDにデンタルフロス付きクリップは有用か？

Usefulness of a traction method using dental floss and a hemoclip for gastric endoscopic submucosal dissection：a propensity score matching analysis（with videos）.

Suzuki S, Gotoda T, Kobayashi Y, *et al.* *Gastrointest Endosc.* 2016, 83（2）：337-346.

研究デザイン：横断研究　　　　　　　　　　　　PMID：26320698

概要 東京医科大学病院で胃内視鏡的粘膜下層剝離術（ESD）を施行された238病変を，牽引なしで施行した185病変（従来群）とデンタルフロス付きクリップで病変を牽引して施行した53病変（DFC群）に分け，比較した後ろ向き観察研究である．両群はさらに，傾向スコア法を用いることにより，患者背景と術者の経験（40例以上をエキスパートと定義）をそろえ，それぞれ43病変43例に割りつけられた．その結果，一括切除率，完全一括切除率，穿孔率，後出血率では両群に差はなかったが，治療時間はDFC群のほうが従来群よりも短かった（平均82分 vs 118分；$P=0.002$）．デンタルフロス付きクリップを用いた胃ESDは，高い根治性と安全性を確保しながら，治療時間の短縮に寄与できることが示唆された．

解説 本研究は，後ろ向き観察研究でありながらも，傾向スコア法を用いて患者背景をそろえることにより，DFC群と従来群を質の高い形で比較した論文となっている．ESDは，内視鏡的粘膜切除術（EMR）に比べて高い一括切除率を誇る点で優れているが，手技的な難易度が高く，治療時間も長いとされている．この問題を解決するため，本研究ではデンタルフロス付きクリップで病変を牽引する方法の有用性を検討している．先進施設での研究であるため，一括切除術や偶発症には差がなかったが，治療時間の短縮効果には有意な差がみられた．その後の多施設共同ランダム化比較試験により，治療時間の短縮は認められなかったが，部位別のサブグループ解析で体部大弯においては極めて有用である可能性が示された（関連論文）．部位を選べば胃ESDの標準治療になる可能性がある．

（渡辺　晃）

関連論文：Yoshida M, Takizawa K, Suzuki S, *et al. Gastrointest Endosc.* 2018, 87（5）：1231-1240.

A. デンタルフロス付きクリップを用いることで，胃ESDの治療時間を短縮できる（特に体部大弯では）！

胃 50

Q085. 胃ESDのときにBIS併用のプロポフォール鎮静は有効か？

Propofol sedation with bispectral index monitoring is useful for endoscopic submucosal dissection：a randomized prospective phase Ⅱ clinical trial.

Sasaki T, Tanabe S, Azuma M, *et al.* *Endoscopy.* 2012, 44 (6)：584-589.

研究デザイン：ランダム化比較試験　　　　　　PMID：22638779

概要　胃内視鏡的粘膜下層剥離術（ESD）における Bispectral index（BIS）モニターを併用した鎮静方法の検討で，2008年6月から2009年6月までの胃 ESD 症例（178症例）をミタゾラム群（90例）とプロポフォール群（88例）に無作為に分けて比較した（第Ⅱ相試験）．両群での鎮静効果（術中 RASS スコアの程度・最低値，患者体動），およびその安全性（酸素飽和度，血圧，脈拍数，不整脈，重大な偶発症頻度）を検討している．術中鎮静効果および酸素飽和度低下を除いた安全性には両群に差を認めなかったものの，プロポフォール群で術中血圧の低下，および術後の鎮静からの回復と酸素投与離脱の点で良好な結果が得られた．さらに，BIS モニターを併用することにより過鎮静の防止の効果が期待され，特にプロポフォール鎮静には術後の回復の点から有効であると報告している．

解説　早期胃癌に対する ESD 治療が普及するにつれて，長時間の複雑な手技における適切な鎮静方法の確立が模索されている．本論文はプロポフォール鎮静について，鎮静の効果と安全性の点から従来のベンゾジアゼピン系薬剤であるミタゾラム鎮静と比較している．プロポフォール鎮静に BIS モニターを併用することで過鎮静の防止になり，安全性が高まることが期待され，一つの鎮静方法として提言された．ただ，本邦では内視鏡室でのプロポフォール鎮静が導入しにくい状況である点が問題であり，欧米における NAPP（麻酔科医以外によるプロポフォール鎮静）が治療内視鏡だけでなく，通常の上部消化管内視鏡検査においても普及している現状を鑑みると，本研究はプロポフォール鎮静の普及への足掛かりとなる重要な論文と言える．　　　　　　　　　　　（今川　敦）

関連論文1：Kiriyama S, Gotoda T, Sano H, *et al. J Gastroenterol.* 2010, 45 (8)：831-837.
関連論文2：Nonaka S, Kawaguchi Y, Oda I, *et al. Dig Endosc.* 2015, 27 (6)：665-673.

A. プロポフォール鎮静導入はまだハードルが高いものの，過鎮静防止の点から BIS モニターを併用したプロポフォール鎮静は理想的な胃 ESD の鎮静方法の一つ。

Q086. 食道・胃 ESD おける CO₂ 送気の使用は安全なのか？

Safety of carbon dioxide insufflation for upper gastrointestinal tract endoscopic treatment of patients under deep sedation.

Nonaka S, Saito Y, Takisawa H, *et al. Surg Endosc.* 2010, 24 (7): 1638-1645.

研究デザイン：ランダム化比較試験　　PMID：20108154

概要　これまで大腸内視鏡，内視鏡的逆行性胆管膵管造影（ERCP）における CO_2 送気の安全性と有用性（腹痛や不快感の軽減）は報告されていたが，上部消化管での CO_2 送気使用についてはその安全性が明らかでなかった．そこで，深鎮静で施行される食道と胃の内視鏡的粘膜下層剥離術（ESD）においても CO_2 送気が安全かどうかを調べるために，国立がん研究センター中央病院で早期胃癌，早期食道癌に対して ESD が施行された 89 名を対象に，CO_2 送気と Air 送気の単施設前向きランダム化比較試験が行われた．両群において検査中の $PtcCO_2$（経皮的動脈血二酸化炭素分圧）や SpO_2（経皮的動脈血酸素飽和度）の変化に有意差はなく，CO_2 送気による有害事象の出現もなかった．よって，深鎮静下の食道・胃 ESD における CO_2 送気は Air 送気と同等に安全であると結論づけられた．

解説　$PtcCO_2$ と SpO_2 のモニタリングを用いて，上部消化管 ESD における CO_2 送気の安全性が確認された．この試験では COPD 患者は対象から除外されたが，その後高田らによって，呼吸器疾患を有する患者でも胃 ESD において CO_2 送気が安全であったと報告されている（関連論文 1）．ただし，重篤な呼吸器疾患（FEV1.0％が 60％未満）を有する場合には検査時間と CO_2 の蓄積に強い関連性があるとされ，注意が必要である．また前田らは，意識下鎮静法で行った胃 ESD では CO_2 送気が検査後の腹痛を改善させなかったと報告している（関連論文 2）．万が一の穿孔時などでも CO_2 送気によるメリットは大きいが，上部内視鏡の場合には患者の苦痛軽減にはつながらないことにも留意し，必要に応じて適切な鎮静を行うことが重要であろう．なお本研究はランダム化比較試験であるが，Primary endpoint や Sample size の計算法は明示されていない．

（佐藤　純也）

関連論文 1：Takada J, Araki H, Onogi F, *et al. Surg Endosc.* 2015, 29 (7): 1963-1969.
関連論文 2：Maeda Y, Hirasawa D, Fujita N, *et al. Endoscopy.* 2013, 45 (5): 335-341.

A. CO_2 送気を用いた食道・胃の ESD は安全だが，重篤な呼吸器疾患を有する場合には注意！

Q087. 内視鏡切除の際の胃穿孔に対してクリップ縫縮術は有用？

Complete endoscopic closure of gastric perforation induced by endoscopic resection of early gastric cancer using endoclips can prevent surgery (with video).

Minami S, Gotoda T, Ono H, *et al.*　*Gastrointest Endosc.* 2006, 63（4）：596-601.

▶研究デザイン：横断研究　　　　　　　　　　　　　PMID：16564858

概要　国立がん研究センター中央病院において，早期胃癌に対し内視鏡的切除を行った2,460症例のデータを後ろ向きに評価し，穿孔症例での内視鏡的クリップ縫縮術の有用性について検討した論文．クリップ縫縮術の方法は，小さな穿孔では孔をクリップにて縫縮するsingle-closure method，比較的大きな穿孔では小網もしくは大網を充填するomental-patch methodで行われた．穿孔は121症例（4.9％）に認め，最初にクリップ縫縮術を試みた117症例のうち115例（98.3％）で保存的に経過観察が可能であり，2例（1.7％）で緊急手術を要した．また，穿孔症例においても穿孔部が完全に閉鎖された場合は，合併症のない症例とほぼ同様の経過で退院が可能であった．

解説　従来，内視鏡治療時の胃穿孔においては緊急手術が必要と考えられていたが，本論文により，内視鏡的クリップ縫縮術の有用性が示された．現在ではほとんどの施設において，胃穿孔に対しては最初にクリップ縫縮術が試みられている．しかしながら，穿孔時には腹腔内圧の上昇による呼吸・循環障害（腹部コンパートメント症候群）を引き起こす可能性があるほか，腹膜炎により緊急手術を要した症例や腹膜播種を来した症例の報告もある（関連論文1，2）．そのため，早期胃癌に対する内視鏡的切除，特に内視鏡的粘膜下層剥離術（ESD）を行うにあたっては，技術の向上はもちろんのこと，偶発症発生時の呼吸・循環管理を含めた適切な対応，ならびにその後の慎重なfollow upが必要であろう．

　　　　　　　　　　　　　　　　　　　　　　　　　　　　　　　　　（住吉　徹哉）

関連論文1：Ohta T, Ishihara R, Uedo N, *et al. Gastrointest Endosc.* 2012, 75（6）：1159-1165.
関連論文2：Hirao M, Yamada T, Michida T, *et al. Dig Surg.* 2017, doi：10.1159/000481715［Epub ahead of print］.

> **A.** 内視鏡治療時の胃穿孔に対してクリップ縫縮術は有用である．ただし，穿孔時には呼吸・循環障害を来すことがあり，適切な術中・術後管理が必要である．

Q088. 胃ESDの後出血予防にはPPIかH₂ブロッカーか？

Effect of a proton pump inhibitor or an H₂-receptor antagonist on prevention of bleeding from ulcer after endoscopic submucosal dissection of early gastric cancer：a prospective randomized controlled trial.

Uedo N, Takeuchi Y, Yamada T, et al. *Am J Gastroenterol.* 2007, 102（8）：1610-1616.

▶ 研究デザイン：ランダム化比較試験　　　　PMID：17403076

概要　大阪府立成人病センター（現大阪国際がんセンター）において行われた，早期胃癌例に対する内視鏡的粘膜下層剥離術（ESD）後の後出血予防に，プロトンポンプ阻害薬（PPI群）とH₂受容体拮抗薬（H₂RA群）のどちらが有用かを検討したランダム化比較試験（RCT）．登録患者143名をPPI群73名（ラベプラゾールナトリウム20 mg）とH₂RA群70名（シメチジン800 mg）に振り分け，それぞれを8週間内服し，ESD後56日目までの後出血率をプライマリーエンドポイントとした．最終的にそれぞれ66名と64名が解析され，後出血はPPI群で4名，H₂RA群で11名認められた．結果，per protocol解析とintent-to-treat解析のいずれにおいても，PPI群は有意に高い後出血予防効果を示した（それぞれ $P=0.057$，$P=0.058$）．

解説　後出血は胃ESDにおけるメジャーな偶発症の一つであるが，ESD技術が安定化した現在においても約4-5％と報告されている．近年，後出血率が15％程度まで高くなることが報告されている抗血栓薬常用者の増加に伴い，後出血予防の重要性は高まっている．後出血は，ときとして出血性ショックなどの重篤な病態にもなり得るため，その予防法が古くから検討されている．しかし，現在までに確立・普及している予防法としては，潰瘍底に視認される血管の焼灼（PEC法，関連論文）と本論文で立証されたPPI投与があるのみである．最近，カリウムイオン競合型アシッドブロッカー（P-CAB）であるボノプラザンフマル酸塩が発売され，従来のPPIよりも高い胃酸抑制効果が報告されている．ただ，胃ESD後の後出血予防に関してPPIよりもより有効なのか否かについてはいまだコントラバーシャルである．従って，多施設によるRCTでの検証が望まれるところである．

（滝沢　耕平）

関連論文：Takizawa K, Oda I, Gotoda T, et al. *Endoscopy.* 2008, 40（3）：179-183.

A. 胃ESDの後出血予防にはPPIが必須！

Q089. ESD後の遅発性出血はどうすれば予防し得るか?!

Routine coagulation of visible vessels may prevent delayed bleeding after endoscopic submucosal dissection—an analysis of risk factors.
Takizawa K, Oda I, Gotoda T, et al. Endoscopy. 2008, 40(3): 179-183.

研究デザイン：横断研究　　　　　　　　　　　PMID：18322872

概要　早期胃癌例での内視鏡的粘膜下層剝離術（ESD）後の遅発性出血に対し，ESD後潰瘍底に視認される血管の予防的凝固止血（PEC）の有用性を示した論文である．2000年1月～2004年3月の期間にITナイフを用いた早期胃癌ESD症例968例1,083病変を対象とし，遅発性出血について患者要因，腫瘍要因および治療要因別に後方視的な検討がなされた．なお，PECは2003年1月から導入されている．遅発性出血は63例63病変（5.8％）に認められたが，1例で輸血を要したものの，全例内視鏡的処置で対応可能であった．単変量解析による遅発性出血の頻度に有意差を認めた因子は，占拠部位（Upper 1.1％，Middle/Low 7.4％；$P<0.005$）とPECの有無（実施例3.1％，未実施例7.1％；$P<0.01$）であり，PECが遅発性出血の予防に有効である可能性が示唆された．

解説　早期胃癌に対するESDは断端陰性切除率が高く，また正確な病理組織診断が可能であることから広く普及してきている．しかし，その一方で合併症として穿孔および出血のコントロールは重要な課題である．なかでも遅発性出血は初期治療までに時間を要するため，心血管系合併症など重篤な病態を引き起こす危険があり，その予防は非常に重要である．本論文により，遅発性出血の危険因子として占拠部位とPECの有無であることが示された．術中出血はUpper領域に多いとされているが，遅発性出血はMiddle/Low領域に多かった．これは，Upper領域では術中に十分な血管処置を実施するが，Middle/Lowでは術中出血が少ないため，血管処置が十分になされていないことが要因の一つと考えられる．実際，遅発性出血の多いMiddle/Low領域であっても，PECを実施することでその頻度は8.5％から3.3％へ減少しており，遅発性出血の予防においてPECの有用性が示された．

（友利　彰寿）

A. ESD後の遅発性出血を予防するうえで，露出血管の予防的焼灼が有用である．

Q090. 胃腫瘍に対するESD後の二次内視鏡検査は推奨されるか？

Scheduled second-look endoscopy is not recommended after endoscopic submucosal dissection for gastric neoplasms (the SAFE trial): a multicenter prospective randomized controlled non-inferiority trial.

Mochizuki S, Uedo N, Oda I, *et al. Gut.* 2015, 64 (3): 397-405.

▶研究デザイン：多施設共同ランダム化比較試験　　PMID：25301853

概要　内視鏡的粘膜下層剝離術（ESD）後の二次内視鏡検査（SLE）を行うことで，後出血を予防できるかどうかを検討した国内5施設で行った無作為化非劣勢試験（SAFE Trial）である．ESDを行った胃上皮性腫瘍症例のうち，高度の臓器障害がある症例，手術や放射線治療を行った症例，穿孔例，抗血小板薬やステロイド・非ステロイド抗炎症薬（NSAIDs）を服用していた症例を除いた262例を，SLEを行った群（SLE群）130例，SLEを行わなかった群（non-SLE群）132例に無作為に振り分け検討を行った．SLEは治療翌日に行われ，主要観察項目は止血処置が必要となった後出血とした．4週間の観察期間中に起こった後出血はSLE群で7例5.4%，非SLE群で5例3.8%であり，リスク差-1.6%で非劣勢が証明された．

解説　これまで報告された単施設での前向き検討（関連論文1）においても，SLEはESD後出血の予防に効果はないと結論づけられているが，多施設での前向きランダム化比較試験はなく，本研究が初の臨床試験である．この研究結果が報告されて以後，定期的なSLEを行わなくなった施設も多いと思われる．2016年には同様の結論となった多施設共同研究（関連論文2）が報告されている．さらに，本論文では臓器障害を有する症例や，抗血小板薬などを服用している出血高リスク症例に関しても，SLEを行うことで逆に後出血率を上げる可能性もあると言及している．また，SLEを行わないことで医療費削減に寄与することも述べられていた．ただ，周術期のプロトンポンプ阻害薬（PPI）の使用とESD施行時の血管処置は必須である．

（吉田　晃）

関連論文1：Ryu HY, Kim JW, Kim HS, *et al. Gastrointest Endsc.* 2013, 78 (2): 285-294.
関連論文2：Jee SR, Park MI, Lim SK, *et al. Eur J Gastroenterol Hepatol.* 2016, 28 (5): 546-552.

A. ESD術後の確認内視鏡検査を行うことは推奨されない。

胃 56

Q091. 胃ESDの後出血高リスク群に対する対策は？

Polyglycolic acid sheets and fibrin glue decrease the risk of bleeding after endoscopic submucosal dissection of gastric neoplasms (with video).

Tsuji Y, Fujishiro M, Kodashima S, *et al*. *Gastrointest Endosc*. 2015, 81（4）: 906-912.

▶ 研究デザイン：コホート研究　　　　　　　　　　PMID：25440679

概要　胃内視鏡的粘膜下層剥離術（ESD）の後出血高リスク群に対する出血予防法として，ポリグリコール酸シート（PGAシート）とフィブリン糊併用による胃ESD後の潰瘍底の被覆法が，後出血リスクを有意に抑えることを示した論文．試験対象群は2013年7月から2014年2月までに胃ESDが施行された41名，45病変．後出血の高リスク群を，抗血栓薬を定期内服している症例，切除径40mm以上が予想される症例と定義．コントロール群として，2013年1月からこの試験への登録開始前までに胃ESDを施行され，上記の定義に合致する37名41病変とした．主要評価項目である後出血率は，試験対象群で6.7%（3/45病変），コントロール群で22.0%（9/41病変）と，有意差をもって試験対象群の後出血率が低かった（$P=0.041$）．またPGAシートとフィブリン糊併用療法による有害事象は認めなかった．

解説　高齢化社会を迎え，抗血栓薬内服患者が増加している現在，胃ESDの偶発症の一つである後出血対策は重要となっている．また抗血栓薬の休薬に関するガイドラインの最近の傾向として，抗血栓薬による内視鏡治療に伴う出血よりも，休薬による血栓塞栓症の危険性が強調されるようになっている．そのため，抗血栓薬内服継続下でのESDもしくは短期間の休薬期間でのESDが求められている．そういった意味で今回の試験結果は，胃ESDの後出血高リスク群への出血予防として新たな道を切り開いたという点で大変貴重である．しかし，上記の試験群の後出血を起こした症例は全例ヘパリン置換を行っており，ヘパリン置換の妥当性やヘパリン置換による後出血予防対策も課題となってくる．また，本研究はヒストリカルコントロールと比較した研究であり，真の有用性評価にはランダム化比較試験が望まれる．　　　　　　　　　（古立　真一）

A. 胃ESDの後出血高リスク群に対する出血予防対策として，PGAシートとフィブリン糊併用によるESD潰瘍底の被覆処置が有用な可能性がある。

Q092. アスピリン継続下で出血高危険度の内視鏡的手技は安全に施行可能か？

Thienopyridine derivatives as risk factors for bleeding following high risk endoscopic treatments : Safe Treatment on Antiplatelets (STRAP) study.

Ono S, Fujishiro M, Yoshida N, *et al.*　*Endoscopy.* 2015, 47（7）: 632-637.

研究デザイン：多施設共同コホート研究　　PMID : 25590184

概要　日本の6つのhigh volume centerで，2012年10月から2014年2月の間に血栓塞栓症高リスクにより抗血小板薬を常用している患者を対象とし，アスピリン（ASA）継続下で出血高リスクの上下部消化管の内視鏡的手技を施行し，安全性を検討した．その結果，症例集積中に28例中7例にmajor bleedingが発生し，2014年3月末で症例集積が中断となった．手技の内訳は内視鏡的粘膜下層剥離術（ESD）21例，内視鏡的粘膜切除術（EMR）5例，ポリペクトミー2例で，病変部位は食道2例，胃21例（多発病変3例），大腸5例であった．後出血7例の内訳は胃ESD6例，大腸ESD1例で，チエノピリジン誘導体服用（$P=0.01$）が有意な後出血の危険因子として同定された．胃ESD23例では後出血が6例で，チエノピリジン誘導体服用（$P=0.01$）と抗血小板薬多剤服用（$P=0.02$）が有意な後出血の危険因子として同定された．血栓塞栓症は認めなかった．

解説　抗血栓薬休薬による血栓塞栓症の誘発に配慮して，2012年に『日本消化器内視鏡学会ガイドライン』が改訂され，抗血栓薬服用者の内視鏡的手技施行時の対応について記載されたものの，当初は明確なエビデンスが確立されていないのが現状であった．その状況下で，ASA継続下の出血高リスクの内視鏡的手技の安全性を検討する本研究が実施された．その結果，出血症例数が中止基準を満たしたため症例集積が中断され，集積された症例の解析によりチエノピリジン誘導体服用が有意な後出血の危険因子として同定された．現在はこの結果を受けて，新規試験「チエノピリジン系薬剤単剤内服継続下での胃腫瘍性病変に対するESDの安全性に関する探索的臨床研究」が計画され（UMIN000017078），症例集積が行われている．今後はより明確なエビデンスに基づき，抗血小板薬継続下での内視鏡的手技の妥当性が明らかになることが期待されている．　　　　　　（鈴木　晴久）

A. 出血症例数が中止基準を満たし，アスピリン継続下で出血高危険度の内視鏡的手技は安全に施行可能かを検証する多施設前向き研究が中断．チエノピリジン服用と抗血小板薬の多剤服用が後出血の有意な危険因子と判明！

Q093. 胃ESD後狭窄の危険因子とその適切なマネジメントは？

Risk factors for cardiac and pyloric stenosis after endoscopic submucosal dissection, and efficacy of endoscopic balloon dilation treatment.

Coda S, Oda I, Gotoda T, *et al*. *Endoscopy*. 2009, 41 (5): 421-426.

▶研究デザイン：横断研究　　　　　　　　　　　PMID：19418396

概要　国立がん研究センター中央病院において，早期胃癌に対し内視鏡的粘膜下層剥離術（ESD）を施行した1,819症例2,011病変のデータを後ろ向きに評価し，ESD後狭窄の危険因子とその治療として内視鏡的バルーン拡張術（EBD）の有効性について検討した論文．ESD後狭窄は，切除ラインがsquamocolumnar junctionにかかるcardiac群41例中7例（17%），および幽門輪から1 cm未満の範囲に及ぶpyloric群115例中7例（7%）に認められ，いずれの群においても3/4周性を超える切除，もしくは5 cmを超える切除長径が有意な危険因子であった．また，狭窄症例においてはEBDが有用であり，全例で合併症なく狭窄の改善が可能であった．

解説　早期胃癌に対するESDにおいて，晩期合併症であるESD後狭窄の危険因子および対処法につき言及した論文である．本論文のほかにも現在までにいくつか報告されているが，いずれにおいても3/4周性を超える切除がESD後狭窄の危険因子であることが示されている．治療法としては，本論文にその有用性が示されているとおり，実臨床ではEBDが施行されることが多いが，合併症として出血のほか穿孔による緊急手術例の報告もあり，特に前庭部のEBDには注意が必要であろう（関連論文1，2）．EBDによる合併症を予防するためには予防的拡張術などの工夫が有用との報告（関連論文2）もあるが，複数回の処置を要することも多く，医療経済性および侵襲の面より，今後，より簡便で安全な方法が開発されることが望まれる．　　　　　（住吉　徹哉）

関連論文1：Kishida T, Kakushima N, Kawada N, *et al*. *Surg Endosc*. 2015, 29 (12): 3776-3782.
関連論文2：Sumiyoshi T, Kondo H, Minagawa T, *et al*. *Gastric Cancer*. 2017, 20 (4): 690-698.

A. 胃腫瘍に対するESDでは，噴門部および幽門前庭部において3/4周性を超える切除，もしくは5 cmを超える切除長径がESD後狭窄の危険因子となる。EBDは胃ESD後狭窄に対して有用な治療方法である。

Q094. 日本発の低侵襲手術術式！ LECSとは？

Laparoscopic and endoscopic cooperative surgery for gastrointestinal stromal tumor dissection.
Hiki N, Yamamoto Y, Fukunaga T, et al. Surg Endosc. 2008, 22 (7) : 1729-1735.

▶研究デザイン：症例報告（ケース・シリーズ）　　PMID : 18074180

概要　Hikiらは，胃の粘膜下腫瘍7例に対して軟性内視鏡を用いて消化管内腔側からのマーキングと粘膜下層までの切開を施行後，人工的に穿孔させ，腹腔側から漿膜筋層縫合を行う腹腔鏡・内視鏡合同手術（Laparoscopy and Endoscopy Cooperative Surgery：LECS）を施行した．術中出血は7±2 mLと少量で，開腹手術への移行，術後偶発症の症例も認めなかった．

解説　胃腫瘍に対する局所切除として胃楔状切除術があるが，この方法では内腔発育型の病変で胃壁の過剰な切除となったり，噴門や幽門に近い病変では変形を来すなどの問題があった．LECSは内腔側から胃壁を切開することで，必要十分な側方マージンで病変を全層に切除することができる画期的な術式である．リンパ行性転移が少ないと考えられるGastrointestinal Stromal Tumor（GIST）に対する治療として，2014年4月に保険収載され，普及しつつある．さらに近年，消化管を開放することなく局所の切除が可能な，非穿孔式内視鏡的胃壁内反切除術（Non-exposed Endoscopic Wall-inversion Surgery：NEWS）などの術式が開発され（関連論文），胃内容の腹腔内漏出による播種のリスクが危惧される，潰瘍を有するGISTや上皮性腫瘍への応用が期待される．

（加藤　元彦）

関連論文：Goto O, Takeuchi H, Sasaki M, et al. Endoscopy. 2016, 48 (11) : 1010-1015.

> **A.** 高度の技術を有する，わが国の内視鏡医と外科医が可能にしたコラボレーション手術！

胃60

Q095. 胃原発 MALT リンパ腫の除菌後の長期予後は？

Long-term clinical outcome of gastric MALT lymphoma after eradication of *Helicobacter pylori*: a multicentre cohort follow-up study of 420 patients in Japan.

Nakamura S, Sugiyama T, Matsumoto T, *et al.*　*Gut.* 2012, 61（4）: 507-513.

▶ 研究デザイン：コホート研究　　　　　　　PMID：21890816

概要　*Helicobacter pylori* 除菌療法を受け，3 年以上経過をみることができた，胃原発 MALT リンパ腫患者 420 名を対象とした日本の多施設コホート研究の論文．除菌療法にて 323 名（77％）の患者が治療に成功し，97 名（23％）が治療不応であった．治療成功後に再発した症例が 10 名，治療不応であった患者のうち 27 名が progressive disease（PD；うち 8 例がびまん性大細胞型 B 細胞リンパ腫へと形質転換）となり，結果，37 名（8.8％）が treatment failure であった．再発例や除菌治療不応であった 107 名のうち，90 名に放射線治療や化学療法などの 2 次治療が施行され（15 名は 'watch and wait' strategy），2 次治療までを含めた治療成功割合は 94.7％であった．5 年生存率および 10 年生存率は，それぞれ 99％，95％であった．また経過中に他臓器癌を 35 名（8.3％）に認め，なかでも胃癌が 17 名（4.0％）と最多であった．

解説　胃原発 MALT リンパの発生に *H. pylori* が関与し，除菌治療にて胃原発 MALT リンパ腫の 50-90％が完全寛解するとされ，胃原発 MALT リンパ腫の 1 次治療として，除菌療法が広く認知されている（関連論文）．しかし，除菌療法後の長期予後を見た報告は少なく，またあったとしても対象患者が少ないという問題があった．そういった点で本論文は，多数例での長期予後をみた研究として大変貴重である．除菌療法のみで概ね寛解するものの，除菌療法に不応の症例には放射線療法や化学療法などの 2 次治療を含めた治療計画が必要であることが示され，また各種治療を行うことで胃原発 MALT リンパ腫の長期予後は優れたものであることが示された．また重複癌の問題も指摘されており，治療成功後も原病の再発の有無だけではなく，他臓器癌，特に胃癌の発生も考慮した内視鏡検査が必要である．　　　　　　　　　　　　　（古立　真一）

関連論文：Wotherspoon AC, Doglioni C, Diss TC, *et al. Lancet.* 1993, 342（8871）: 575-577.

A. 胃原発 MALT リンパ腫に対する *H. pylori* 除菌療法後の長期予後は優れている。

これだけは読んでおきたい！　消化器内視鏡医のための重要論文 200 篇
消化管腫瘍編

十二指腸

十二指腸 01

Q096. 本邦における非乳頭部十二指腸腫瘍の診療の現状は？

Endoscopic diagnosis of superficial non-ampullary duodenal epithelial tumors in Japan：multicenter case series.

Goda K, Kikuchi D, Yamamoto Y, *et al.*　*Dig Endosc.* 2014, 26 (Suppl 2)：23-29.

研究デザイン：多施設共同横断研究　　　　　　PMID：24750144

【概要】　日本の 10 医療施設を対象に，2007-2012 年に内視鏡的・外科的に切除された非乳頭部表在性十二指腸腫瘍の症例（364 例 396 病変）についてアンケート調査した報告である．組織型は腺腫（LGD, HGD）と癌（SAC）と定義された．2007-2009 年と 2010-2012 年では，全体で 125→271 例，SAC では 41→122 例と増加していた．発赤調を呈する病変は LGD で 30％，HGD/SAC で 45％と有意に高率だった（$P<0.01$）．また腫瘍径が大きくなるにつれ，SAC の割合が増加した（0-5 mm：19％，6-10 mm：33％，11-20 mm：49％，≧21 mm：56％）．LGD と HGD/SAC の診断において，内視鏡診断は生検診断よりも感度（77％ vs. 58％；$P<0.01$）・正診率（75％ vs. 68％；$P=0.03$）ともに有意に高かった．

【解説】　十二指腸腫瘍はまれであり，学会発表や論文報告も少なかったが，内視鏡機器の進歩と十二指腸病変への意識の高まりにより，内視鏡による観察が以前よりも詳細に行われるようになった．それに伴って，治療件数は増加している．本論文は，日本の多施設にわたる十二指腸腫瘍の診療の現状を明らかにした，英語論文としては最初の論文である．なお，日本語論文としてはすでに報告されていた（関連論文）．中央病理診断・内視鏡診断は行われていないため，この結果はあくまで当時の状況を明らかにしたものと解釈すべきである．しかしながら，rare disease としての現状を明らかにしたことには価値があり，生検診断より内視鏡診断のほうが優れている可能性を示唆した点でも興味深い．現在は，術前生検については否定的な意見が多く，この未来を予見していたとも言える．

(野中　哲)

関連論文：小野裕之，野中哲，上堂文也，他．*胃と腸*．2011, 46：1669-1677.

A. 病変数は増加しており，5 mm 以上の発赤調の病変は HGD/SAC の可能性が高い。

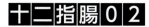

Q097. 治療すべき十二指腸腺腫とは？

Sporadic nonampullary duodenal adenoma in the natural history of duodenal cancer : a study of follow-up surveillance.

Okada K, Fujisaki J, Kasuga A, *et al.*　*Am J Gastroenterol.* 2011, 106（2）: 357-364.

▶ 研究デザイン：コホート研究　　　　　　　　　PMID：21139577

概要　初回生検により低異型度腺腫（LGD）または高異型度腺腫（HGD）と診断された散発性非乳頭部十二指腸腺腫68病変の臨床経過を追った論文．半年以上経過観察がなされたLGD 43病変のうち，79%（34病変）の生検組織診断はかわらず，21%（9病変）はHGDに変化し，そのうち2例の最終診断は癌であった．内視鏡的な腫瘍径は，LGDの77%において著変なく，16%が不明瞭，5%が縮小，2%の症例において増大した．一方，経過観察がなされたHGD 3病変の生検組織診断や内視鏡的な腫瘍径に変化はなかったが，その後切除された1例の最終診断は癌であった．生検でHGDと診断され，切除された11例のうち55%の最終診断は癌であった．多変量解析では，初回生検でHGDの診断，20 mm以上の腫瘍径が癌に移行する有意な因子であった．

解説　十二指腸腺腫の臨床的な取り扱いについては，その自然史や悪性度が不明な部分が多く，患者の基礎疾患やリスク・ベネフィットを考慮して判断する必要がある．症例数が少ないことや経過観察期間が短いという問題はあるものの，本試験は，初回生検診断でHGDであれば高率に癌が併存していること，またLGDであれば大部分は経過観察をしても著変ないことから，治療を急ぐ必要がないことを示した．一方で，十二指腸においては術前の生検により，粘膜下層の線維化が生じることで局注してもnon-liftingとなり，内視鏡治療が困難となることが少なくない．また，腫瘍の多様性から一つの病変内でも部位により異型度が異なることは珍しくなく，生検診断と切除検体による最終病理診断はしばしば乖離することからも，生検に頼らない内視鏡診断法の開発が望まれる．

（角嶋　直美）

A. 十二指腸腺腫のうち，20 mm以上，高異形度腺腫は治療すべきである．

十二指腸 03

Q098. 十二指腸非乳頭部上皮性腫瘍は生検すべきか？

Accuracy of biopsy for the preoperative diagnosis of superficial nonampullary duodenal adenocarcinoma.

Kinoshita S, Nishizawa T, Ochiai Y, et al.　Gastrointest Endosc. 2017, 86（2）: 329-332.

研究デザイン：横断研究　　　　　　　　　　PMID：28003118

概要　内視鏡で切除された表在性十二指腸非乳頭部上皮性腫瘍（NADET）95病変において，術前生検診断と切除後病理組織診断とを比較検討した論文．生検で癌と診断された21病変のうち，57%（12病変）の最終診断は腺腫であった．生検で腺腫と診断された74病変のうち，20%（15病変）の最終診断は癌であった．生検による癌の正診率は72%，陽性的中率は43%，陰性的中率は78%であった．一方，生検を施行した病変のうち，内視鏡的粘膜切除術（EMR）の適応と判断された61病変において，局注しても non-lifting であるため，切除法は EMR から内視鏡的粘膜下層剝離術（ESD）に変更された．

解説　表在性 NADET における腺腫と癌との鑑別は，内視鏡的および病理学的にも診断に迷うことが少なからずある．腺腫は，さらに低異型度腺腫（LGD）および高異型度腺腫（HGD）に分けられる．一方で，HGD と粘膜内癌の区別が困難な病変もしばしば存在し，病理医間でも診断が異なることがある．生検と切除後病理診断の乖離は，サンプリングエラーのほか，腫瘍の多様性，NADET の診断の難しさなどが要因として考えられる．そのため，生検に頼らない内視鏡診断が重要である．欧米で汎用される revised Vienna Classification においては，LGD は category 3，HGD や粘膜内癌は category 4（4.1, 4.2, 4.3, 4.4）に相当する．最近では，category 3 は経過観察あるいは侵襲の少ない cold polypectomy，category 4 以上を EMR や ESD などの治療対象病変とし，内視鏡治療対象病変と判断できる場合には敢えて生検せず，内視鏡治療を予定することが多い．

（角嶋　直美）

A. 内視鏡治療対象病変に対しては，生検よりも内視鏡診断を重視すべきである。

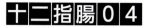

Q099. 非乳頭部十二指腸腫瘍は分割 EMR でよいか？

Clinical outcome of endoscopic resection for nonampullary duodenal tumors.
Nonaka S, Oda I, Tada K, *et al. Endoscopy*. 2015, 47 (2): 129-135.

研究デザイン：コホート研究　　　　　　　　　PMID：25314330

概要　国立がん研究センター中央病院において，2000 年 1 月から 2013 年 9 月までの間に内視鏡切除が施行された非乳頭部十二指腸腫瘍 121 病変についての短期および長期成績の後ろ向き検討．内視鏡切除の内訳は，内視鏡的粘膜下層切除術（ESD）：8 病変，内視鏡的粘膜切除術（EMR）：106 病変，ポリペクトミー：7 病変．腫瘍径中央値 12 mm（3-50 mm）で，一括切除率 64％（分割切除 35％）であった．偶発症は後出血 14 例（12％），術中穿孔 1 例，遅発性穿孔 1 例（緊急手術移行）で穿孔の 2 例はいずれも ESD 施行例であった．1 年以上経過を追えた 76 名〔観察期間中央値 51 カ月（12-163 カ月）〕において，1 例の局所再発も認めなかった．この長期成績から，十二指腸の小病変に対しては EMR による分割切除も許容される可能性が示唆されている．

解説　非乳頭部十二指腸腫瘍に遭遇する機会が増えているが，現時点で治療ガイドラインは存在せず，施設ごとに治療方針に頭を悩ませているのが現状である．その一因となっているのが，国内の多施設アンケート（関連論文）においても明らかになった ESD の高い偶発症発生率であり，食道・胃・大腸など他の消化管臓器と異なり，ESD がスタンダードとしての地位を確立できていないことにある．ESD が安全に施行できない現状においては，一括切除にこだわらず，安全性を優先して分割切除を許容した治療戦略が考えられる．その場合，懸念されるのは局所再発率の増加であるが，本論文で示されたように，分割 EMR でも局所再発率が低ければ，小病変に対しては EMR での対応がよいのかもしれない．今後，EMR と ESD に加えて，underwater EMR, cold snare polypectomy, LECS (Laparoscopy and Endoscopy Cooperative Surgery：腹腔鏡・内視鏡合同手術)，外科的局所切除を含めたそれぞれの治療適応や治癒切除基準を含めたガイドラインの確立が急務である．
　　　　　　　　　　　　　　　　　　　　　　　　　　　　　　　　　（滝沢　耕平）

関連論文：Ono H, Nonaka S, Uedo N, *et al. Stomach and Intestine*. 2011, 46 (11): 1669-1677.

> **A. 十二指腸の小病変は安全に ESD できないなら，分割 EMR も許容される．**

十二指腸 05

Q100. 十二指腸非乳頭部腫瘍に対するESDの成績は？

Endoscopic submucosal dissection and endoscopic mucosal resection for non-ampullary superficial duodenal tumor.

Hoteya S, Furuhata T, Takahito T, et al. *Digestion.* 2017, 95（1）：36-42.

研究デザイン：横断研究　　　　　　　　　　　　PMID：28052275

概要　十二指腸非乳頭部腫瘍に対する内視鏡的粘膜下層剥離術（ESD；74病変），内視鏡的粘膜切除術（EMR；55病変）の成績を後ろ向きに検討した．ESD病変は病変径20 mm以上のlarge ESD群（49病変）と20 mm未満のsmall ESD群（25病変）に分けられた．R0切除割合に関してはESDのほうが優れていた〔large ESD群48病変（98.0％），small ESD群25病変（100％），EMR群43病変（78.2％）；EMRに対してそれぞれ $P<0.05$〕が，穿孔〔large ESD群14病変（28.6％），small ESD群6病変（24.0％），EMR群1病変（1.8％）；EMRに対してそれぞれ $P<0.05$〕や後出血〔large ESD群7病変（14.3％），small ESD群4病変（16.0％），EMR群4病変（7.3％）〕の合併症割合はESDでより高く，特に小さな病変に対してはEMRがESDと比べて安全性が高かった．偶発症予防には，ESD後の縫縮が有用であった．

解説　十二指腸は固有筋層が薄く，膵液胆汁暴露による術中，術後の偶発症発生率が高いといった解剖学的な特徴やscopeの操作性の問題から，EMR，ESDともに技術的難易度は高く，特にESDは他臓器と比較しても一線を画す手技である．また十二指腫瘍の発生頻度は低く，そのため治療法の有用性や安全性の確立が遅れてきた．本論文では，まさにそこに焦点を置き，EMR，ESDそれぞれの特性を示したうえで，適応について重要な提言がなされている．近年，偶発症を予防する手技として，小腺腫に対して高周波を用いないCSP（cold snare polypectomy；関連論文1）や，水深下にEMRを行うuwEMR（関連論文2）が行われ，またLECS（laparoscopy and endoscopy cooperative surgery）の症例数も増加している．十二指腸の内視鏡治療に際しては，偶発症に対する知識，それに対応できる十分な技術は必須である．また治療法選択には，各施設の実績や医師の技量，外科のバックアップ等を考慮する必要がある．（若槻　俊之）

関連論文1：Maruoka D, Matumura T, Kasamatsu S, et al. *Endoscopy.* 2017, 49（08）：776-783.
関連論文2：Yamasaki Y, Uedo N, Takeuchi Y, et al. *Endoscopy.* 2017, Sep 29. doi：10.1055/s-0043-119214.

A. 比較的大きな病変も，ESDなR0切除可能．ただし，偶発症のリスクは高い．

これだけは読んでおきたい！　消化器内視鏡医のための重要論文 200 篇
消化管腫瘍編

下部消化管

小　腸

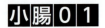

Q101. 小腸探索のファーストチョイス！小腸カプセル内視鏡の最初の報告は？

Wireless capsule endoscopy.
Iddan G, Meron G, Glukhovsky A, *et al.* Nature. 2000, 405（6785）: 417.

▶研究デザイン：症例報告（ケース・シリーズ）　　PMID：10839527

概要　「私たちは新しいタイプの内視鏡を開発しました．それは痛みを全く伴わず，全小腸を観察できる初めての検査です．このワイヤレスカプセル内視鏡をヒトに用いてうまく検査できたことをここに報告します．」という書き出しで始まる本論文は，そのカプセル内視鏡のメカニズムの解説がなされた後に，最初の10例の健常ボランティアによるカプセル内視鏡検査の結果を報告している．カプセル内視鏡を服用した10例は全例に違和感がなく，カプセルは蠕動運動により胃，小腸，盲腸へと進み，画像をデータレコーダに順調に送り続けた，と記載されている．バッテリー持続時間は6時間であった．胃通過時間は80分（range：17-280分），小腸通過時間は90分（range：45-140分）と報告され，カプセル内視鏡で撮影された8枚の画像（2枚が胃，6枚が小腸）が原著論文のFigure 1に掲載されている．

解説　カプセル内視鏡の開発に長年携わってきたイスラエルの元軍事技術者ガブリエル・イダン博士らが，そのカプセル内視鏡を2000年に学術誌に初めて発表した記念すべき論文である．構想段階から約20年を経て実現した消化器内視鏡領域における大きな研究成果であり，それ以前は「暗黒大陸」であった小腸診療に光が差し込むきっかけとなった．このカプセル内視鏡と本邦から登場したダブルバルーン内視鏡検査により小腸診療は大きく飛躍することとなった．現在でも，カプセル内視鏡の多くの論文で引用され続けている．本論文の副題の「腸管内の検査の不快感はまもなく過去のものとなるかもしれない（The discomfort of internal gastrointestinal examination may soon be a thing of the past.）」との一文は，まさにそのとおりとなった．カプセル内視鏡は今や臨床現場では不可欠なモダリティーである．　　　　　（角川　康夫）

A. 小腸カプセル内視鏡の最初の報告は，2000年にNature誌に掲載されたイスラエルの元軍事技術者イダン博士らの論文！

小腸 02

Q102. カプセル内視鏡は小腸腫瘍の診断に有用か？

Small-bowel neoplasms in patients undergoing video capsule endoscopy : a multicenter European study.

Rondonotti E, Pennazio M, Toth E, *et al.* *Endoscopy.* 2008, 40 (6) : 488-495.

研究デザイン：多施設共同コホート研究　　　　　PMID：18464193

概要　欧州の10カ国29施設から集積された多数例のカプセル内視鏡（video capsule endoscopy：VCE）データベースを解析し，小腸腫瘍の頻度，臨床像について報告した．延べ5,129例にVCEが行われ，124例（2.4％）に小腸腫瘍を認めた．124例中112例は原発性腫瘍で，12例は転移性腫瘍であった．原発性腫瘍では消化管間質腫瘍（GIST）が32.1％と最多で，次いで腺癌（20.5％），カルチノイド（15.6％）の順となっていた．転移性腫瘍では悪性黒色腫が2/3を占めていた．臨床的には疑われず，VCE単独で診断された小腸腫瘍は100例（80.6％）あった．12例でカプセルの滞留が起こり，2例は内視鏡で回収され，残りは手術で回収された．滞留が起きなかった112例中58例はVCEのみで治療方針が決定されたが，残り54例には治療前に他の検査が追加された．追加検査で異常を認めなかった症例が54例中9例であり，併せて67例がVCE単独の診断に基づいて手術が行われた．最終的に124例中118例（95.2％）に手術が行われた．

解説　小腸は全消化管の粘膜表面積の90％を占めるが，悪性腫瘍の頻度は低い．しかし，小腸内視鏡の進歩に伴い小腸腫瘍の報告例が増えてきている．本論文では欧州10カ国（イタリア，スペインが主）のVCEを後ろ向きに検討し，疾患種や治療について報告している．2008年当時は欧州ではバルーン内視鏡が普及していなかったため，バルーン内視鏡の件数は少ないが，VCE前と比べVCE後に行われたダブルバルーン内視鏡，push enteroscopy の診断率は高くなっている．VCEは簡便で低侵襲であり，小腸腫瘍に対する診断率も高いことから，臨床的に小腸腫瘍を疑った場合，早い段階で検討されるべき検査である．診断までの期間が短縮される可能性もあり，次のマネージメントの決定に有用である．

（福島　政司）

> **A.** 小腸腫瘍が疑われる場合，低侵襲であるカプセル内視鏡を早期に行うことは診断率向上に繋がる！

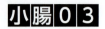

Q103. カプセル内視鏡所見はダブルバルーン内視鏡の挿入ルート選択に有用か？

Predictive role of capsule endoscopy on the insertion route of double-balloon enteroscopy.

Li X, Chen H, Dai J, *et al. Endoscopy.* 2009, 41 (9) : 762-766.

▶ 研究デザイン：横断研究　　　　　　　　　　　PMID：19662592

概要　ダブルバルーン内視鏡（DBE）は，小腸疾患の診断・治療に有用である．本研究ではDBEの推奨挿入ルートをカプセル内視鏡（CE）の有所見部位のtime indexを用いて決定した．CEで検出された病変のtime indexは「幽門から病変までの時間/幽門から回盲弁までの時間」と定義した．Time index≦0.6では経口ルートを，＞0.6では経肛門ルートを選択した．DBEとCE（盲腸到達例のみ）の両検査が施行された60名を解析したところ，CEで検出された病変はすべて推奨ルートでのDBE（経口的41名，経肛門的19名）によって到達可能であった．

解説　CEで検出された病変の確定診断は，DBEによる生検診断である．しかしながら，CE後のDBEで病変を発見できないことがあり，その場合は別ルートからの再検査が必要となる．患者負担や医療コストを考慮すると，内視鏡の挿入経路の選択は重要な問題である．著者らは，CE指摘病変のtime indexに注目し，DBEの挿入ルートを予測した．Time indexによる位置情報はDBE挿入ルート決定のみならず，術前の位置情報としても重要である．

（伊藤　紗代）

A. CEで発見された病変の位置情報はDBEの挿入ルート選択に有用！

小腸 04

Q104. カプセル内視鏡によるFAP患者における小腸ポリープの検出割合は？

The prevalence of small intestinal polyps in patients with familial adenomatous polyposis : a prospective capsule endoscopy study.
Yamada A, Watabe H, Iwama T, et al.　Fam Cancer. 2014, 13（1）: 23-28.

研究デザイン：横断研究　　　　　　　　　　　　　　　　PMID : 23743563

概要　家族性大腸腺腫症（Familial adenomatous polyposis : FAP）患者における小腸（十二指腸・空腸＋回腸）病変の有病割合を，小腸カプセル内視鏡（Capsule Endoscopy : CE）を用いて評価した研究．同時に，CEによる十二指腸病変に対する検出感度も検討している．23名のFAP患者（男性15名，女性8名，平均年齢47歳；全大腸切除後21名）に対してCE（PillCam® SB, Given Imaging）を施行．胃内でカプセルが滞留した2名を除く21名で検討が行われた．十二指腸ポリープを11名（52％），空腸＋回腸ポリープを9名（43％）に認めた．平均病変数は十二指腸：11.5±6.2，空腸＋回腸：11.9±10.9であった．CEにより十二指腸乳頭を指摘し得たのは4名（21％）であった．食道胃十二指腸内視鏡（Esophagogastroduodenoscopy : EGD）をゴールドスタンダートとした場合のCEの十二指腸病変に対する感度は69％，特異度は75％であった．

解説　FAPはAPC遺伝子の変異を原因とし，大腸に多発腺腫を発症する常染色体優性遺伝疾患である．空腸・回腸ポリープの大多数は10 mm以下で悪性度は低く，実際に小腸癌に発展する症例は極めて稀である（関連論文1）．FAPの空腸・回腸病変は十二指腸病変との相関が示唆され，十二指腸腺腫の病期分類であるSpigelman stageが進むにつれ，有病率が上昇する（関連論文2）．NCCNガイドライン（2015年）には，「高度の十二指腸ポリポーシスの場合には，腹部CTやMRIに追加して小腸画像診断による小腸検査を考慮する」との記載がある．注意すべき点は，CEの十二指腸病変に対する感度がやや低いことである．本論文でも，近位十二指腸はCEが素早く通過してしまうため観察が困難であり，EDGを併用する必要があると述べている．FAP患者に対する小腸検査や病変に対する治療の必要性については今後さらなる検討を要するが，侵襲が少ないCEはスクリーニングモダリティーとして期待される．

（松本　美野里）

関連論文1：大腸癌研究会（編）．遺伝性大腸癌診療ガイドライン　2016年版．金原出版，2016．
関連論文2：Schulmann K, Hollerbach S, Kraus K, et al. Am J Gastroenterol. 2005, 100（1）: 27-37.

A. CEによるFAP患者における小腸ポリープ検出割合は十二指腸52％，空腸・回腸43％であった。十二指腸ポリープを有する場合，CEによる空腸・回腸スクリーニングは有用！

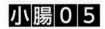

Q105. 無症候のリンチ症候群患者における小腸病変の頻度と，小腸スクリーニングにおけるカプセル内視鏡の有用性は？

Prevalence of small-bowel neoplasia in Lynch syndrome assessed by video capsule endoscopy.

Haanstra JF, Al-Toma A, Dekker E, *et al.*　*Gut*. 2015, 64（10）：1578-1583.

▶研究デザイン：横断研究　　　　　　　　　　　　PMID：25209657

概要　小腸カプセル内視鏡（Capsule Endoscopy：CE）を用いて，無症候のリンチ症候群患者における小腸癌の有病割合を評価した研究．同時に，CEによる小腸スクリーニングの妥当性も検討している．リンチ症候群患者200名（男性88名，女性112名；平均年齢50.4歳）を対象に，CE（Pillcam® SB2, Given Imaging）を施行し，十二指腸を含む小腸病変の有無を評価した．結果，腫瘍性病変を3病変（1.5％）認め，いずれも50歳以上の男性であった．病変はすべて汎用上部消化管内視鏡で到達可能な十二指腸に存在し，2病変が腺癌，1病変が腺腫であった．また，2病変はCEで指摘可能であったが，1病変は指摘することができなかった．

解説　リンチ症候群は，ミスマッチ修復遺伝子の生殖細胞系列異常による常染色体優性遺伝疾患である．大腸癌，子宮内膜癌などのほか，小腸癌もリンチ関連癌の一つである．70歳までの小腸癌発生リスクは3-6％程度であり，十二指腸から上部小腸に多いとされている（関連論文1, 2）．リンチ症候群患者における十二指腸および小腸癌スクリーニングについては，有用性を裏づける明確なエビデンスが存在しないため，現時点では推奨されていない．個々の臨床家の判断に委ねられている状況において，比較的多数の症例を検討した本研究の結果は，意思決定の手助けとなり得る．小腸スクリーニングにおいて，CEは侵襲が低く簡便であり，多いに期待される．しかしながら汎用上部消化管内視鏡と比較して感度が劣るとの報告もあることから，CEのみのスクリーニングでは不十分な可能性がある．

（松本　美野里）

関連論文1：Provenzale D, Gupta S, Ahnen DJ, *et al. J Natl Compr Canc Netw*. 2016, 14（8）：1010-1030.
関連論文2：Vasen HF, Blanco I, Aktan-Collan K, *et al. Gut*. 2013, 62（6）：812-823.

> **A.** 無症候のリンチ症候群患者の小腸癌の頻度は1.5％。小腸CEは低侵襲であり，スクリーニングのモダリティーとして期待されるが，見逃しの可能性を考慮する必要がある。

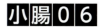

Q106. 新型パノラマビューのカプセル内視鏡の診断能は？

Small-bowel capsule endoscopy with panoramic view：results of the first multicenter, observational study（with videos）.

Tontini GE, Wiedbrauck F, Cavallaro F, et al.　*Gastrointest Endosc*. 2017, 85（2）：401-408.

▶ 研究デザイン：多施設共同横断研究　　　　　　　　PMID：27515129

概要　本論文は，前後横方向の計4つのカメラを内臓し，小腸における360°視野を実現した初のカプセル内視鏡であるCapsoCam SV®（CapsoVision, Inc. Saratoga, CA. USA）の診断能・安全性を評価する目的で実施された欧州7施設による大規模な後ろ向き観察研究である．CapsoCam SV®は，内臓されている記録部に撮像画像が保存されるため外部レコーダーは不要であり，外部機器に関する煩雑さがない．一方，カプセルを排泄した後のカプセルの回収が必須となる．したがって滞留，カプセルの破損によっても，画像の回収が不可能になる．しかし，新技術により，バッテリー寿命が長くなり，長時間の撮像および搭載カメラが増えることにより写真の枚数は増加した．結果は，従来の前方視カプセルと同様の診断能力，安全性であった．新型カプセル内視鏡の全小腸観察率は90.2％，診断率は40.1％（原因不明消化管出血に対しては42.2％，クローン病に対しては30.0％），滞留率は0.6％で，従来の前方視カプセルとほぼ同様であった．

解説　カプセル内視鏡の進歩は目覚ましいものがある．本論文は，理論上ほぼ360度の視野が確保できる，死角の少ない新型カプセル内視鏡の診断能を評価項目としたものであるが，最終的には従来のカプセル内視鏡の診断能とほぼ変わりなかった．読影に費やす時間を考慮すると，むしろ読影者の負担が増加するというデメリットが問題となるだろう．現在の小腸病変に対する診断能の向上には，空間的な要素より，例えば出血性病変の診断における出血時の緊急カプセル内視鏡検査など，時間的な要素がより重要であることを示しているのかもしれない（関連論文）．　　　　　　　　　　（松田　知己）

関連論文：Bresci G, Parisi G, Bertoni M, et al. *J Gastroenterol*. 2005, 40（3）：256-259.

A. 新型カプセル内視鏡の診断能は従来型とほぼ同程度。診断能向上には，緊急カプセル内視鏡など時間的な問題のほうが重要かも‼

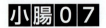

Q107. 世界のスタンダード!! ダブルバルーン小腸内視鏡の最初の報告は？

Total enteroscopy with a nonsurgical steerable double-balloon method.
Yamamoto H, Sekine Y, Sato Y, *et al.* *Gastrointest Endosc.* 2001, 53 (2) : 216-220.

研究デザイン：症例報告（ケース・シリーズ）　　PMID：11174299

概要　自治医科大学の山本博徳氏（現　消化器内科教授）は自作の軟らかい塩化ビニール製オーバーチューブの先端と既存の内視鏡先端に円筒形のシリコン製バルーンを装着した小腸内視鏡を開発し，4名の患者に経口小腸内視鏡検査を実施した．3名は有効長103 cmの上部消化管用内視鏡を用いて，トライツ靱帯より30-40 cm肛門側まで挿入した．1名は原因不明消化管出血の患者に対して有効長200 cmの小腸用内視鏡を用いて，経口的に回盲弁を通過し，"Total enteroscopy" を成功させ，メッケル憩室に合併した潰瘍が出血源と診断した．検査に伴う偶発症はなかった．

解説　1970年代から小腸内視鏡の開発が始まり，プッシュ式，ロープウェイ式，ゾンデ式などが報告されたが，いずれも侵襲性が高く，長時間を要したために普及には至らなかった．20世紀末まで術中内視鏡が全小腸を観察できる最も信頼性の高い方法であった．2000年にカプセル内視鏡が発表され，「暗黒大陸」であった小腸診療は新時代を迎えた．2001年に発表されたダブルバルーン法のコンセプトはそれまでのループや屈曲の形成を防ぐことではなく，「ループや屈曲を形成した腸管が伸展することを防ぐ」という発想から始まったそうである．カプセル内視鏡で指摘された小腸病変を精査・治療するのに，低侵襲性で信頼性の高いダブルバルーン内視鏡は2003年に市販され，世界のスタンダードとなった．歴史を振り返れば2001年の試作機でのTotal enteroscopyは内視鏡界の伝説である．　　　　　　　　　　　　　　（堀田　欣一）

A. 開発者の山本博徳氏が2001年に英文で報告．世界中で普及し，Made in Japanがワールド・スタンダードとなった！

小腸 08

Q108. 小腸内視鏡の導入後，小腸腫瘍の診断に最も有用な診断法は？

Enteroscopic and radiologic diagnoses, treatment, and prognoses of small-bowel tumors.

Honda W, Ohmiya N, Hirooka Y, et al. *Gastrointest Endosc.* 2012, 76 (2) : 344-354.

研究デザイン：横断研究　　　　　　　　　　　　　　　PMID：22817787

概要　小腸腫瘍に対する造影 CT，小腸 X 線経管法，カプセル内視鏡（videocapsule endoscopy：VCE），ダブルバルーン内視鏡（double-balloon endoscopy：DBE）の診断能，治療法，予後を後ろ向きに検討した論文．DBE を行った 806 名中 159 名に小腸腫瘍を認め，内訳は悪性腫瘍 93 名，良性腫瘍 66 名であった．悪性腫瘍では悪性リンパ腫が最多であり，良性腫瘍では過誤腫が最多であった．造影 CT と小腸 X 線経管法は直径 10 mm 以下の腫瘍で診断率が低かったが，VCE，DBE はサイズによらず診断率は高かった．DBE と VCE の比較では，DBE のほうが高い診断率であった（97％ vs 81％；$P=0.004$）．VCE では十二指腸や上部空腸において診断率が低かったが，造影 CT と VCE の併用で小腸腫瘍診断率は 91％ となり，DBE の診断率（99％）と有意な差はなかった．小腸腫瘍の予後は転移性腫瘍が最も不良であり，次いで腺癌，悪性リンパ腫，GIST の順であった．

解説　近年 VCE，DBE の小腸腫瘍の診断に対する有用性が報告されているが，他の検査法との使い分けなど診断プロセスのストラテジーは確立されていない．本論文は小腸腫瘍の診断における VCE，DBE に加えて CT，小腸 X 線経管法などの従来からの検査法も含めた多数例での後ろ向き研究である．DBE，VCE は共に高い診断率を誇り，特に DBE は生検および内視鏡治療が可能である点で優れている．DBE の前段階に位置づけられる VCE と造影 CT の診断能のデータは，実臨床における小腸腫瘍の診断ストラテジーにおいて参考になる．また，十二指腸や近位空腸で VCE の診断率が低い原因として，VCE では送気ができず，同部位を急速に通過するためと考えられている．移動速度に応じて撮像フレームレートを自動変更可能な VCE が現在，使用されており，診断率のさらなる向上が期待される．

（福島　政司）

A. 小腸腫瘍の診断能は DBE が最も高かった!!　しかし，低侵襲な VCE と造影 CT を組み合わせると，DBE に劣らない診断能が得られる！

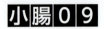

Q109. 小腸腫瘍・腫瘍様病変に対するダブルバルーン内視鏡の診断能・安全性は？

Role of double-balloon endoscopy in the diagnosis of small-bowel tumors : the first Japanese multicenter study.
Mitsui K, Tanaka S, Yamamoto H, *et al.*　*Gastrointest Endosc.* 2009, 70(3) : 498-504.

▶研究デザイン：多施設共同横断研究　　　　　　PMID：19555947

|概要| カプセル内視鏡（CE）やダブルバルーン内視鏡（DBE）の登場で，従来は診断に苦慮していた小腸腫瘍（SBT）の診断は容易となった．本研究においてはDBEによるSBTに対する診断能・合併症について，日本の主要7施設でDBEが施行された1,035例が解析された．対象群のなかでSBTは144例（13.9％）発見され，85回の生検，45回の治療的内視鏡手技が施行されていた．合併症は5.3％みられたが，いずれも致死的ではなかった．本研究によりDBEは，特にSBTが疑われる場合，有用な診断法であることが示された．

|解説| 本研究が報告された2009年当時において，DBEは画期的テクノロジーであったが，多数例でのエビデンスは少なかった．そのため，DBEの診断能・安全性を検証する目的で，国内のHigh-volumeセンターを中心とする多施設で症例を集積して実施された研究が本論文である．腫瘍性病変（疑）を対象にすると，DBEはCEと比較して生検による確定診断が可能であり，さらにポリペクトミー・内視鏡的粘膜切除術（EMR）などの内視鏡的切除術や病変部の点墨によるマーキングも施行できる．また，CEでは禁忌である狭窄性病変でも適用可能など多くの点で有用である．本研究においてさらに重要なことは，この新しいモダリティーによる小腸の観察・病変の治療において，多施設共同研究においても重篤な合併症がなかったことである．バルーン内視鏡特有の合併症である膵炎や，腫瘍の脆弱な性質が原因と考えられる穿孔などは認めたものの，十分にDBEの安全性を実証することができた．　　　　　　　　　　　　　　　　　（松田　知己）

> **A.** 小腸腫瘍性病変（疑）の診断において，やはりダブルバルーン内視鏡はGold standard "！"

小腸10

Q110. ダブルバルーン内視鏡で診断された小腸腫瘍の疾患別頻度は？

Small bowel tumors discovered during double-balloon enteroscopy：
analysis of a large prospectively collected single-center database.
Cangemi DJ, Patel MK, Gomez V, *et al.* *J Clin Gastroenterol.* 2013, 47(9)：769-772.

▶ 研究デザイン：コホート研究　　　　　　　　　　PMID：23426457

概要　米国のメイヨー・クリニックにおいて，ダブルバルーン内視鏡検査（DBE）を実施した1,106名の小腸腫瘍の頻度を解析したコホート研究である．2005年9月から2012年5月までに収集されたDBEデータベースから，小腸腫瘍（良性・悪性）と診断された患者の頻度分析を行った．結果は，134名（12.1%）が小腸腫瘍と診断され，56.7%が男性，平均年齢64歳であった．DBEの適応は，小腸腫瘍の疑い54.5%，原因不明の消化管出血26.9%，顕性出血14.9%であった．小腸腫瘍のなかで最も高頻度であったのはカルチノイド19.4%であり，そのうち76.9%が回腸に存在した．その他，過誤腫10.4%，炎症性ポリープ8.2%，消化管間質腫瘍7.5%と続いた．DBEは小腸腫瘍の重要な診断ツールである．

解説　小腸は消化管の約75%を占めるにもかかわらず，疾患の詳細については不明な点が多かった．しかしながら，2000年以降のDBEの出現は小腸疾患を内視鏡的に捉えることを可能とし，診断のみならず治療までも可能にした．小腸への安全なアプローチ法が確立したことで，小腸腫瘍は稀な疾患ではなくなりつつある．本論文は，単施設専門病院における小腸腫瘍の大規模コホート研究であり，一般集団を対象とした既報よりも高い疾患頻度を示した．これは，他の診断モダリティーでの有所見者や有症状者が含まれていることが要因と考えられる．DBEは生検が可能であり，小腸腫瘍の確定診断法として最も重要な検査法である．小腸腫瘍の正確な疾患別頻度については，大規模なPopulation based studyなどでの研究が望まれる．

（伊藤　紗代）

A. 米国の専門病院においては，ダブルバルーン内視鏡で診断された小腸腫瘍のなかでカルチノイドが最多！

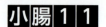

Q111. ダブルバルーン内視鏡による小腸ポリペクトミーは，PJS の開腹手術を減少させるか？

Nonsurgical management of small-bowel polyps in Peutz-Jeghers syndrome with extensive polypectomy by using double-balloon endoscopy.

Sakamoto H, Yamamoto H, Hayashi Y, et al. *Gastrointest Endosc.* 2011, 74 (2) : 328-333.

▶研究デザイン：コホート研究　　　　　　　　　　　PMID : 21704992

概要　2000 年 9 月から 2009 年 4 月までの期間に，自治医科大学において複数回のダブルバルーン内視鏡（DBE）を行った Peutz-Jeghers 症候群（PJS）の 15 例を対象として，小腸ポリペクトミーの成績が後ろ向きに解析された．ポリープを複数認めた場合は大きさ 20 mm 以上のポリープが優先的に摘除された．1 回以上の DBE 手技に伴う入院を 1 セッションと定義し，1 例当たり平均 3.0±1.0 セッション，平均 5.9 回の DBE が行われた．20 mm 以上の摘除ポリープ個数と平均最大腫瘍径はセッションが増えるにしたがい有意に減少（$P=0.02, \gamma=-0.36$）し，腸重積合併リスクのある大きなポリープを効率よく摘除できたことが証明された．合併症は穿孔 1 例，出血 2 例，膵炎 1 例であったが，全例保存的に軽快した．6 例で腸重積を合併したが，5 例は内視鏡的ポリペクトミーで軽快し，1 例に開腹手術が行われた．

解説　PJS は消化管過誤腫と粘膜皮膚色素沈着を特徴とする常染色体優性遺伝疾患で，多くは *STK11* 遺伝子の変異で発症する．癌合併リスクが高く，多臓器のサーベイランスが推奨されている（関連論文 1）．過誤腫は主に小腸に発生し，若年時から高率に腸重積を合併する．腸重積の多くは急性腹症で発症し，外科手術が行われることが多かった（関連論文 2）．残存するポリープによる腸重積や術後合併症により複数回の腸切除を要する症例では，短腸症候群が問題となる．小腸内視鏡で大きな過誤腫をすべて摘除できれば，腸重積の手術リスクを低下させ，さらに小腸癌の発症リスクを低下させる可能性がある．この仮説を証明するために多施設共同前向き試験が望まれる．　　　　（篠原　知明）

関連論文 1：Syngal S, Brand RE, Church JM, *et al. Am J Gastroenterol.* 2015, 110 (2)：223-262.
関連論文 2：van Lier MG, Mathus-Vliegen EM, Wagner A, *et al. Am J Gastroenterol.* 2011, 106 (5)：940-945.

A. DBE による小腸ポリペクトミーは，PJS の開腹手術を減少させる可能性がある！

Q112. PJS疑いの無症状小児に消化管内視鏡検査を実施すべきか？

Peutz-Jeghers syndrome：a systematic review and recommendations for management.
Beggs AD, Latchford AR, Vasen HF, et al. *Gut.* 2010, 59（7）：975-986.

▶研究デザイン：系統的レビュー　　　PMID：20581245

概要 欧州のリンチ症候群と家族性大腸腺腫症（FAP）の専門家が2007年にMallorcaに集い作成した，Peutz-Jeghers症候群（PJS）のスクリーニングと治療に関するSystematic reviewである．PJSの臨床的特徴，遺伝学的背景，Genotype-phenotype，癌化のリスク，サーベイランス方法をレビューしている．その結果を踏まえ，PJSのクリニカルクエスチョンを設定し，そのコンセンサスステートメントを記している．PJSの癌化のリスクは不明ではあるが恐らくかなり低く，小児期から小腸・大腸の内視鏡検査が実施されているが，その主な目的は癌化の予防ではなく，ポリープによる消化管閉塞とそれに対する外科手術の予防である．

解説 PJSは稀ではあるが，重要な遺伝的ポリポーシス疾患である．*STK11*の生殖細胞系列異常が原因とされて，FAPと同様に消化管ポリポーシスをもたらすものの，FAPよりは癌化のリスクは低いとされる．しかし，臨床的には小児期でのポリープによる消化管閉塞症状が問題で，polysurgeryの原因となってきた．PJS患者では8歳で開始し，ポリープを認めた場合には3年ごとに，また認めない場合でも18歳時には再検すべき，としている．また，小腸についても同様の方法でカプセル内視鏡を推奨している．乳癌に関しては，25-30歳からのMRI・超音波検査を推奨している．精巣の診察は生後間もなくから12歳までを推奨している．しかしいずれにおいてもその根拠は，エビデンスに基づくというより専門家間のコンセンサスに頼らざるを得ないものであり，その原因もまたこの疾患の"希少性"にあるとしている．今後わが国でも，癌ゲノム中核拠点病院構想をベースに，マルチパネル遺伝子検査が普及した場合には，偶発的にこのような希少遺伝性疾患の原因遺伝子の変異またはVUS（Variant unknown significant）が同定される可能性がでてくる．その場合に無症状の小児患者に対して侵襲的である消化管内視鏡検査を実施するべきかどうかの判断は難しい．それでも，臨床的症状からPJSの疑いが強い場合には内視鏡介入を躊躇すべきではないと考える．　　　　（中島　健）

A. PJS患者では，8歳から消化管閉塞症状に留意したサーベイランスが必須である．小児期における内視鏡検査は侵襲性も高く，小児科・遺伝カウンセリングとの連携が必須である．

小腸 13

Q113. 小腸に局在する癌の予後は？

The American college of surgeons commission on cancer and the American cancer society. Adenocarcinoma of the small bowel : review of the National Cancer Data Base, 1985-1995.

Howe JR, Karnell LH, Menck HR, *et al.* *Cancer.* 1999, 86 (12)：2693-2706.

研究デザイン：多施設共同コホート研究　　　PMID：10594865

概要　米国の National Cancer Data Base（NCDB）を利用して，乳頭部癌を除く十二指腸癌・小腸癌の 4,995 例を集積した大規模コホート研究．背景の人種・性別・地域に大きな差はないが，低所得層で進行期が多い傾向であった（$P = 0.055$）．局在は十二指腸が最も多く，55％を占めていた．空腸・回腸はほぼ同等で予後に差はなかった．5 年疾患特異的生存率は 30.5％であり，年齢，腫瘍の局在（十二指腸癌は空腸・回腸癌よりも予後が悪い），病期，根治的手術の有無が有意な因子であった．十二指腸癌が予後不良な原因として，根治的手術可能な症例の割合が低く，より高齢であることが挙げられた．

解説　NCDB は米国外科学会がん部会および米国対がん協会の共同プロジェクトであり，1985 年から 1995 年にかけて 1,950 病院の症例を集め，最大 57％の米国での癌を捕捉している．小腸癌は消化器癌の 2％，死亡の 1％程度を占めるとされ，希少癌に位置づけられている．十二指腸は全小腸の 8％を占めるに過ぎないが，既報と同様に，発見される癌の半数近くを占めていた．小腸内視鏡の開発以前の報告のため，早期発見例が少ないことが limitation となるが，非常に多数例での予後データであり，現在においても参考となる．十二指腸癌は，ピロリ菌陰性者でより多く発見されており（関連論文），カプセル内視鏡やバルーン内視鏡などの件数が増加に伴い，今後罹患数が増えていく可能性がある．

（五十嵐　公洋）

関連論文：Kakushima N, Ono H, Yoshida M, *et al. Scand J Gastroenterol.* 2017, 52 (11)：1253-1257.

> **A. 十二指腸癌は，小腸癌のなかでは最も高頻度で予後不良な疾患!!**

Q114. 消化管原発濾胞性リンパ腫の予後因子は？

Primary gastrointestinal follicular lymphoma involving the duodenal second portion is a distinct entity : a multicenter, retrospective analysis in Japan.

Takata K, Okada H, Ohmiya N, *et al.* Cancer Sci. 2011, 102（8）: 1532-1536.

研究デザイン：多施設共同コホート研究　　PMID：21561531

概要　国内18施設の症例を集計した消化管原発濾胞性リンパ腫の後ろ向きコホート研究の報告．消化管原発か判断困難なLugano分類StageⅡ₂およびⅣ症例や，びまん性大細胞型B細胞リンパ腫に準じて取り扱われるWHO grade 3B症例は除外された．70例では，上下部消化管内視鏡に加え小腸の検索が施行された．肉眼型は80%がmultiple lymphomatous polyposisを呈し，罹患部位は十二指腸下行部が最多で81%，次いで空腸が40%だった．十二指腸下行部に病変を認めた場合，85%で小腸病変を有していた．中央値40カ月の経過中，原病死はなく，さらに十二指腸下行部に病変を伴う場合は，伴わない場合と比べて有意に無増悪生存期間が良好であった（$P=0.001$）．十二指腸下行部の病変は多変量解析においても有意な予後良好な因子であった（$P<0.0001$）．

解説　従来，濾胞性リンパ腫の多くは節性であり，消化管原発濾胞性リンパ腫の頻度は1-4%程度と報告されてきた．2000年のYoshinoらの報告（関連論文）以降，スクリーニングの上部消化管内視鏡で偶然発見されることが増えてきた．節性の濾胞性リンパ腫はWHO Grade 1または2であれば，積極的な治療の有無にかかわらず予後は良好かつ生存期間に差がなく，"watch and wait"が治療選択肢の一つとされている．消化管原発濾胞性リンパ腫の多くは，早期発見によるバイアス（lead time bias）はあるものの，節性の濾胞性リンパ腫と比べStageやGradeが低いものが多く，予後良好なカテゴリーとして認識されている．一方，消化管濾胞性リンパ腫の約30%程度がStage Ⅳという報告もあり，画像診断や骨髄穿刺を含めた病期診断が必須である．（五十嵐　公洋）

関連論文：Yoshino T, Myake K, Ichimura K, *et al. Am J Surg Pathol.* 2000, 24（5）: 688-693.

A. 十二指腸下行部病変は，消化管原発濾胞性リンパ腫の好発部位かつ予後良好なマーカー!!

小腸 15

Q115. 消化管・膵神経内分泌腫瘍の予後は改善したか？

Trends in the incidence, prevalence, and survival outcomes in patients with neuroendocrine tumors in the United States.

Dasari A, Shen C, Halperin D, *et al.* *JAMA Oncol.* 2017, 3 (10)：1335-1342.

▶ 研究デザイン：多施設共同コホート研究　　　　PMID：28448665

概要　米国の癌登録データベースの SEER（Surveillance Epidemiology and End Results）プログラムに基づいた神経内分泌腫瘍（NET）の疫学研究である．NET の人口 10 万人当たりの罹患率は 1973 年の 1.09 から 2012 年には 6.98 と，6.4 倍上昇した．SEER 18（2000-2012）による消化管・膵 NET の罹患率は人口 10 万人当たり 3.56（小腸 1.05，直腸 1.04，膵 0.48）であった．遠隔転移期の消化管 NET と膵 NET について，近年の生存解析の動向が示された．2000-2004 年に診断された群を基準にすると，2009-2012 年では消化管 NET は死亡リスクが 29％減少（ハザード比：0.71, 95％CI：0.62-0.81），膵 NET は死亡リスクが 44％減少（ハザード比：0.56, 95％CI：0.44-0.70）したことが示された．

解説　NET は比較的稀な腫瘍であるが，本邦においても増加傾向にあることが報告されている（関連論文）．消化管・膵 NET に対する治療は，腫瘍制御を目的とした局所治療（手術・IVR など）および薬物療法に加え，機能性 NET の内分泌症状に対する薬物療法など集学的治療から成る．近年になり切除不能あるいは転移性の消化管・膵 NET に対して治療薬の選択肢が増え，ソマトスタチンアナログのオクトレオチド酢酸塩（消化管 NET のみ），ランレオチド酢酸塩，分子標的薬のエベロリムス，スニチニブリンゴ酸塩（膵 NET のみ），殺細胞性抗癌薬のストレプトゾシンが本邦で薬事承認されている．また海外では，ソマトスタチン受容体を標的とした放射線核腫標識ペプチド治療の有用性も報告されている．本論文では，最近十余年の間に遠隔転移期の消化管・膵 NET の予後に改善を認めたことが示され，その背景として薬物療法の進歩が推測された．

（篠原　知明）

関連論文：Ito T, Igarashi H, Nakamura K, *et al. J Gastroenterol.* 2015, 50 (1)：58-64.

> **A. 米国の SEER プログラムに基づいた後向きコホート研究から，最近十余年の間に消化管・膵 NET の予後に改善を認めたことが示された。**

これだけは読んでおきたい！　消化器内視鏡医のための重要論文 200 篇
消化管腫瘍編

大　腸

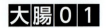

Q116. 米国の大腸癌罹患率・死亡率の動向は？

Colorectal cancer statistics, 2017.

Siegel RL, Miller KD, Fedewa SA, et al. *CA Cancer J Clin.* 2017, 67（3）: 177-193.

▶研究デザイン：プール解析　　　　　　　　　　PMID：28248415

概要 米国癌学会（ACS）は3年ごとに大腸癌罹患率，死亡率とその傾向を報告しているが，本論文は2013年までの罹患率，2014年までの死亡率をまとめた報告である．2000年から2013年までの期間で50歳以上の大腸癌罹患率には32%の減少を認めた．なかでも最も減少していたのは65歳以上の遠位結腸癌で，50%の減少を示した．また最も減少が緩やかだったのは50-64歳の直腸癌で，男性では9%減少し，女性では減少を認めなかった．一方で，2000年から2013年の期間に50歳未満の大腸癌罹患率は22%増加していた．大腸癌死亡率は罹患率と同様の傾向で，50歳以上では34%減少，50歳未満では13%増加していた．

解説 1980年代から米国では大腸癌の罹患率・死亡率は減少傾向にあり，予防や検診の対策が講じられてきた結果と言われている．なかでも大腸内視鏡検査による大腸癌スクリーニングの影響が大きいことが報告されている（関連論文1）．1年以内の便潜血検査受検，過去10年以内の全大腸内視鏡検査受検などを合わせた大腸癌スクリーニング受検率は，2013年の59%から2015年には63%と上昇傾向であった．2018年の目標値は80%とされ，これを達成することで2030年までに大腸癌罹患を約28万件，死亡を約20万件予防できると予想されている（関連論文2）．一方で，50歳未満の罹患率・死亡率が上昇していることが示され，新たな課題を浮き彫りにした．若年者における肥満の増加との関連が疑われているが，なお原因は不明であり，今後の検討課題である．

（細谷　和也）

関連論文1：Edwards BK, Ward E, Kohler BA, et al. *Cancer.* 2010, 116（3）: 544-573.
関連論文2：Meester RG, Doubeni CA, Zauber AG, et al. *Cancer.* 2015, 121（13）: 2281-2285.

> **A.** 米国では63%の高いスクリーニング受検率の下，大腸癌罹患率・死亡率が低下している！　一方で50歳未満の大腸癌罹患率・死亡率は上昇している！

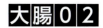

Q117. 50歳未満の大腸癌は多いのか？

Colorectal cancer is a leading cause of cancer incidence and mortality among adults younger than 50 years in the USA：a SEER-based analysis with comparison to other young-onset cancers.

Bhandari A, Woodhouse M, Gupta S.　　　*J Investig Med.* 2017, 65 (2)：311-315.

研究デザイン：コホート研究　　　　　　　　　　PMID：27864324

概要　米国人口の28％を捕捉するSEER (The Surveillance, Epidemiology, and End Results) データベースを用いて，2001年から2010年までの50歳未満の大腸癌罹患と死亡を調査した疫学研究．大腸癌と他の主要癌種との死亡率の比較，および5主要癌種の年齢別罹患率を検討した．50歳未満での大腸癌死亡率は男性で肺癌に次ぐ第2位，女性で乳癌，肺癌，子宮癌に次ぐ第4位で，男女を合わせると乳癌，肺癌に次ぐ第3位であった．20歳から49歳までの年齢別罹患率では，30歳を超えると他癌に比して大きく上昇し，30歳以上の罹患率では第2位，男性では40-49歳で第1位であった．また，女性では乳癌の罹患率が著明に高く，大腸癌はその他と変わらなかった．大腸癌は，40-49歳の罹患が全体の75％を占めていた．したがって，若年大腸癌の多数を占める40歳代は検診のメリットを享受する可能性があり，それらの高リスク群を抽出する検討は価値がある，と結論している．

解説　米国では50歳以上の無症状成人に対し大腸がん検診を推奨し，成果を挙げている．一方で，対象ではない49歳以下の大腸癌罹患の増加が報告され，検診の是非が議論されている．検診は，費用対効果が見込める対象に，死亡低減効果が確実な検査方法を用いて行われるべきで，「罹患が高いから，検診を始めましょう」というのでは拙速である．本論文では，49歳以下の大腸癌罹患死亡が癌種の上位にあることを確認し，さらに，若年のなかで40-49歳の罹患割合が高いことを示した．今後，若年者における高リスク群の絞り込みと費用対効果を検討し，大腸癌スクリーニングの意義を検討すべきと考えられる．本論文の結果を踏まえると，本邦で行っている40歳代を対象とした大腸がん検診に果たしてメリットがあるのか，疑問が浮かぶ．　　　　　　（須藤　梢）

A. 米国では若年者，特に40-49歳の大腸癌は他の癌種に比して罹患率が高い！

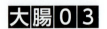

Q118. アジア人における低容量アスピリン腸溶錠を用いた大腸癌化学予防のエビデンスは？

The preventive effects of low-dose enteric-coated aspirin tablets on the development of colorectal tumours in Asian patients: a randomised trial.

Ishikawa H, Mutoh M, Suzuki S, et al. Gut. 2014, 63 (11): 1755-1759.

▶研究デザイン：多施設共同ランダム化比較試験　　PMID：24488498

|概要| 2回の全大腸内視鏡検査において，すべての大腸腺腫または粘膜内癌を内視鏡的に摘除された311名を，低容量アスピリン腸溶錠（100 mg/日）内服群152名〔男性121名（79.6％），平均年齢60.0歳〕と，プラセボ内服群159名〔男性125名（78.6％），平均年齢60.5歳〕に無作為に割りつけ，2年間内服した後に全大腸内視鏡検査を行って，発見病変頻度を比較した本邦の論文．大腸腺腫または粘膜内癌の発生率は，低容量アスピリン群でおよそ40％低く（オッズ比0.60，95％CI 0.36-0.98），サブグループ解析において，非喫煙者（禁煙者および喫煙をしたことがない者）では低容量アスピリンの大腸腺腫または大腸癌の発生抑制効果が63％まで増強されていた（オッズ比0.37，95％CI 0.21-0.68）．したがって，低容量アスピリンがアジア人において大腸腺腫および大腸癌の発生を抑制すると結論づけられた．

|解説| 薬剤による大腸癌予防を目指した臨床試験で，本邦で明らかな抑制効果が確認された初めての試験である．2007年に登録が始まったこの研究は，全国の19施設で行われた．この結果は，これまでに欧米から報告されるアスピリンを用いた研究に矛盾せず，アジア人においても欧米人と同様に，低容量アスピリンが大腸癌の化学予防効果を有する可能性が示された，極めて重要な論文である．懸念された消化管出血などの重篤なアスピリンの副作用は発生しなかった．しかしながら，喫煙がなぜアスピリンに抵抗性を示すのかが明らかになっていない点や観察期間が短いなどの問題点もあり，更なる検証が必要ではある．そのため同グループは，7,000名を対象とした検証試験（J-CAPP StudyⅡ）を実施中であり，その結果に期待したい． (山田　真善)

A. 低容量アスピリンは，アジア人において大腸腺腫および粘膜内癌の発生を40％抑制する可能性がある！

大腸 04

Q119. 40歳代に大腸スクリーニング検査は必要か？

Results of screening colonoscopy among persons 40 to 49 years of age.

Imperiale TF, Wagner DR, Lin CY, *et al.*　*N Engl J Med.* 2002, 346（23）: 1781-1785.

▶ 研究デザイン：横断研究　　　　　　　　PMID：12050337

概要　50歳未満の大腸腫瘍性病変の頻度は明らかになっていないことから，40歳から49歳までを対象に，職域検診にて大腸内視鏡検査によるスクリーニングが実施された906名の内視鏡検査所見と病理所見を後ろ向きに検討した研究．結果は，78.9%に病変は発見されず，3.5%に advanced neoplasia（10 mm 以上の腺腫，絨毛状あるいは高異型度のポリープ），8.7%に管状腺腫，10%に過形成性ポリープを認めるも，癌は発見されなかった．これらの結果を一般集団に当てはめると，同年齢群においては1個の癌を発見するのに，250人から1,000人以上のスクリーニング検査を実施する必要がある．40歳から49歳で大腸癌が発症することはまれであり，スクリーニングの意義は低いと結論された．

解説　欧米では，大腸癌スクリーニングは50歳から開始することが勧められている．一方，米国の SEER（The Surveillance, Epidemiology, and End Results）データベースによれば，大腸癌の約7%が50歳未満で発症していることから，本研究では40歳代でのスクリーニングの意義について検討された．大腸内視鏡検査が実施された40歳から49歳までの3.5%に advanced neoplasia が発見されたが，癌は発見されず，その他の論文で示されている大腸癌の発見率（1.3%-2.1%）と比較しても頻度は低く，現在推奨されている開始年齢は妥当であると結論された．本邦においては40歳から大腸癌スクリーニングが開始されるが，その意義について検証することは一つの課題である．

(中村　佳子)

A. 米国では40歳代で大腸癌が発見されることはまれであるため，スクリーニングは不要，開始年齢は50歳が妥当と考えられている。

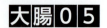

Q120. 高齢者に対する検診，どこまでやればいい？

Should colorectal cancer screening be considered in elderly persons without previous screening? A cost-effectiveness analysis.
van Hees F, Habbema JD, Meester RG, et al. Ann Intern Med. 2014, 160 (11)：750-759.

研究デザイン：シミュレーション分析　　PMID：24887616

概要　「腺腫-がん化仮説」に従い，米国の地域癌登録データベースである SEER（The Surveillance, Epidemiology, and End Results），および剖検例における腺腫有病率や現在の人口年齢分布など詳細な現存データを反映させた Microsimulation Screening Analysis-Colon（MISCAN-Colon）モデルを用い，検診未受診の 76 歳以上の高齢者に対して何歳まで検診を行うことが効果的か，その費用対効果分析を行った．効果の指標として，増分費用効果比（incremental cost-effectiveness ratio：ICER；元気に生活する期間を 1 年延ばすためにかかる金額）の閾値を 5 万ドル（約 540 万円）と設定した．結果，大腸がん検診が費用対効果で勝る年齢の上限は，併存疾患がない場合で 86 歳，中等度で 83 歳，重度では 80 歳と算出された．大腸内視鏡が費用対効果で勝るのは併存疾患が軽度で 83 歳，中等度で 80 歳，重度では 77 歳と算出された．

解説　高齢化が顕著となり，高齢者に対する検診は重要な問題である．高齢になるに従い大腸癌の頻度は増す一方で他病死のリスクも高まり，検診の効果は低減する．加えて，大腸内視鏡検査に伴う有害事象の発生や，予後に無関係な診断・治療による医療コストの増加など，弊害も多い．今回の研究結果を受けて，USPSTF（米国予防医療専門委員会）は，検診受診の推奨年齢に関して「検診は 75 歳まで，76-85 歳では検診歴あれば利益は少ない．検診未受診でも個別判断」（2008 年）から「検診未受診ではおそらく有益」と変更した．私的には適齢での受診勧奨が望ましく，また検診受診年齢の上限について本邦でも検討の余地があると考える．
　　　　　　　　　　　　　　　　　　　　　　　　　　　　　　　　　（今井　健一郎）

A. 重度併存疾患がない場合，検診を受けたことがない 80 歳以上の高齢者には大腸内視鏡も有益の可能性あり！

大腸 06

Q121. 化学法便潜血検査を用いた大腸がん検診は有効か？

Reducing mortality from colorectal cancer by screening for fecal occult blood. Minnesota Colon Cancer Control Study.

Mandel JS, Bond JH, Church TR, *et al.*　*N Engl J Med.* 1993, 328 (19)：1365-1371.

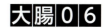

▶研究デザイン：ランダム化比較試験　　　　　　　　PMID：8474513

概要　米国ミネソタ州で行われた，化学法便潜血検査による大腸がん検診の有用性を検証したランダム化比較試験（RCT）．50歳から80歳までの46,551名を，便潜血検査逐年群，隔年群，コントロール群の3群に無作為に割りつけ，13年以上にわたって追跡した．1,002名の大腸癌罹患と320名の大腸癌死亡が発生し，1,000人当たりの累積大腸癌死亡率は，逐年群5.88（95％CI：4.61-7.15），隔年群8.33（同6.82-9.84），コントロール群8.83（同7.26-10.40）であった．相対危険度は逐年群0.67（95％CI：0.50-0.87），隔年群0.94（同0.68-1.31）であり，逐年群のみで33％の累積大腸癌死亡率の減少が示された．発生した大腸癌をステージ別に見ると，コントロール群と比較して逐年群ではDukes' stage D（遠隔転移あり）の患者が48％減少しており，このことが大腸癌死亡率減少に寄与しているものと考えられた．

解説　大腸がん検診としての化学法便潜血検査の大腸癌死亡率減少効果に関しては，複数のRCTによって科学的根拠が証明されているが，本論文はその最初の大規模研究である．本研究の13年間の追跡では，逐年検診群のみで大腸癌死亡率減少効果が証明されたが，2013年に報告された30年間の長期成績では，逐年群で32％，隔年群で22％の大腸癌死亡率減少効果を認めた．その一方で，全死因における死亡率に差がなかったことも興味深い．なお，本研究では加水によって検査キットの感度を高めているため，特異度が下がってしまい，偽陽性例が多くなっている．最終的に，逐年群の38％，隔年群の28％が大腸内視鏡検査を施行されており，この高い内視鏡検査受診率が良好な大腸癌死亡率抑制効果に影響している可能性が指摘されている．日本で使用されている免疫法便潜血検査は感度，特異度ともに化学法より優れており，より効率的と考えられている．

（内藤　裕史）

A. 化学法便潜血検査の大腸癌死亡率減少効果は科学的根拠により確立しており，有効!!

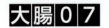

Q122. 便潜血検査で優れているのはグアヤック法か，免疫法か？

Random comparison of guaiac and immunochemical fecal occult blood tests for colorectal cancer in a screening population.
van Rossum LG, van Rijn AF, Laheij RJ, et al. Gastroenterology. 2008, 135（1）：82-90.

研究デザイン：ランダム化比較試験　　　PMID：18482589

概要 オランダ・アムステルダム近郊に住む50-75歳の住民を住所に基づき無作為に抽出し，大腸がん検診における便潜血検査をグアヤック法群と免疫法群に無作為に割りつけ，便潜血検査参加率，便潜血陽性率，参加者，および受診勧奨者における進行腺腫・癌の発見率を比較した．20,623名（グアヤック法10,301名，免疫法10,322名）に受診勧奨を行い，検査キットの返送がグアヤック法群で46.9％，免疫法群では59.6％で，参加率の差は12.7％（95％CI：11.3-14.1；$P<0.01$）であった．陽性率はグアヤック法群2.4％，免疫法群5.5％で，その差は3.1％（95％CI：2.3-3.8；$P<0.01$）であった．便潜血検査参加者，および受診勧奨者における腺腫・癌発見率は，グアヤック法群1.7％，0.8％，免疫法群3.5％，2.1％であり，その差はそれぞれ1.9％（95％CI：1.3-2.5；$P<0.01$），1.3％（95％CI：1.0-1.7；$P<0.01$）であった．陽性的中率の差は免疫法のほうが低かったが，有意差はなかった．特異度はグアヤック法が99％，免疫法が97.8％と，免疫法がわずかに低かった．検査への参加率，検出率から免疫法のほうが優れていることが示唆された．

解説 グアヤック法と免疫法を比較したこれまでの論文は，有症状の患者やすでに大腸癌と診断された患者に対する症例対照研究であった．本研究は，一般人口集団に対して行われた，はじめてのランダム化比較試験であり，大腸がん検診における免疫法の有用性を示した重要論文である．免疫法はヒトヘモグロビンに対し特異的に反応するため，食事制限が不要という利点があり，現在，本邦をはじめとして世界中で大腸がん検診の一次スクリーニングとして広く用いられている．免疫法は定量的な検査であり，近年では，カットオフ値の調節や定量値そのものを用いた大腸癌リスクの評価，大腸内視鏡検査後大腸癌のリスク評価における有用性も報告されており，さまざまな応用が期待される．

（尾形　洋平）

A. 免疫法はグアヤック法よりも参加率や病変発見割合が高く，世界のスタンダード！

大腸 08

Q123. 免疫学的便潜血検査（FIT）の有効性は？

Effectiveness of fecal immunochemical testing in reducing colorectal cancer mortality from the One Million Taiwanese Screening Program.

Chiu HM, Chen SL, Yen AM, *et al.* *Cancer*. 2015, 121 (18)：3221-3229.

▸ 研究デザイン：コホート研究　　　　　　　PMID：25995082

概要　約500万人（50-69歳）を対象とした台湾での大規模前向きコホート研究である．検診受診群と非受診群の大腸癌死亡率を比較し，免疫学的便潜血検査（fecal immunochemical testing：FIT）の有効性について検討した．2004-2009年の期間に，全対象の21.4%である約116万人が2年ごとのFIT 1日法（カットオフ値：100 ng/mL）を用いた大腸がん検診を受診した．FIT検診受診群の大腸癌死亡率は10万人当たり13.77人，非受診群の死亡率は10万人当たり36.31人であり，FIT検診による62%の大腸癌死亡率減少効果を認めた（相対危険度：0.38，95%CI：0.35-0.42）．また，self-selection bias（自己選択バイアス）と大腸癌罹患率の時代的変化を考慮に入れた場合でも，10%の大腸癌死亡率減少効果を示した（相対危険度：0.90，95%CI：0.84-0.95）．大規模前向きコホート研究により，FIT検診による有意な大腸癌死亡率減少効果が示された．

解説　化学的便潜血検査は，複数のランダム化比較試験（関連論文1）によりすでにその有用性が検証され，死亡率減少効果が証明されている．一方，FITは高い感度を有することが知られ，大腸腫瘍性病変の発見率が高いことが複数のランダム化比較試験（関連論文2）により示されている．そのような背景の下，本論文は大規模コホート研究によりFITの大腸癌死亡率減少効果を示した重要論文である．本邦では，1992年より40歳以上を対象にFIT 2日法が導入されてきたが，低い検診受診率や便潜血陽性者の精検受診率の向上が課題である．本論文で示された死亡率減少結果も，高い精検受診率（80%台）に基づくものであることに留意すべきである．1日法，2日法，適切なカットオフ値，全大腸内視鏡検査（TCS）との組み合わせなど，検診システムの最適化について今後検証する必要がある．　　　　　　　　　　　　　　　　　　　　　　（細谷　和也）

関連論文1：Mandel JS, Bond JH, Church TR, *et al. N Engl J Med*. 1993, 328 (19)：1365-1371.
関連論文2：van Rossum LG, van Rijn AF, Laheij RJ, *et al. Gastroenterology*. 2008, 135 (1)：82-90.

> **A. 大規模コホート研究から，FITによる大腸癌死亡率減少効果が示された！**

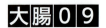

Q124. 便中Hb濃度が高いのに大腸癌が見つからなかった人の大腸癌発生リスクは高いか？

Faecal haemoglobin concentration influences risk prediction of interval cancers resulting from inadequate colonoscopy quality: analysis of the Taiwanese Nationwide Colorectal Cancer Screening Program.

Chiu SY, Chuang SL, Chen SL, *et al.*　*Gut.* 2017, 66 (2): 293-300.

■研究デザイン：コホート研究　　　　　　　　　　　PMID：26515543

概要　2004年から2009年の間に台湾での隔年免疫学的便潜血検査（FIT）1回法を用いた大腸がん検診において，便中ヘモグロビン（Hb）濃度とinterval cancer（IC）との関係を後ろ向きに評価した研究．FIT陽性により全大腸検査（TCS）を受けた29,969名を2012年まで追跡したところ，162名にICを認めた．ICの潜在的リスクとされるその他の因子も用いて解析を行った結果，便中Hb濃度が高い人ほどICリスクは高かった（20-49 μg/g便群と比較し，100-149 μg/g便群で2.55倍，150 μg/g便以上群で2.74倍）．この結果から，便中Hb濃度は独立したICの予測因子であり，サーベイランス間隔に関与する一つの指標となる可能性があることが示された．

解説　大腸がん検診は大腸癌の発生と死亡の抑制を目的としているが，適切なスクリーニングを受けているにもかかわらず，検診と検診の合間に発見されるICは大きな問題とされている．近年，大腸内視鏡の分野では検査の質が注目され，腺腫発見率，盲腸到達率，腸管洗浄度などが質の評価指標（quality indicator：QI）として確立しており，ICとの有意な関連も示されている（関連論文）．本論文は，QIとは別の指標である便中Hb濃度が，FITを用いた大腸癌スクリーニングにおいてICの独立したリスク因子となることを示した重要な論文である．本邦の対策型検診でもFITが用いられてはいるが，逐年2日法を用いている点やサーベイランス間隔の点で台湾とは異なり，本結果を外挿するには注意が必要である．しかし本邦にも応用できる概念であり，注視に値する．多くの検診プログラムにおいて実際には定量値を測定しているものの，その結果をフィードバックしていない自治体が多いと思われる．まずは，便中Hb濃度定量値が価値ある情報を含んでいる可能性があることを認識すべきであろう．　　　　（籔内　洋平）

関連論文：Adler J, Robertson D. *Am J Gastroenterol.* 2015, 110 (12): 1657-1664.

A. 便中Hb濃度が高いとICリスクも上昇するので，大腸がん検診においては要注意！

大腸10

Q125. 1回の免疫学的便潜血検査の大腸癌, advanced neoplasia に対する診断感度は？

A comparison of the immunochemical fecal occult blood test and total colonoscopy in the asymptomatic population.

Morikawa T, Kato J, Yamaji Y, *et al.* *Gastroenterology.* 2005, 129（2）：422–428.

▶研究デザイン：横断研究　　　　　　　　　　　　PMID：16083699

概要　無症状の検診受診者を対象として，便潜血検査（免疫1日法），および翌日の大腸内視鏡検査の結果より，便潜血検査の診断能を後ろ向きに評価した論文．評価可能であった21,805名のうち便潜血陽性は1,231名（5.6%），うち449名（36.5%）に腫瘍性病変が存在し，advanced neoplasia（10 mm以上の腺腫，高度異型腺腫，浸潤癌）が197名（16.0%）であった．便潜血検査の感度はadvanced neoplasiaで27.1%，浸潤癌では65.8%で進行度とともに感度は高くなった．また右側大腸では左側大腸と比較してadvanced neoplasiaの診断感度が有意に低かった（16.3% vs 30.7%, $P = 0.00007$）．この結果より，無症状の検診受診者に便潜血検査を用いる際には，感度を向上させるために1回の検査回数を増やす，検査間隔を短縮するなどの工夫が必要であると結論づけられている．

解説　本研究は，免疫学的便潜血検査の診断能について同時性に実施した全大腸内視鏡検査の結果をGold standardとして実施した研究である．通常のスクリーニング・プログラムにおいては便潜血陰性者には精密検査を実施しないため，偽陰性を評価できない．したがって，本研究のデザインは便潜血検査の診断能を評価する精度が高く，貴重な結果である．また，対象は無症状の検診受診者であり有症状は除外されているために，実際の検診プログラムにも外挿可能である．本研究の結果で重要な点は，免疫学的便潜血検査は1回のみでは進行癌に対する感度は悪くないが，Dukes' Aの大腸癌やadvanced neoplasiaにおいては十分な感度が得られないこと，右側大腸においては左側大腸と比較すると感度が著明に低下することである．この結果は，昨今の右側大腸癌の増加という時代的変遷を考慮すると，右側大腸癌に対する診断感度も十分に担保される全大腸内視鏡検査のスクリーニング法としての導入の一つの根拠となり得る．

（長　いく弥）

A.　進行大腸癌に対する診断感度は許容できるが，早期癌やadvanced neoplasia に対する診断感度は不十分であり，特に右側大腸病変の診断感度が低いのが欠点である！

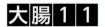

Q126. 大腸癌スクリーニングにおいて，大腸内視鏡検査と免疫学的便潜血検査のどちらが優れているか？

Colonoscopy versus fecal immunochemical testing in colorectal-cancer screening.

Quintero E, Castells A, Bujanda L, *et al.*　*N Engl J Med.* 2012, 366（8）：697-706.

研究デザイン：ランダム化比較試験　　PMID：22356323

概要　大腸癌検診法について，1回の全大腸内視鏡検査（TCS）と2年ごとの免疫学的便潜血検査（FIT）とを，10年後の大腸癌死亡をエンドポイントとして比較した現在進行中の無作為化比較試験の中間報告である．TCS群26,703名とFIT群26,599名が比較され，スクリーニング参加率はTCS群7,368名（24.6％），FIT群9,512名（34.2％）であり，大腸癌発見はTCS群30名（0.1％），FIT群33名（0.1％）と同程度であった．また，advanced adenomaはTCS群514名（1.9％），FIT群231名（0.9％）（$P<0.001$），nonadvanced adenomaはTCS群1,109名（4.2％），FIT群119名（0.4％）（$P<0.0001$）と，いずれもTCS群で多く発見された．

解説　大腸癌検診における初回のスクリーニング検査においては，TCSとFITで大腸癌発見率は同等であったが，TCS群では腺腫がより多く発見された．大腸癌の発見数が同等であったのは，呼び掛け対象を母数としたために検診検査の受診率がTCS群でFIT群よりも約10％低かったことが影響したと考えられる．大腸内視鏡をスクリーニングに導入する場合に期待される大腸癌死亡抑制効果を発揮するためには，受診率向上が課題となることが示唆された．本論文は中間報告であり，主要評価項目となっている「10年後の大腸癌死亡率」の結果が待たれる．

（大瀬良　省三）

A. 大腸癌スクリーニングの初回検査の結果から，大腸内視鏡検査と免疫学的便潜血検査の大腸癌発見率は同等であった。

大腸12

Q127. 大腸がん検診で便潜血検査に大腸癌・腫瘍リスク予測スコアを組み合わせるのは有用か？

A risk-scoring system combined with a fecal immunochemical test is effective in screening high-risk subjects for early colonoscopy to detect advanced colorectal neoplasms.

Chiu HM, Ching JY, Wu KC, *et al.* *Gastroenterology.* 2016, 150（3）: 617-625.

研究デザイン：多施設共同コホート研究　　PMID : 26627608

概要　アジア太平洋地域12カ国の施設における40歳以上の無症候性受診者5,657名を対象に，同地域における大腸がん検診リスクスコアである the Asia-Pacific Colorectal Screening score（**大腸37**）と便潜血検査を組み合わせることで，大腸癌・腫瘍有病者を効率よく抽出できるかを評価している．具体的には，同スコアを用いて対象を①平均リスク群（スコア0-1点），②中等度リスク群（2-3点），③高リスク群（4-7点）に分け，①と②で便潜血検査（免疫法：FIT）を行い陽性となる，もしくは③の受診者を精検（大腸内視鏡検査）の適応とした場合の，大腸 advanced neoplasia と大腸浸潤癌に対する感度を算出している．感度は各々70.6%，95.1%で，既報の FIT 単独の成績よりも良好であり，スコアと FIT を組み合わせることの有用性が示唆されている．さらに，この組み合わせにより必要となる大腸内視鏡検査数・負担を減らせる可能性も論文中に示されている．

解説　大腸がん検診において，大腸内視鏡検査を受けるべき受診者を抽出する有効な手段として便潜血検査が知られている．実際に，日本の対策型大腸がん検診でも FIT が使用されているが，本論文ではその FIT と大腸癌・腫瘍リスク予測スコアを組み合わせることで，より効率よく，大腸内視鏡検査を受けるべき受診者を抽出できるのではないかということが提唱されている．今後，日本でも簡便な大腸癌・腫瘍リスク予測スコアの開発を行い，そのスコアと FIT の組み合わせの有効性を検証することは，日本人の大腸癌死亡・罹患の抑制のための重要な仕事になるのではないかと考えさせられる重要論文である．
（関口　正宇）

> **A.** 大腸がん検診において，便潜血検査と大腸癌・腫瘍予測スコアを組み合わせることで，より効率よく，大腸内視鏡検査が必要となる高リスク受診者を抽出できる可能性がある。

大腸13

Q128. 便潜血検査陽性者に対する大腸内視鏡のADRは？

Quality of colonoscopy in an organised colorectal cancer screening programme with immunochemical faecal occult blood test：the EQuIPE study（Evaluating Quality Indicators of the Performance of Endoscopy）.

Zorzi M, Senore C, Da Re F, *et al.*　*Gut.* 2015, 64（9）：1389-1396.

▶研究デザイン：横断研究　　　　　　　　　　　　　PMID：25227521

概要　イタリア北中部地域における50-69歳の住民を対象とし，2010年に実施された便潜血検査免疫法（FIT）隔年1回法を用いた組織型検診において，FIT陽性（カットオフ値100 ng HB/mL buffer）となり，大腸内視鏡検査を受けた75,569人に対する大腸内視鏡検査の精度についての報告．腺腫発見率（adenoma detection rate：ADR）は44.8％で，ADRに関連する患者因子として男性，年齢，FIT初回陽性，回盲部到達可能，適切な前処置，術者因子として消化器内科医，施設因子としては日常的な鎮静薬使用，検診専用検査枠の設置が挙げられた．回盲部到達率（caecal intubation rate：CIR）は中央値93.1％（58.8-100％）であった．前処置が適切であった症例に限定した場合のCIRに関連する術者因子としては術者の年間施行件数，施設因子としては日常的な鎮静薬使用，検診専用検査枠の設置が挙げられた．

解説　FIT検診の成果は，陽性者に対する大腸内視鏡検査の精度に大きく依存する．ADRは内視鏡検査後大腸癌の発生と強く関連し，CIR低値は右側結腸癌の発生に関与することから，大腸内視鏡検査の精度評価には必須の指標である．FIT陽性者におけるADRは，平均リスク者のADR（既報では20-30％）に比し，明らかに高く，FIT検診における大腸内視鏡検査のADRには，従来報告されている平均リスク者におけるADRとは別の基準設定が必要であることを示唆した．また，患者・施設・施行医別に解析を行うことにより，組織として改善可能な因子を抽出し，検診プログラムの質の向上に寄与する情報を同定し得た．多項目のデータを入力・管理し，多数例のデータベースを構築し，解析することにより，PDCAサイクルを循環させる組織型検診の好例である．

（今井　健一郎）

A. イタリアでは便潜血検査陽性者に対する精検大腸内視鏡のCIRは93％，ADRは45％！　果たして日本では??

Q129. 大腸癌スクリーニングにおいて，便DNA検査は有効か？

Multitarget stool DNA testing for colorectal-cancer screening.
Imperiale TF, Ransohoff DF, Itzkowitz SH, et al. *N Engl J Med.* 2014, 370 (14)：1287-1297.

研究デザイン：横断研究　　　　　　　　　　　　　PMID：24645800

概要　米国とカナダにおいて，下部消化管内視鏡検査を予定している9,989例を対象に，便DNA検査の精度を免疫化学的便潜血検査（FIT：fecal immunochemical test）と比較検討した論文．便DNA検査は，*KRAS*変異，*NDRG4*遺伝子と*BMP3*遺伝子の異常メチル化，βアクチン，ヘモグロビンを指標とした．結果は，大腸癌に対する感度は，便DNA検査92.3％，FIT 73.8％（$P=0.002$），特異度は便DNA検査84.3％，FIT 93.4％であり，便DNA検査はFITよりも感度は有意に高かったが，特異度は低かった．また，大腸癌1個を発見するために必要なスクリーニングの人数は，大腸内視鏡検査154例，便DNA検査166例，FIT 208例であり，便DNA検査はFITより効率よく病変を発見できていた．便DNA検査は，FITと比較し大腸癌の発見率は高かったが，偽陽性の確率は高かった．

解説　本研究では，非侵襲的な便DNA検査により90％以上の高い精度で大腸癌をスクリーニングできることが示され，検査の精度においてはFITより優れていることが示唆された．しかしその一方で特異度はFITよりも低く，それにより不必要な精密検査を増やし，治療の必要のない病変まで発見してしまう可能性はある．非侵襲的である本検査は，検体採取や測定の簡便化，低コスト化，適切な検査間隔の設定などの課題が克服されることで，精度の高い大腸癌スクリーニング法として一翼を担うことが期待される．

（中村　佳子）

A. 便DNA検査はFITより高い精度で大腸癌をスクリーニングできる可能性がある。一方で，特異度が低いこと，測定が煩雑でコストが高いことなどの点で改良が必要である。

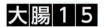

Q130. 1回のS状結腸鏡による大腸癌抑制効果は？

Once-only flexible sigmoidoscopy screening in prevention of colorectal cancer: a multicentre randomised controlled trial.
Atkin WS, Edwards R, Kralj-Hans I, *et al.* *Lancet.* 2010, 375（9726）: 1624-1633.

研究デザイン：多施設共同ランダム化比較試験　PMID：20430429

概要　英国国内14施設で行われたランダム化比較試験．アンケートにより同意の得られた55歳から64歳の男女170,432名を登録し，軟性S状結腸鏡検診を1度行う介入群（57,237名）と非介入の対照群（113,195名）を1：2に無作為に割りつけた．最終解析対象は介入群57,099名，非介入群112,939名．介入群の40,674名（71%）がS状結腸鏡検査を受け，介入群の大腸癌発生率は観察期間（中央値11.2年）中にITT解析で23%（ハザード比0.77；95%CI 0.70-0.84），PP解析で33%（同0.67；0.60-0.76）それぞれ減少した．また死亡率はITT解析で31%（同0.69；0.59-0.82），PP解析で43%（同0.57；0.45-0.72）減少した．結果を直腸およびS状結腸に限定すると，癌発生率は50%減少した（同0.50；0.42-0.59）．

解説　1回のS状結腸鏡検診が，11年間にわたり大腸癌の罹患/死亡を低減することを初めて報告した重要な論文である．同様の結果はイタリアのSCORE試験，ノルウェーのNORCCAP試験（**大腸45**）でも追証された．本研究はこの後も継続され，17年後の全大腸癌発生を35%，遠位大腸癌発生を56%，全大腸癌死亡を41%，遠位大腸癌死亡を66%低減したことが2017年に報告されている（関連論文）．S状結腸鏡は便潜血検査に比し高額かつ侵襲的だが，本論文は，S状結腸鏡により小腺腫を発見摘除でき，さらに反復しなくてよい可能性を示唆したものである．全大腸内視鏡が普及している本邦において，S状結腸鏡の導入を検討する機会は多くはないだろうが，モダリティーの特性を知ることは重要である．現在，全大腸内視鏡検診の無作為化比較試験が進行中であり，同様の結果が期待される．

（大野　正芳）

関連論文：Atkin WS, Wooldrage K, Parkin DM, *et al. Lancet.* 2017, 389（10076）: 1299-1311.

A. たった1回のS状結腸鏡検診が17年間で全大腸癌発生を35%，死亡を41%減少させる！

大腸 16

Q131. 女性の大腸スクリーニング，S状結腸鏡じゃダメ!?

Colonoscopic screening of average-risk women for colorectal neoplasia.

Schoenfeld P, Cash B, Flood A, et al.　*N Engl J Med.* 2005, 352（20）：2061-2068.

▶研究デザイン：コホート＆症例対照研究（ケース・コントロール）　PMID：15901859

概要　女性に対する大腸がん検診の方法として，軟性S状結腸鏡検査（SS）と全大腸内視鏡検査（TCS）のいずれが望ましいのかを検討した論文．大腸がん検診を目的に来院した平均リスクの女性1,463名を登録し，TCSを行った．TCSにて①S状結腸/直腸に存在する病変と，②S状結腸/直腸に病変がある症例に存在する近位結腸病変を「SSで指摘可能な病変」（SSで病変を認めた場合，全例でTCSを行うと仮定）と定義し，主要評価項目にS状結腸/直腸に病変を認めない症例におけるS状結腸より近位の結腸での進行大腸腫瘍（1 cm以上の腺腫，絨毛腺腫，高異型度腺癌，大腸癌）発見割合，副次項目として男性との進行大腸腫瘍発見割合を比較した．副次評価では在郷軍人病院での前向き研究（関連論文1・2）のコホートと年齢，便潜血陰性，大腸癌家族歴なし，をマッチさせ比較した．進行大腸腫瘍を4.9％に認め，そのうちの65％はS状結腸/直腸に病変がなく，SSのみでは見逃すと考えられた．これは対照の男性群と比較して有意に高かった．

解説　組織集団として行う検診では，無症状でほぼ健常な人を対象とするため害が極めて少なく，かつ利益として対象の生存期間延長効果が期待される．さらに言えば，すでに確認されているモダリティーを用いることが望ましい．大腸内視鏡はS状結腸鏡に比して，有害事象や患者苦痛が相対的に大きく，侵襲的と考えられる．また女性は，男性に比して大腸癌や大腸腺腫の有病割合が低く，果たしてTCSは検診として適しているのだろうか，との臨床疑問に答えた研究と言える．性差に注目した点，平均リスク女性での大腸腫瘍有病率を報告している点に本研究の重要性がある．女性は男性よりも進行大腸腫瘍の有病率が低いものの，近位大腸での発見率が低い点を考慮すると，全大腸内視鏡検査が望ましい．

（森藤　由記）

関連論文1：Lieberman DA, Weiss DG, Bond JH, *et al. N Engl J Med.* 2000, 343（3）：162-168.
関連論文2：Lieberman DA, Weiss DG. *N Engl J Med.* 2001, 345（8）：555-560.

A. 女性では，S状結腸鏡で発見できないadvanced neoplasiaが3％と見込まれ，全大腸内視鏡が望ましい！

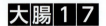

Q132. 第二世代大腸カプセル内視鏡の感度・特異度はどのくらい？

Second-generation colon capsule endoscopy compared with colonoscopy.

Spada C, Hassan C, Munoz-Navas M, et al. Gastrointest Endosc. 2011, 74（3）：581-589. e1.

研究デザイン：多施設共同横断研究　　　PMID：21601200

概要 第二世代大腸カプセル内視鏡（PillCam Colon 2®；Given Imaging Ltd.）のポリープに対する感度・特異度を明らかにする目的で，2009年9月〜2010年7月にかけて欧州の8施設で前向き試験を実施した．本研究に参加した117例（平均年齢60歳）のうち109例のデータが検討され，第二世代大腸カプセル内視鏡の6mm以上のポリープに対する感度・特異度はそれぞれ84%，64%，10mm以上のポリープに対する感度・特異度はそれぞれ88%，95%という結果であった．また，大腸浸潤癌に対する感度は100%（3/3例）であった．大腸カプセルの10時間以内の体外排出率は88%，洗浄度が「adequate」であったものは81%であった．

解説 本研究は，欧州で行われた第二世代大腸カプセル内視鏡のポリープに対する感度・特異度を明らかにした多施設共同研究である．第一世代の大腸カプセル内視鏡では，6mm以上のポリープの感度が39-79%であったのに比べると，その感度は大幅に向上している．感度が向上した理由としては，①第一世代の大腸カプセルに比べ視野角が156度から172度へと大幅に向上したこと，②バッテリーの寿命が延びたこと，③カプセルが速く進む場合にはデータレコーダが感知し，カプセル内視鏡に35枚/秒の頻度に上げて撮影するように指示を出す機能（フレーム調整機能）が新たに搭載され，カプセルが速く進んでいるときでも病変の見落としのリスクが大幅に減少したこと，が挙げられる．その後，同様の研究が数多くの施設で行われており，日本国内の多施設共同研究では，第二世代大腸カプセル内視鏡の6mm以上のポリープに対する感度は84-94%，特異度は64-94%であることが報告されている． (角川　康夫)

A. 第二世代大腸カプセル内視鏡のポリープ検出能は明らかに向上した！　国内の多施設共同研究では，6mm以上のポリープに対し感度84-94%，特異度64-94%であった。

Q133. 大腸癌が疑われる患者においてCTCが初期検査になり得るか？

Computed tomographic colonography versus colonoscopy for investigation of patients with symptoms suggestive of colorectal cancer (SIGGAR): a multicentre randomised trial.

Atkin W, Dadswell E, Wooldrage K, et al. *Lancet*. 2013, 381 (9873): 1194-1202.

▶研究デザイン：多施設共同ランダム化比較試験　　PMID：23414650

概要　英国の21施設にて，55歳以上の有症状患者（腹部症状や貧血，体重減少など）で全大腸内視鏡検査（TCS）の適応と判断された者を対象とした．対象1,580名を2：1の割合でTCS群1,047名とCTコロノグラフィー群（CTC群）533名に無作為に割りつけし，その検査結果に基づいて追加検査を要した割合（要再検率）を主要評価項目，大腸癌および10 mm以上の腺腫性ポリープ発見率を副次的評価項目とした．要再検率は，TCS群：8.2%，CTC群：30.0%であった（相対リスク比：3.65，95%CI：2.87-4.65；$P<0.0001$）．CTCにて異常を指摘され，追加検査が行われた者の約半数は10 mm未満のポリープのみであったが，大腸癌および10 mm以上の腺腫性ポリープの発見率は，TCS群・CTC群共に約11%と差を認めなかった．CTCは，TCSに比べ要再検率が有意に高いものの侵襲性が低く，大腸癌や10 mm以上の腺腫性ポリープに対しTCSと同等の感度を示したことから，TCSの代替検査となり得るモダリティであることが示唆された．

解説　本研究は，大腸癌が疑われる症状を呈する患者の検査において，TCSとCTCの再検査率を比較した初の多施設共同ランダム化試験（SIGGAR試験）である．TCSよりも低侵襲的であるCTCは代替検査として注目され，大腸癌や10 mm以上のポリープの検出ではTCSと同等の感度であることが多数の試験から報告されていた．しかし，CTCは追加検査が必要になる割合が高く，検査費用の増大など評価すべき項目もあった．大腸癌を疑う症状を有する患者を対象としてTCSとCTCを多面的に比較した点で，この研究はCTCのTCSの代替検査としての有用性をエビデンスとして評価したものと言える．CTCは，検査方法の向上や追加検査をすべき症例の絞り込みなどがなされれば，より有用な検査法となる可能性が示唆された．

（日原　大輔）

関連論文：Halligan S, Wooldrage K, Dadswell E, et al. *Lancet*. 2013, 381 (9873)：1185-1193.

A. CTCは有症状患者に対する初期検査となり得るが，陽性的中率の低さが問題である。

大腸19

Q134. CTコロノグラフィーにおける大きな腺腫と癌の検出精度は？

Accuracy of CT colonography for detection of large adenomas and cancers.

Johnson CD, Chen MH, Toledano AY, *et al.* *N Engl J Med.* 2008, 359（12）：1207-1217.

▶研究デザイン：多施設共同コホート研究　　　　　PMID：18799557

概要　米国15施設において，無症状の50歳以上の2,600例を対象に実施された大規模な研究である．CTコロノグラフィー（CTC）の読影トレーニングを受けた放射線科医が，直径5mm以上と測定した病変をすべて報告し，確立されたプロトコールに従って大腸内視鏡検査と組織学的検討を行い，それらを評価基準とした．2,531例（97%）について完全なデータが得られ，10mm以上の腺腫と癌に対するCTCの感度は90%，特異度は86%であった．また，直径6mm以上の腺腫に対しても感度78%，特異度88%と良好な成績を示した．この結果は，大腸癌の平均的なリスクを有する者に対するスクリーニング・モダリティとしてのCTCの診断精度の高さを証明するものとなった．

解説　大腸がんスクリーニングへのCTC導入に向け，米国では早くからその精度検証を目的とした全大腸内視鏡（TCS）との比較試験が行われてきた．当初，米国で行われた4つの臨床試験では，CTCとTCSとの診断精度には差があったが，CTC検査プロトコールの見直しや読影トレーニングなど，当時の最新の検査方法に基づいて実施されたのが本研究である．本研究によりTCSに対するCTCの非劣性が証明され，『米国大腸がん検診ガイドライン』に有効な大腸癌検査法としてCTCが掲載されるに至った．さらにその後は，ドイツ，イタリア，フランスにおいてもTCSに対するCTCの非劣性が相次いで証明された．本邦においても，2009年よりTCSとCTCによる大腸腫瘍検出能の精度比較に関する多施設共同大規模臨床試験JANCT（Japanese National CT Colonography Trial）が開始され，同様に良好な結果が報告されている．　　　（日原　大輔）

関連論文：Pickhardt PJ, Choi JR, Hwang I, *et al. N Engl J Med.* 2003, 349（23）：2191-2200.

> **A. 10mm以上の腺腫および大腸癌に対するCTCの感度は90%，特異度は86%であった。**

Q135. 大腸内視鏡を用いた大腸癌スクリーニングのエビデンスは？

Population-based colonoscopy screening for colorectal cancer: a randomized clinical trial.

Bretthauer M, Kaminski MF, Løberg M, et al. *JAMA Intern Med.* 2016, 176 (7): 894-902.

研究デザイン：ランダム化比較試験　　PMID：27214731

概要　北欧4カ国（ノルウェー，スウェーデン，ポーランド，オランダ）で進行中の大腸内視鏡スクリーニングに関するランダム化比較試験（RCT）（NordICC）の初回，大腸内視鏡結果の集計．住民台帳に基づき55-64歳の94,959名が大腸内視鏡群と非介入群に1：2の比率で割り付けられた．大腸内視鏡群31,420名のうち40%が実際に検査を受診した．受診率は国によって22.9%-60.7%と大きな相違があった．偶発症は0.17%（死亡ゼロ）であった．浸潤癌が0.5%，腺腫が30.7%に発見された．また，ベンチマークである盲腸到達割合95%，腺腫発見割合25%にそれぞれ，内視鏡医の17.1%，28.6%が到達しなかった．

解説　大腸癌検診の検査法として，便潜血検査（グアヤック法）とS状結腸鏡は複数のRCTおよびそのメタ解析において大腸癌死亡率抑制効果が証明されたが，全大腸内視鏡では終了したRCTはない．全大腸内視鏡は診断精度が高いことは自明だが，検診法としては侵襲的であり，コストや患者受容性の観点からも解決しなければならない課題が多数ある．本研究は，全大腸内視鏡の大腸癌死亡率抑制効果を非介入群と15年の長期にわたり比較するRCTの第一報である．安全性は許容範囲であったが，受診率が予想より低かったことや国による差異が顕著であったこと，十分なQualityに到達していない内視鏡医の存在など，大腸内視鏡スクリーニングの問題点が浮き彫りになった．日本の秋田STUDYを含めて大腸内視鏡スクリーニングのRCTが世界中で進行中であり，最終結果が待たれる．

（堀田　欣一）

> **A.** 大腸内視鏡を用いたスクリーニングの実現に向けた動きが世界中で加速している．大腸癌死亡率の抑制に有効かどうかは，RCTの結果を待つ必要がある．

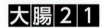

Q136. 大腸癌に対するCSの長期的効果は？

Long-term colorectal-cancer incidence and mortality after lower endoscopy.

Nishihara R, Wu K, Lochhead P, et al. *N Engl J Med*. 2013, 369 (12): 1095-1105.

研究デザイン：コホート研究　　　　　PMID：24047059

概要 1976年と1986年に米国で開始された，2つの前向きコホート研究の対象である医療従事者88,902名のデータを基に，大腸内視鏡検査〔CS；S状結腸鏡（SS），全大腸内視鏡検査（TCS）〕と大腸癌の発生・死亡との関連を検討した．CSを受けていない群に比し，大腸癌の発生ハザード比は腺腫摘除群0.57，SS病変なし群0.60，CS病変なし群0.44であった．また，遠位大腸癌は3つの群すべてで有意に低減したが，近位大腸癌はCS病変なし群でのみ有意に減少した（ハザード比0.73）．CS病変なし群ではCS後15年まで有意な大腸癌抑制効果を示した．発生した大腸癌の分子生物学的検討では，CS後5年以内に診断された大腸癌はCS後5年以降とCSを受けなかった大腸癌に比し，CIMP（CpG island methylator phenotype；オッズ比2.19）およびMSI（microsatellite instability；オッズ比2.10）と有意に相関していた．大腸癌死亡ハザード比はSS，CSともに減少した．CSは近位・遠位いずれの大腸癌死亡も低減したが，SSは遠位大腸癌死亡のみを低減した．

解説 22年間の長期にわたる大腸内視鏡検査と大腸癌死亡発生の関係を示し，大腸内視鏡の長期間の効果やモダリティーの特性など，内視鏡医にとって有用な情報を多く含み，一読に値する重要論文である．まず，既報では疑問のあった①TCSによる近位大腸癌抑制効果を本研究が明確に示したことは特筆に値する．また，②TCSで腺腫がなかった場合，15年の長期間，大腸癌発生頻度が低いままである点，③CS後5年以内に発生した大腸癌はserrated pathwayと共通する特徴を示した点，さらに④統計学的パワー不足と言及しているが，残念ながら腺腫摘除後の近位大腸癌の発生抑制を示せなかった点，などはわれわれの日常臨床において示唆に富む情報である．　　　　（岸田　圭弘）

A. 大腸内視鏡検査を行うことで，大腸癌の発生/死亡を減らすことができる！

大腸 22

Q137. 内視鏡的ポリープ摘除により大腸癌罹患率は減少するのか？

Prevention of colorectal cancer by colonoscopic polypectomy. The National Polyp Study Workgroup.

Winawer SJ, Zauber AG, HO MN, *et al.*　*N Engl J Med.* 1993, 329 (27)：1977-1981.

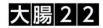

▶研究デザイン：コホート研究　　　　　　　　　　PMID：8247072

概要　米国 National Polyp Study（NPS）にて，内視鏡的に腺腫性ポリープが摘除された 1,418 例（男性 993 例，女性 425 例，平均年齢 61 歳）を対象とした．対象者全体の 80％はポリープ摘除後少なくとも 1 回の大腸内視鏡検査を受検し，39 例の脱落者を除く 1,379 例のコホートデータを解析した．観察期間 8,401 人年（平均観察期間：5.9 年）の期間中に 5 例（男性 1 例，女性 4 例）の大腸癌が発見され，3 例は 3 年後，6 年後と 7 年後が各 1 例であった．大腸癌発生率に関して 3 つの Reference group（Mayo Clinic, St. Mark's, SEER）との比較が行われた．3 つの Reference group から予測された大腸癌発生患者数はそれぞれ 48.3 例，43.4 例，20.7 例，また標準化罹患比は 0.10，0.12，0.24 であり，内視鏡的ポリープ摘除により全体で 76-90％の大腸癌罹患率減少効果が示された．

解説　内視鏡的ポリープ摘除による大腸癌罹患率の減少効果が証明された最初の論文であり，NPS Workgroup の大きな功績の一つである．もちろん，Reference group の設定方法により罹患率減少効果の度合いは変化するわけだが，この "76-90％（減少）" は大腸内視鏡の世界で最も有名な数字の一つとなった．そのなかで注目すべき点は，フォローアップ期間中に発見された大腸癌 5 例の腫瘍径と部位である．5 例中 4 例が 15 mm 以下の小型病変であり，近位結腸（横行結腸～盲腸）に認められている．World Endoscopy Organization（WEO）会議で Workgroup メンバーの一人が，「われわれが防ぐことのできなかった病変が，flat & depressed lesion であった可能性がある」とコメントしていたことが思い出される．今後，"Post-colonoscopy colorectal cancer：PCCRC" の解明につながる更なる研究に期待したい．　　　　　（松田　尚久）

A. 腺腫性ポリープの内視鏡的摘除により，大腸癌罹患率は 76-90％減少する！

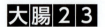

Q138. 腺腫性ポリープ摘除を伴う大腸内視鏡検査は，大腸癌の発症リスクを低下させるか？

Protection from colorectal cancer after colonoscopy: a population-based, case-control study.

Brenner H, Chang-Claude J, Seiler CM, *et al. Ann Intern Med.* 2011, 154 (1) : 22-30.

▶研究デザイン：症例対照研究（ケース・コントロール）PMID : 21200035

概要 ドイツのライン・ネッカー地域において，50歳以上の大腸癌患者1,688人および対照群1,932人のデータを用い，腺腫性ポリープ摘除を伴う大腸内視鏡検査とその後の大腸癌発生リスクとの関連性を症例対照研究により検討した．過去10年間に施行した大腸内視鏡検査によって，大腸癌の発生リスクは77％低下した．全大腸癌，右側大腸癌および左側大腸癌のオッズ比は，それぞれ0.23（95％CI：0.19-0.27），0.44（同0.35-0.55），0.16（同0.12-0.20）であり，特に左側結腸でより強い大腸癌リスクの低減が示された．また50歳代の右側結腸癌を除いて，年齢，性別，家族歴，研究に参加した時期，大腸癌ステージの因子にかかわらず，顕著な発生リスク低下が観察された．

解説 腺腫性ポリープ摘除を伴う大腸内視鏡検査は，大腸癌の発生率や死亡率を低下させる最も効果的な方法である．本論文は，大規模な症例対照研究によって大腸内視鏡による大腸癌の発生率低下を検証した重要論文である．同じ研究グループから，右側結腸癌は大腸内視鏡を行っても予防できないとする既報（関連論文）があったが，本論文では，左側結腸に比べると効果が弱いものの，右側結腸でも大腸癌発生が抑制されることが証明された．部位によるこの違いは，技術的に右側結腸では病変の見逃しがより起きやすい可能性と，左右結腸癌の発生機序がそれぞれ異なる可能性の2つが挙げられているが，更なる検討を要する．なお，単に大腸内視鏡検査を行うだけでは癌の発生率を低下させることができないのは当然であり，すべての腺腫性ポリープ摘除を行うことが重要である．日本においては，6 mm以上のポリープに対する摘除を推奨し，5 mm未満は放置する考え方がいまだに容認されているが，この考え方は世界標準ではないことを理解したうえで，こうした論文を読む必要がある．

（今野　真己）

関連論文：Azzato EM, Tyrer J, Fasching PA, *et al. J Natl Cancer Inst.* 2010, 102 (9) : 650-62.

A. 腺腫性ポリープ摘除を伴う大腸内視鏡検査は，部位にかかわらず大腸癌発生リスクを顕著に低下させる！

大腸 24

Q139. 内視鏡的ポリープ摘除により大腸癌死亡率は減少するのか？

Colonoscopic polypectomy and long-term prevention of colorectal-cancer deaths.

Zauber AG, Winawer SJ, O'Brien MJ, *et al.* *N Engl J Med.* 2012, 366 (8)：687-696.

研究デザイン：コホート研究　　　　　　　　　PMID：22356322

概要　米国 National Polyp Study（NPS）の登録期間中，内視鏡的にすべての腺腫性ポリープが摘除された 2,602 名（男性 66.2%，平均年齢 62 歳）のうち，経過観察期間 15.8 年（中央値）に 1,246 例が何らかの原因で死亡し，12 例が大腸癌により死亡した（男性 6 例，女性 6 例，初回検査後 6 年～22 年の間に死亡）．一般集団における大腸癌死亡数（予測値）が 25.4 例と推定されたことから，内視鏡的ポリープ摘除群における標準化死亡比は 0.47（95%CI：0.26-0.80）となり，53% の大腸癌死亡率減少が示された．さらに，ポリープ摘除後 10 年間は，腺腫を有する患者と非腺腫性ポリープのみの患者とで大腸癌死亡率が同程度であったことから，内視鏡的ポリープ摘除による死亡率減少効果は，摘除後 10 年間持続することが示唆された．

解説　NPS Workgroup からは，1993 年に「内視鏡的ポリープ摘除がもたらす大腸癌罹患率減少効果」と「ポリープ摘除後のサーベイランス内視鏡検査間隔に関する報告」の 2 つの重要な論文が公表されているが，それから約 20 年の月日を経て，内視鏡的ポリープ摘除による大腸癌死亡率減少効果が本論文で示された．研究対象群と米国 SEER（米国 National Cancer Institute によるがん登録データベース）との比較により，内視鏡的ポリープ摘除による大腸癌死亡率減少効果とその程度が示された本研究の意義は大きい．腺腫性ポリープの摘除によって 53% の大腸癌死亡率低下が本研究により示されたが，死亡を防ぐことのできなかった 47% の対象病変が，近年話題の "Post-colonoscopy colorectal cancer：PCCRC" の臨床病理学的・分子生物学的特徴を有していたのかどうかも興味深い．

（松田　尚久）

A. 腺腫性ポリープの内視鏡的摘除により，大腸癌死亡率は53%減少する！

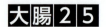

Q140. 大腸内視鏡の大腸癌死亡抑制効果は右側と左側で同じ？

Association between colonoscopy and colorectal cancer mortality in a US cohort according to site of cancer and colonoscopist specialty.
Baxter NN, Warren JL, Barrett MJ, *et al.*　*J Clin Oncol.* 2012, 30（21）: 2664-2669.

研究デザイン：症例対照研究（ケース・コントロール） PMID：22689809

概要　米国において，SEER（The Surveillance, Epidemiology, and End Results）データベースを用いて大腸癌の部位別，内視鏡専門医・非専門医別の大腸内視鏡（CS）と大腸癌死亡の相関を調べた症例対照研究．1998年から2002年の間に初めて大腸癌と診断されたなかで，診断時の年齢が70-89歳で，2007年までに大腸癌により死亡した9,458名を対象とし，27,641名のコントロール群と比較した．結果，大腸癌死亡減少に対するCSのオッズ比（OR）は0.4（95％ CI：0.37-0.43）で，近位（右側）大腸（OR：0.58）と比べ，遠位（左側）大腸（OR：0.24）でより抑制効果が強かった．また内視鏡専門医が行うCSは，非専門医と比べて大腸癌死亡抑制と関連していた（OR：0.71）．

解説　S状結腸鏡，便潜血検査を用いた大腸癌検診が大腸癌死亡リスクを低下させることは，複数のランダム化比較試験およびメタ解析により証明されてきた．この論文はCSが大腸癌死亡リスクを60％低下させ，遠位大腸病変および，内視鏡専門医による検査が死亡リスク低下と関連することを示した．またNisiharaらは，大規模コホート研究によりCSが死亡リスクを68％低下させると報告した（関連論文）．部位別のリスク低下は近位53％，遠位82％であり，同様に部位による差があることが示されている．これらの結果から，CSによる大腸癌検診は有望と考えられるようになってきた．一方，右側結腸では左側結腸と比較し，CSの効果が限定的である可能性も示唆されている．今後に解明すべき課題として，Post-colonoscopy colorectal cancerが右側結腸に多いこと，鋸歯状病変由来の癌が右側に多いこととの関連などが挙げられる．　　　（髙田　和典）

関連論文：Nishihara R, Wu K, Lochhead P, *et al. N Engl J Med.* 2013, 369（12）: 1095-1105.

A. 大腸内視鏡は大腸癌死亡リスクを低下させるが，左側結腸と比較し，右側結腸ではその効果は限定的な可能性がある．

Q141. スクリーニングTCSによる右側結腸癌の死亡率減少効果は？

Effectiveness of screening colonoscopy in reducing the risk of death from right and left colon cancer : a large community-based study.
Doubeni CA, Corley DA, Quinn VP, et al. *Gut.* 2018, 67 (2) : 291-298.

▶研究デザイン：症例対照研究（ケース・コントロール） PMID：27733426

概要 Kaiser Permanenteメンバーのスクリーニング適格者において，罹患リスクを調整したネステッド・ケース・コントロール研究．2006-2012年の間に大腸癌で亡くなった55歳から90歳までの1,747名と大腸癌に罹患しなかった3,460名とを分析した．スクリーニング大腸内視鏡検査（total colonoscopy：TCS）を受けなかった群と比較し，1回のスクリーニングTCSを受けることで大腸癌を67％減少させた〔調整後オッズ比：0.33，95％CI：0.21-0.52〕．また，スクリーニングTCSにより右側結腸癌が65％減少し（同 0.35，0.18-0.65），左側結腸癌（直腸癌を含む）は75％減少した（同 0.25，0.12-0.53）．大規模集団において，スクリーニングTCSは右側結腸癌と左側結腸癌のいずれの死亡率も同様に低下させた．

解説 スクリーニングTCSにより，大腸癌のリスクが効果的に減少することはこれまで報告されている．しかし，右側結腸癌の死亡率減少効果については，全大腸内視鏡検査を行っても左側結腸癌に対する効果よりも低いという報告や，効果そのものが証明されていない報告もあり，更なる検証を要する状況であった．この研究により，TCSは右側結腸癌，左側結腸癌ともに死亡率を減少させる効果的なスクリーニング検査であることが示唆された．現在，大腸がん検診におけるTCSの有効性（死亡率減少効果）を評価する無作為化比較試験が国内外で計5つ進行中であり，その結果が待たれるところである．

（田中　優作）

A. スクリーニングTCSは，左側結腸癌と同様に右側結腸癌の死亡率も減少させる！

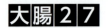

Q142. 大腸内視鏡検査をしたのに，どうして大腸癌が発生するの？

Colorectal cancers soon after colonoscopy：a pooled multicohort analysis.

Robertson DJ, Lieberman DA, Winawer SJ, et al. *Gut.* 2014, 63 (6)：949-956.

研究デザイン：プール解析　　　　　　　　　PMID：23793224

概要 米国で1980年から1999年までに症例集積が行われた8つの前向き研究のデータを統合し，大腸内視鏡検査後に発見される，大腸内視鏡検査後大腸癌（PCCRC）の頻度とその発生要因について検討した．対象者は，初回大腸内視鏡検査によって発見された腺腫を摘除され，6カ月以上の間隔でサーベイランス内視鏡を受けた9,167名（平均年齢62歳，男性71.2％）．平均47.2カ月の観察期間に58例（0.63％）のPCCRCを認めた．そのうち78％は転移を伴わない早期の段階であったが，大腸癌死も16％に認めた．PCCRC発生要因の分析では，新規発生癌，見逃し癌，生検ミス，不完全摘除に分類したところ，それぞれ24％，52％，5％，19％となり，新規発生癌以外の，全体の76％のPCCRCが検査の質の改善により防ぎ得る可能性がある，と考察した．また，見逃し癌は右側結腸で多い傾向であった．

解説 はじめに，「大腸内視鏡検査後に発生する大腸癌」の定義に関してであるが，本論文では「Interval cancer」を用いている．現在では「post colonoscopy colorectal cancer：PCCRC」に用語整理されているため，ここでは後者を用いた．本研究は，大規模研究のデータを統合することにより，PCCRCの頻度を明らかにするとともに，その発生要因まで検討した研究である．大腸内視鏡の有用性を向上するには，PCCRCの低減が必要であり，その対策のためには発生要因を明らかにすることが必須で，その点で意義深い．初回検査より3年以上経過しており，なおかつ癌と同一部位にポリープ治療歴がない場合を新規発生癌，同じく3年以内の場合を見逃し癌，1年以内の検査で癌を疑った病変はあったが，生検では診断できなかった場合を生検ミス，癌と同一セグメントでポリープ治療歴があった場合を不完全摘除と分類している．新規発生癌以外は人為的な要因とも考えられることから，内視鏡医の技術や内視鏡機器の性能を向上させ，"大腸内視鏡検査の質"を高めることに大きな意義を与え，その目的を明確にした重要論文である．

（小西　潤）

A. 大腸内視鏡検査後大腸癌の3/4は見逃し，不完全切除，生検ミスといった人為的な理由による!!　内視鏡の精度を向上すれば防げる可能性がある。

大腸 28

Q143. 先生，わたしってもう一度大腸癌に罹る可能性ありますか？

Risk factors for metachronous colorectal cancer following a primary colorectal cancer：a prospective cohort study.

Jayasekara H, Reece JC, Buchanan DD, *et al.* *Int J Caner.* 2016, 139（5）：1081-1090.

▶ 研究デザイン：多施設共同コホート研究　　　　PMID：27098183

概要　大腸癌と診断された患者における，異時性大腸癌発生のリスク因子について検討した前向きコホート研究．大腸癌の遺伝学的・疫学的研究の対象集団として，1997年に米国，カナダ，オーストラリア，ニュージーランドの6施設において設立された「大腸癌家族登録」コホートを用いた．2012年までに登録された結腸/直腸癌患者9,916名からリンチ症候群，*MUTYH*遺伝子関連者などを除いた7,863名について，患者因子/腫瘍関連因子/生活習慣因子と異時性大腸癌発生との関係性を検討した．初回診断時から平均4.1年後に，142例（1.81％）に異時性大腸癌発生を認めた．初回診断時に同時性他部位原発大腸癌を認める症例（複数箇所大腸に原発を有する），および近位大腸原発病変症例（ハザード比：4.16，95％CI：2.80-6.18）は，遠位大腸（脾湾曲から直腸）原発（ハザード比：2.73，95％CI：1.30-5.72）に比べて異時性大腸癌発生の危険因子と考えられた．

解説　頻回のサーベイランス検査を行い，手術に伴う大腸切除により粘膜面積が減少しているにもかかわらず，大腸癌罹患症例では二次癌の発生を1.8％に認めることから，これらの対象が，われわれが日常的に検査を行っている対象に比し，明らかにリスクが高い集団であることをまず認識しておくべきである．また，コホート研究ではデータベースの精度が結果に大きく依存するが，本研究ではすでに多数の研究報告がなされている，大腸癌コホートのデータベースを用いている点から，得られた結果の精度は信頼性が高いと考えられる．現在の本邦における大腸癌術後の内視鏡サーベイランス間隔は主に局所再発を発見する目的に設定されているため，3年目以降の内視鏡検査の設定が規定されていない．本研究のようなデータを基にして，今後，長期的な二次癌発生のリスクを考慮した，大腸癌術後内視鏡サーベイランスプログラムの確立が重要である．

（佐竹　悠良）

関連論文1：Jayasekara H, Reece JC, Buchanan DD, *et al. J Gastroenterol Hepatol.* 2017, 32（2）：301-326.

関連論文2：Winawer SJ, Zauber AG, Fletcher RH, *et al. CA Cancer J Clin.* 2006, 56（3）：143-159.

A. 同時性大腸癌を有する症例，および近位大腸原発症例は異時性大腸癌発生のリスクが高い！

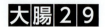

Q144. 大腸癌・腺腫の家族歴は大腸癌発症のリスクをどれくらい高めるか？

Increased risk of colorectal neoplasia among family members of patients with colorectal cancer : a population-based study in Utah.
Samadder NJ, Curtin K, Tuohy TM, et al. *Gastroenterology*. 2014, 147 (4) : 814-821. e5 ; quize e15-16.

▶ 研究デザイン：症例対照研究（ケース・コントロール）PMID：25042087

概要 大腸癌はしばしば家族内で発症するが，家族歴の有無をガイドラインに反映させるためにはエビデンスが不足している．本研究の対象は，1995年から2009年に大腸内視鏡検査を受けた50-80歳の米国ユタ州住民126,936名のうち，大腸癌と診断された3,804名．大腸癌患者の近親者の大腸癌罹患リスクを検証した大規模症例対照研究である．大腸内視鏡検査で大腸癌が見つかった症例の第一度近親者〔Hazard Rate Ratio (*HRR*) 1.79；95%CI 1.59-2.03)〕や第二度近親者（*HRR* 1.32；95%CI 1.19-1.47)，および従兄弟（*HRR* 1.15；95%CI 1.07-1.25）では大腸癌罹患リスクが増加していた．60歳以下で大腸癌が見つかった患者の第一度近親者は，60歳以上で見つかった患者の近親者よりもリスクが高かった．また，大腸腺腫や絨毛腺腫が見つかった患者の第一度近親者は大腸癌罹患リスクが高かった．

解説 大腸癌が見つかった患者の近親者における，大腸癌の発生リスクを検証した大規模症例対照研究．大腸内視鏡検査で大腸癌が見つかった患者の第一度近親者（親子，兄弟）や第二度近親者（祖父母，叔父，叔母，甥，姪，孫），および従兄弟では大腸癌罹患リスクが有意に高いことが示された．大腸癌家族歴は大腸癌罹患リスクとして影響力が大きいことは，他の研究からも明らかであり，米国のガイドラインにおいて大腸癌および腺腫の家族歴（60歳未満の第一度近親者1名あるいは全年齢の第一度近親者2名）を有する場合にはスクリーニング開始年齢を10年早めて，検診間隔も短縮することが推奨されている（関連論文）．　　　　　　　　　　（佐竹　悠良）

関連論文：Levin B, Lieberman A, McFarland B, *et al. Gastroenterology*. 2008, 134 (5) : 1570-1595.

A. 第一度近親者に60歳未満発症の大腸癌あるいは腺腫の患者がいる場合には，大腸癌罹患リスクは2倍以上に上昇！

Q145. 大腸腺腫摘除後の大腸癌死亡率は腺腫のリスクにより変わるか？

Long-term colorectal-cancer mortality after adenoma removal.
Løberg M, Kalager M, Holme Ø, et al. *N Engl J Med.* 2014, 371（9）：799-807.

▶研究デザイン：コホート研究　　　　　　PMID：25162886

|概要| ノルウェーの全国がん登録と国民死因データを使用し，大腸癌における標準化死亡率（大腸ポリープ治療歴を有する患者の大腸癌死亡数/一般人口の大腸癌死亡予想数；SMR）を用いて検討した．1993-2007年にポリープ切除を受けた40,826名を7.7年（中央値）追跡したところ，SMRは95%CI 0.96（0.87-1.06）であった．切除したポリープがHigh risk adenoma〔多発（2個以上），絨毛状腺腫，High grade dysplasia〕であったグループではSMRが1.16（1.02-1.31）であり，一般人口より大腸癌死亡率が上昇した．一方，Low risk adenoma（1個，Low grade dysplasia）ではSMRが0.75（0.63-0.88）と大腸癌死亡率が減少した．

|解説| ポリープを内視鏡的に摘除することで大腸癌罹患率および死亡率が減少することがNational Polyp Study（関連論文）で証明され，ポリープ切除後のサーベイランス・プログラムの基礎となった．Advanced neoplasiaと大腸癌罹患・死亡リスクの関連，3個以上の腺腫から定義されるHigh risk adenomaとAdvanced neoplasia発症リスクの関連は多くの研究で実証されているが，High risk adenoma（本研究では2個以上）と大腸癌死亡上昇の関連，Low risk adenomaと大腸癌死亡減少との関連を証明したのは本研究が初めてである．この結果からHigh risk adenomaはサーベイランスの対象となるが，Low risk adenomaはサーベイランスから除外できる可能性が示唆された．本研究は追跡期間が短いこと，ポリープの腫瘍径と正確な個数を把握できていないこと，サーベイランス受診率が不明なこと，検査のQualityが不明なことなどlimitationはあるが，大規模なコホート研究で初回ポリープ摘除と大腸癌死亡の関連をSMRを用いて実証した重要な研究である． 　　　　　　　　　（鶴木　絵里子）

関連論文：Zauber AG, Winawer SJ, O'Brein MJ, *et al. N Engl J Med.* 2012, 366（8）：687-696.

A. 低リスク腺腫（腺腫1個，Low grade dysplasia）の患者の大腸癌死亡率は一般人口より低下した！

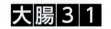

Q146. 腺腫発見率（ADR）と大腸癌の発症・死亡は相関するか？

Adenoma detection rate and risk of colorectal cancer and death.
Corley DA, Jensen CD, Marks AR, *et al.*　*N Engl J Med.* 2014, 370（14）：1298-1306.

▸ 研究デザイン：コホート研究　　　　PMID：24693890

概要　北カリフォルニアの総合医療提供組織のデータを用いたコホート研究．期間中に300件以上の全大腸内視鏡検査を施行している内視鏡医136名が行った大腸内視鏡検査314,872件を評価した．施行医ごとの腺腫発見率（ADR）は7.4-52.5％とばらつきがあり，ADRの五分位群別に区切ると，大腸癌（interval cancer）の発症リスクは低い群から順に9.8，8.6，8.0，7.0，4.8例/1万人年であった．ADRが最も高い群におけるinterval cancerの発症リスクは最も低い群の0.52倍であり，ADRが1％上昇するごとに大腸癌発症率は3％，大腸癌死亡率は5％低下した．

解説　大腸内視鏡検査の質は，複数のQuality indicatorで評価されることは広く知られている．ADRに関しては数多くの研究結果が報告されており，欧米ではスクリーニング目的の大腸内視鏡検査においてADRが25％以上になることが求められている．本研究では，ADRは内視鏡医間でばらつきがあり，ADRとinterval cancerの発症リスクと負の相関を認めた．その他の報告も含め，ADRは大腸癌発症・死亡抑制効果に対する最も重要な指標と考えられており，内視鏡医としては定期的に自身のADRを評価し，向上を図る必要がある．ADRは有用な指標ではあるが，"1つ"以上の腺腫を指摘した割合であって，指摘した腺腫の個数は評価されない．腺腫発見個数（adenoma per colonoscopy：APC）など他の指標も含めて総合的に判断することでより正確な検査の質を評価することが必要であり，簡便かつ実用的な指標の検討が今後の課題である．

（岩井　朋洋）

A. ADRが上昇すると，interval cancer発症・死亡のリスクは低下する．

Q147. 日本の大腸がん検診における費用対効果の点で最適な方法は？

Optimal use of colonoscopy and fecal immunochemical test for population-based colorectal cancer screening : a cost-effectiveness analysis using Japanese data.

Sekiguchi M, Igarashi A, Matsuda T, et al.　*Jpn J Clin Oncol.* 2016, 46 (2) : 116-125.

研究デザイン：シミュレーション分析　　　PMID：26685321

概要　大腸癌に対して平均的リスクを有する40歳の日本人を対象に，大腸がん検診戦略の費用対効果を分析した報告．大腸がん検診戦略は，①免疫学的便潜血検査（FIT）を行い，陽性者に対して全大腸内視鏡（TCS）を施行する方法，②最初からTCSを施行する方法，③FITを基本とし50歳でTCS受診歴がない人はTCSを一度受ける方法，のいずれかで介入する場合と，いずれも介入しない場合について分析した．①～③のいずれの戦略も未介入の場合と比較して，費用対効果の面で優れていた．また，それぞれの戦略の比較では，戦略②が最も費用対効果に優れ，戦略③，戦略①の順であった．一方で，戦略②は，その他の戦略よりも2倍以上のTCS件数を要するため，TCSのキャパシティーも考慮すると，戦略③が最善策ではないかと述べている．

解説　検診は，限られた費用のなかでいかに効果を高めていくかが課題となる．近年，海外からはモデルを用いた費用対効果分析が報告されており，それが政策に反映されている国もある一方で，日本ではほとんど行われていない．本研究は，日本での大腸がん検診の在り方を検証する重要な論文である．しかし，本論文の仮想モデルはadenoma-carcinoma sequenceのみを基に作成されているという点に課題があり，今後はde novo pathwayなどを組み込んだモデルでの検証が望まれる．またTCSを大腸がん検診に組み込んでいくためには，その安全性やキャパシティーに関するデータが必要である．この点に関してはJapan Endoscopy Database（JED）Projectが有用と考えられ，今後の展開が期待される．また解析のなかで，検診受診率が下がると検診介入の費用対効果における優越性が下がることも示されており，検診受診率が重要な因子であることも認識しておく必要がある．

（籔内　洋平）

> **A.** 全検診対象者に大腸内視鏡を行う検診が最も費用対効果が優れるが，膨大な内視鏡検査が必要！　便潜血検査と50歳前後での内視鏡を組み合わせた検診法が現実的に最適!?

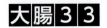

Q148. スクリーニング大腸内視鏡検査における advanced neoplasia の頻度とその肉眼型は？

Proportion of flat- and depressed-type and laterally spreading tumor among advanced colorectal neoplasia.

Kaku E, Oda Y, Murakami Y, *et al.* *Clin Gastroenterol Hepatol.* 2011, 9 (6) : 503-508.

研究デザイン：横断研究　　　　　　　　　　　PMID：21440090

概要　平均的な大腸癌リスク患者に対する，初回のスクリーニング大腸内視鏡検査における advanced neoplasia の発見率とその肉眼型別内訳〔隆起型，平坦・陥凹型，側方発育型腫瘍（laterally spreading tumor：LST）〕について検討した横断研究である．2003-2009 年の期間に，無症状で初回の大腸内視鏡検査を受けた 4,910 名（40-79 歳）を対象とした．その結果，advanced neoplasia を全体の 6.1％ に認め，男性では 7.9％（168/2,116 名），女性では 4.7％（131/2,794 名）であった．その内訳は，隆起型 75.3％，平坦・陥凹型 7.5％，LST 17.2％ であり，LST の約 8 割は右側結腸に認められ，そのうちの 30％ 以上が高度異型腺腫・粘膜内癌や粘膜下層浸潤癌であった．Advanced neoplasia の多くは隆起型であったが，相当数の右側結腸の LST が占めていたことは特筆すべき結果である．

解説　米国 National Polyp Study の結果から，内視鏡的大腸ポリープ摘除による大腸癌死亡率の減少効果が示され，世界的にはすべての腺腫性ポリープを摘除する流れにある．分類の違いもあるが，欧米では基本的に隆起型が多く発見され，日本では平坦・陥凹型や LST も比較的多く発見されている．しかし，過去の日本からの報告には対象が限定されていないものが多く，リスク評価も含めた大規模な報告はほとんどなかった．本研究は，平均的な大腸癌リスク群を対象とした多数例での検討として，陥凹型や LST の割合を日本から発信した重要な報告である．LST は，隆起型と比べ発見頻度は多くないが，大腸内視鏡や大腸 CT 検査での発見が難しいことがあり，post-colonoscopy colorectal cancer（PCCRC）の多くを占めているとの報告もある．大腸癌予防において無視できない重要な病変である．

（中谷　行宏）

A. Advanced neoplasia に占める平坦・陥凹型腫瘍，LST の割合は，隆起型に比べ高くないが，大腸癌予防の観点からは重要である！

Q149. 初回大腸内視鏡検査後に発見されるadvanced neoplasiaの頻度は？

Five-year incidence of advanced neoplasia after initial colonoscopy in Japan：a multicenter retrospective cohort study.
Matsuda T, Fujii T, Sano Y, *et al.*　*Jpn J Clin Oncol.* 2009, 39（7）：435-442.

> 研究デザイン：多施設共同コホート研究　　PMID：19483205

概要　国内6施設において初回大腸内視鏡検査を施行された40歳以上の患者のうち，3年以上の経過観察がなされた5,309名（男性3,328例，女性1,981例，平均年齢62.4歳）を対象とし，その後のadvanced neoplasia（本研究では「癌と10 mm以上の腺腫」と定義）の発生頻度を検討した．初回検査の所見に基づいて患者を4群（A：腺腫性ポリープなし，B：5 mm以下の腺腫あり，C：6 mm以上の腺腫あり，D：粘膜内癌あり）に分けて検討したところ，A群（2.6%）・B群（6.7%）と比べてC群（13.4%）・D群（12.6%）は，その後のadvanced neoplasiaの発生頻度が高く，A＋B群（低リスク群）に対しC＋D群（高リスク群）は有意であった（$P<0.0001$）．また，初回検査の所見がその後のポリープ発生リスクと相関することが示された．なお，初回検査後3年以内に浸潤癌が発見された症例が13例（0.24%）あり，見逃しや急速発育の可能性が示唆された．

解説　米国において行われたNational Polyp Study（NPS）の結果が1993年に発表され，ポリープ切除後の内視鏡検査間隔は3年でよいこと，初回検査の所見とその後のポリープ発生リスクが相関することなどが明らかとなった．日本においては，2000年にJapan Polyp Study（JPS）Workgroupが設立され，ポリープ切除後の適切な大腸内視鏡検査間隔を明らかにするための多施設共同前向き試験が計画されることとなったが，本論文はそれに先立って行われた観察研究であり，JPSの研究デザインを策定する根拠となった．日本の良好な前処置，拡大内視鏡や色素を用いた精密な診断，表面陥凹型腫瘍の認知度，内視鏡治療の確実性など，NPSとJPSにはいくつかの相違点があるが，最も大きな違いである無作為化割りつけ前に内視鏡検査を2回行い，クリーンコロンを確認するという試験デザインは，本研究で明らかとなった初回検査後の見逃し癌の頻度の高さから設定されたものである．　　　　　　　　　　　　　（小林　望）

> **A. 初回検査で粘膜内癌，または6 mm以上の腺腫を認めた症例では，その後のadvanced neoplasiaの発生頻度が高い！！**

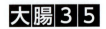

Q150. 大腸 advanced neoplasia の予測スコアリングモデルの作成は可能か？

A score to estimate the likelihood of detecting advanced colorectal neoplasia at colonoscopy.
Kaminski MF, Polkowski M, Kraszewska E, *et al.* Gut. 2014, 63 (7) : 1112-1119.

▶ 研究デザイン：多施設共同横断研究　　　PMID：24385598

概要　ポーランド73施設での大腸内視鏡スクリーニングプログラムに参加した40-66歳，35,918名（男性13,754名，女性22,164名）を対象に，大腸 advanced neoplasia 予測スコアリングモデルの作成に関する検討を行った．スクリーニング大腸内視鏡検査にて，全対象者中の7.1%（2,544名）に advanced neoplasia を認めた．Test set では，年齢，性別，大腸癌家族歴，喫煙，BMI が独立した危険因子として同定され，各々に risk score が設定された（5因子の合計点0-8）．また，Validation set でのモデルキャリブレーション（較正）の結果，全体での advanced neoplasia のリスクが1.0となり良好なスコアリング化の較正を示した．その結果，advanced neoplasia の発生リスクは，スコア0点の1.32%からスコア7-8点の19.12%まできれいに層別化することが可能であった．

解説　一般に欧米では，大腸癌スクリーニングは50歳以上の平均的リスクの人を対象に推奨されているが，日本と同様に，十分な受診率であるとは言えない．いかにして大腸癌リスクの高い人を効率よく抽出し，受診してもらうかが大きな課題の一つとなっている．アジアでは，Asia-Pacific Working Group on Colorectal Cancer が同様のスコアリングモデルを報告（**大腸37**）しているが，本研究はさらに多数例での検討であり，Validation set での相関も良好であった．内視鏡診断・治療技術において，日本は世界のトップレベルにあると言われているが，大腸がんスクリーニング（検診）に関しては，まだまだ欧米から大きな遅れをとっている．今後日本からも，大腸内視鏡スクリーニングに関する多くのエビデンスが発信されることを期待したい．　　（中谷　行宏）

A. 年齢，性別，大腸癌家族歴，喫煙，BMI のスコアリングから，advanced neoplasia のリスク予測が可能であった．

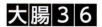

Q151. サーベイランス大腸内視鏡検査時の advanced neoplasia 発生のリスク因子は？

Five-year colon surveillance after screening colonoscopy.
Lieberman DA, Weiss DG, Harford WV, *et al*. *Gastroenterology*. 2007, 133（4）: 1077-1085.

■ 研究デザイン：多施設共同コホート研究　　PMID：17698067

概要　米国 13 の退役軍人病院にて 50-75 歳の 3,121 名を対象にして，スクリーニング大腸内視鏡検査後 5.5 年以内のサーベイランス大腸内視鏡検査で発見される advanced neoplasia（10 mm 以上の腺腫，絨毛腺腫，高度異型腺腫，浸潤癌）の発見率を前向きに調査した研究．初回検査で 1,171 名に neoplasia が発見され（neoplasia 群），neoplasia が発見されなかった 501 名が control 群とされた．サーベイランス検査において，control 群からは 2.4％の advanced neoplasia が発見された．Neoplasia 群では 9.6％の advanced neoplasia が発見され，年齢・大腸癌家族歴を調整し，control 群を 1.0 とした相対危険度は，初回検査で 10 mm 未満の腺腫を 1-2 個認めた群で 1.92，10 mm 未満の腺腫を 3 個以上認めた群で 5.01，10 mm 以上の腺腫を認めた群で 6.40，絨毛腺腫を認めた群で 6.05，高度異型腺腫を認めた群で 6.87 であり，初回検査の結果と強い相関があった．

解説　大腸内視鏡スクリーニングにおいて初回に発見された病変が，サーベイランス時の advanced neoplasia の発生と強く相関することを前向き試験にて示した論文．その後の米国のサーベイランスガイドラインにおいて，全大腸内視鏡検査（TCS）における腺腫性ポリープの個数と最大径，病理組織診断（villous 成分と high-grade dysplasia の有無）により，リスクを層別化し，サーベイランス間隔の推奨を変える根拠の一つとなった．その後，報告された研究（関連論文）においても大腸癌の疫学的なリスク因子よりも初回，大腸内視鏡時発見病変の腫瘍径，個数，病理組織が advanced neoplasia のリスクとして強力であることが示された． （福本　晃平）

関連論文：Chung SJ, Kim YS, Yang SY, *et al. Gut*. 2011, 60（11）: 1537-1543.

> **A. 初回スクリーニング内視鏡時に発見された高度異型腺腫，絨毛腺腫，10 mm 以上の腺腫，3 個以上の腺腫は advanced neoplasia 発生の有意なリスク因子！**

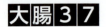

Q152. 検診大腸内視鏡検査前にANのリスク予測は可能か？

The Asia-Pacific Colorectal Screening score：a validated tool that stratifies risk for colorectal advanced neoplasia in asymptomatic Asian subjects.

Yeoh KG, Ho KY, Chiu HM, *et al.* *Gut.* 2011, 60（9）：1236-1241.

▶研究デザイン：多施設共同横断研究　　　　PMID：21402615

|概要| アジア太平洋地域11カ国の施設における無症状成人を対象とした検診大腸内視鏡検査のデータを使って，大腸癌や10 mm以上の腺腫を含む大腸 advanced neoplasia（AN）の存在を予測するスコアを作成し，検証を行った．まずは，860名のデータから多重ロジスティック回帰分析により大腸ANの危険因子（性別，年齢，大腸癌家族歴，喫煙）を同定のうえ，その4因子を用いた簡便な大腸AN予測スコアを作成した．次に，そのスコアの有用性を1,892名のデータを使って検証し，中等度の大腸AN識別能（C統計量0.66）を明らかにしている．スコアに応じて受診者を3群（「平均リスク群（スコア0-1点）」「中等度リスク群（2-3点）」「高リスク群（4-7点）」）に分けると，各群のAN有病率は1.3％（7/559），3.2％（31/966），5.2％（19/367）となり，本スコアが大腸がん検診におけるリスク層別に有用な可能性が示された．

|解説| 大腸がん検診の領域でも，大腸内視鏡という限られた医療資源をより有効に活用すべく，受診者のリスク層別化という概念が注目され，受診者の基本情報を用いた簡便な大腸癌・腫瘍予測スコアが海外を中心に複数報告されている．The Asia-Pacific Colorectal Screening scoreはバリデーションも行われているスコアで，同地域における大腸がん検診での使用が推奨されている（関連論文1）．日本の消化器内視鏡医も知っておく必要がある．最近，本スコアにさらにBMIを加えると大腸ANの識別能がさらに上がると報告された（関連論文2）．日本の大腸がん検診においては，本スコアの使用を含め，受診者の背景因子をリスク層別に用いる手法はまだ用いられていないが，今後は本スコアを日本により合うように修正するなどして，受診者のリスク層別を行うことで医療資源のさらなる有効活用や検診効果の増大につながる可能性がある．今後の展開に注目したい．

（関口　正宇）

関連論文1：Sung JJ, Ng SC, Chan FK, *et al. Gut.* 2015, 64（1）：121-132.
関連論文2：Sung JJY, Wong MCS, Lam TYT, *et al. J Gastroenterol Hepatol.* 2018, 33（1）：187-194.

> **A.** 性別・年齢・家族歴・喫煙の情報から，ANのリスクを予測する簡便なスコアがアジア太平洋地域でも提唱されている．

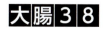

Q153. 小腺腫（＜1 cm）が1-2個しかない人の将来のリスクは異なる？

Risk stratification of individuals with low-risk colorectal adenomas using clinical characteristics: a pooled analysis.

Gupta S, Jacobs ET, Baron JA, *et al.*   *Gut.* 2017, 66 (3) : 446-453.

▶研究デザイン：プール解析　　　　　　　　　PMID：26658145

概要　欧米のガイドラインでは低リスク群に分類される，初回内視鏡で小腺腫（＜1 cm）が1-2個であった症例のなかにも，将来のadvanced neoplasia（癌，1 cm以上の腺腫，絨毛腺腫，高異型度腺腫）発生リスクには大きな差があり，リスク因子により細分類すればさらに細かなサーベイランス間隔の提案が可能となる――との仮説に基づき，7つの前向き研究結果をプールし，ポリープ摘除から3-5年後のadvanced neoplasiaの発生リスクとその関連因子を検討した．ガイドラインで分類される低リスク群の定義に，絨毛腺腫・高異型度腺腫を含むUK群（4,516例）と含まないEU/US群（2,477例）をそれぞれ評価した．異時性advanced neoplasia発生リスクはUK群で8.3％，EU/US群で7.6％であり，両群とも50歳未満では最も発生リスクが少なかった（3-4％）．一方，ポリープ摘除既往群，絨毛腺腫あり群では約12％と，リスクが高かった．異時性advanced neoplasia発生リスクとして，右側結腸ポリープの存在，絨毛腺腫，年齢（≧70歳），ポリープ切除既往など，いずれの群でもほぼ共通の因子が挙げられた．

解説　大腸がん検診の普及による内視鏡受診者の増加と内視鏡機器/技術の発展による腺腫発見率の向上は，サーベイランス検査の増加をもたらすものである．その一方で，将来の人的・経済的負担増加が懸念されてもいる．腺腫摘除後においてもサーベイランスによる利益がない群を見い出せれば，それは将来の負担軽減につながるものであり，またリスクを細分類して超低リスク群を見い出せば，サーベイランスを減らすことが可能かもしれない．しかし米国をはじめ欧州，英国のガイドラインには，低リスク群に対する推奨サーベイランス間隔に関してばらつきがあるのが現状である．本論文の結論において，サーベイランスが必要な対象の特徴を見い出したとあるが，重要なメッセージとしては，それらの特徴のない群は現行ガイドラインの低リスク群のうち，超低リスク群である可能性を示唆したことである．

（森藤　由記）

> **A. 初回内視鏡で小腺腫（＜1 cm）が1-2個だった人のなかには，内視鏡経過観察が不要な人がいるかも！**

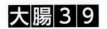

Q154. 高リスク大腸病変（advanced neoplasia）のある人を予測できるか？

Risk of advanced neoplasia using the National Cancer Institute's colorectal cancer risk assessment tool.

Imperiale TF, Yu M, Manahan PO, *et al.*　*J Natl Cancer Inst*. 2016, 109（1）. pii：djw181.

▶研究デザイン：多施設共同横断研究　　　　PMID：27582444

概要　米国インディアナポリスを中心とした多施設で行われた，初めてスクリーニング大腸内視鏡を受ける50-80歳の男女4,457名を対象とした，大腸病変のリスク予測に関する研究である．受診者の臨床情報および生活習慣に関わる問診内容を基に，National Cancer Institute（NCI）の大腸癌発症リスク予測モデルを用いて，対象者を5群にリスク層別化した．5年後の大腸癌発症リスクが平均以上と予測された高リスク群では，平均未満の低リスク群に比べ，advanced neoplasia保有率が12.8％ vs. 3.7％と有意に高かった（相対リスク3.4；95％CI 2.7-4.4）．また5年後，10年後の大腸癌発症予測リスクは，対象者におけるadvanced neoplasia保有率によく相関していた．

解説　米国では，過去に大腸癌発症リスクの予測モデルは提唱されていた（関連論文1）が，その前駆病変となる大腸腫瘍性病変を有する高リスク群を予測する方法は報告されていなかった．本研究では，将来の大腸癌発症リスクと初回内視鏡検査におけるadvanced neoplasiaの保有率とが有意な相関を示し，NCIの大腸癌リスク予測モデルが大腸腫瘍性病変の高リスク群拾い上げに応用できる可能性を示唆した．日本を含むアジア環太平洋地域でも，Asia-Pacific Colorectal Screening（APCS）scoreが提唱されている（関連論文2，**大腸37**）．本邦でも今後，大腸内視鏡検診が導入される可能性が高いが，内視鏡を行う前の高リスク群の抽出は，有効かつ効率的な検診に重要である．

（張　萌琳）

関連論文1：Freedman AN, Slattery ML, Ballard-Barbash R, *et al. J Clin Oncol*. 2009, 27(5)：686-693.
関連論文2：Yeoh KG, Ho KY, Chiu HM, *et al. Gut*. 2011, 60（9）：1236-1241.

> **A.** 大腸癌前駆病変であるadvanced neoplasiaのリスクは，生活習慣などの臨床情報から予測できる可能性がある！　将来の大腸内視鏡検診の導入には，内視鏡を受けるべき高リスク群の拾い上げがますます重要！

Q155. 大腸内視鏡検査における観察時間は腺腫発見率に影響する？

Colonoscopic withdrawal times and adenoma detection during screening colonoscopy.

Barclay RL, Vicari JJ, Doughty AS, et al. *N Engl J Med.* 2006, 355 (24): 2533-2541.

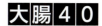

▶研究デザイン：横断研究　　　　　　　　　　　　　　　PMID：17167136

| 概要 | 米国イリノイ州で，外来での全大腸内視鏡スクリーニング検査における，内視鏡抜去時の観察時間と腺腫発見率（ADR）との関連を調べた観察研究である．12名の内視鏡熟練医が15カ月間で施行した2,053件の初回のスクリーニング検査を対象とした．検査施行医を，処置のない症例での平均観察時間が6分未満の医師3名と，6分以上の医師9名の2群に分け，術者ごとの検査条件（被検者の年齢，性別，大腸癌家族歴，腸管前処置の状態，盲腸到達率）に差がないことを確認し検討した．観察時間の長い群では短い群に比して，全腫瘍性病変の発見率（28.3％ vs. 11.8％，$P<0.001$）とAdvanced neoplasiaの発見率（6.4％ vs. 2.6％，$P=0.005$）が有意に高かった．全大腸内視鏡検査における観察時間が，内視鏡の質的評価の指標となる可能性を示唆した論文である．

| 解説 | 大腸内視鏡検査は，大腸癌による死亡リスク低減に効果的であるとされているが，その有用性が最大限に発揮される前提として，質の高い内視鏡検査が求められる．現在でも，大腸内視鏡検査の質的評価指標の一つとして，前癌病変である腺腫の発見率（ADR）が重要視されている（関連論文1，2）．本研究は，大規模な観察研究により観察時間の長さがADR向上に寄与することを示した．観察時間は，腸管前処置の状態，腸管の長さや病変数に左右されるため，それ自体は内視鏡の質的評価基準としては副次的なものである．しかし本研究では，観察時間が長い群は短い群に比しポリープ切除の有無によらずADRが高く，また微小病変も多く発見されている．観察時間が単に長ければよいわけではないが，この結果は，注意深い観察がADRの向上，ひいては効果的な内視鏡検査につながることを示唆している．また，Advanced neoplasiaの発見率との関連性では，観察時間が短すぎると重要病変を見落とす可能性が高くなることを示唆しており，教訓的である．

（張　萌琳）

関連論文1：Corney DA, Jensen CD, Marks AT, et al. *N Engl J Med.* 2014；370（14）：1298-1306.
関連論文2：Rex DK, Schoenfeld PS, Cohen J, et al. *Gastrointest Endosc.* 2015, 81（1）：31-53.

> **A. スクリーニング大腸内視鏡検査における6分以上の観察は，腺腫およびAdvanced neoplasiaの発見率を向上させる！**

Q156. 腺腫発見率向上のジレンマ
——小さい腺腫ばかり見つけて意味はある？

Variation in adenoma detection rate and the lifetime benefits and cost of colorectal cancer screening : a microsimulation model.

Meester RG, Doubeni CA, Lansdorp-Vogelaar I, et al. *JAMA*. 2015, 313 (23) : 2349-2358.

▶ 研究デザイン：シミュレーション分析　　PMID：26080339

概要　米国カリフォルニアで136名の内視鏡医が1998年から2010年の間に施行した57,588件のスクリーニング大腸内視鏡と大腸癌罹患/死亡を含むデータベースを活用し，Microsimulation Screening Analysis-colon（MISCAN）モデルを用いてシミュレーションした．腺腫発見率（adenoma detection rate：ADR）が5%増すごとに34.4年/1,000人の生存年数（予防し得た大腸癌1例当たり10年に相当）を増加させ，生涯大腸癌死亡リスクは12.8%低下，内視鏡検査数は4%増加，有害事象は9.8%増加，総費用は3.2%低減した．また，微小腺腫のみのADRが向上したとしても，結果がほとんど変わらないことを示し，高いADRは，総費用を増すことなく生涯大腸癌罹患/死亡リスクを低減する，と結論した．

解説　抗癌剤や手術機器の開発・発展に伴い，今後，癌治療コストの高騰が見込まれる．限られた医療資源で効果的・効率的な癌対策を構築するためには，がん検診の費用対効果分析は重要である．ADRの向上が注目課題とされて久しいが，そのダークサイドも指摘されている．すなわち，ADRの向上により微小腺腫の発見が増加し，サーベイランス検査数増加に伴う医療コストの増加が懸念されている．一方で，「本当に大腸癌死亡低減効果が得られているのか？」との疑問に対しては，本研究がモデル分析による費用対効果分析を行ったことで，今後もADR向上を目指した研究開発を継続する方針を確認し得たと言える．なお，このモデルは米国対がん協会の助成を受けた癌介入および調査モデルネットワークが作成したもので，このモデルを用いて多数の分析が行われ，その結果は米国の検診政策に反映されている．

（今井　健一郎）

A. ADR向上で微小腺腫の発見を増加させたとしても，医療費を増させることはなく，大腸癌リスクを低減する！

Q157. 大腸内視鏡検査の前処置法によって病変発見って違うの？

Split-dose preparation for colonoscopy increases adenoma detection rate：a randomised controlled trial in an organised screening programme.
Radaelli F, Paggi S, Hassan C, *et al.*　*Gut.* 2017, 66（2）：270-277.

▶研究デザイン：多施設共同ランダム化比較試験　　PMID：26657900

|概要| 北イタリアの組織型住民検診において，便潜血陽性精査のため初回大腸内視鏡を受けに来た 50-69 歳の 690 名を対象とし，2 L の高濃度ポリエチレングリコール（モビプレップ®）を検査前夜に 1 L，残りの 1 L を検査当日に分けて内服する分割投与群（2 日法）と，検査前夜に 2 L を内服する前日投与群とを比較した多施設共同ランダム化比較試験．腺腫検出割合（少なくとも 1 病変以上腺腫が指摘された症例の割合）は，分割投与群のほうが前日投与群よりも有意に高かった（53.0％ vs 40.9％；相対リスク比：1.22, 95％CI：1.03-1.46）．進行腺腫（腫瘍径 10 mm 以上，または 20％以上絨毛成分を含む，または高異型度腺腫）発見率（26.4％ vs 20.0％；相対リスク比：1.35, 95％CI：1.06-1.73）も分割投与群で有意に高かった．

|解説| 最新の欧州（関連論文 1）や米国（関連論文 2）のガイドライン発刊以前は，検査前日夜に 4 L のポリエチレングリコール製剤を内服する前日投与法が標準レジメンであった．最終内服から検査開始までの時間が腸管洗浄度に大きな影響を与えることなどが報告され，前日夕と当日朝に 2 L ずつを内服する分割投与法が認知されるようになり，ガイドライン改定に至った．従来の前処置法に関する試験では腸管洗浄度を主要評価項目としていたのに対し，本論文は主要評価項目を病変発見率とし，前処置法の選択が病変発見を有意に向上することを初めて示した，重要論文である．分割投与法が，大腸内視鏡検査の標準的前処置法として強く推奨される根拠を示した．本邦で前日投与法を用いることは少ないと考えるが，腸管洗浄法の選択が病変発見に影響を与えるほど重要な臨床決断であることを認識し，薬剤やレジメンに関する十分な知識の必要性を示唆している．

（北市　智子）

関連論文 1：Hassan C, Bretthauer M, Kaminski MF, *et al. Endoscopy.* 2013, 45（2）：142-150.
関連論文 2：Johnson DA, Barkun AN, Cohen LB, *et al. Gastroenterology.* 2014, 147（4）：903-924.

> **A. 腸管洗浄法により病変発見が大いに変わる！　欧米の標準は分割投与法！**

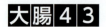

Q158. 内視鏡検査の前処置の適切なタイミングは？

The impact of colon preparation timing on colonoscopic detection of colorectal neoplasms -- a prospective endoscopist-blinded randomized trial.

Chiu HM, Lin JT, Wang HP, *et al.*　Am J Gastroenterol. 2006, 101（12）：2719-2725.

研究デザイン：ランダム化比較試験　　　PMID：17026559

概要　大腸内視鏡検査前の腸管洗浄状態と病変検出数に関して比較した論文．2004年3月から2005年9月までに台湾大学病院で人間ドックとして大腸内視鏡検査を受け，ポリペクトミーを目的に2回目の大腸内視鏡検査が予定された121例を対象とし，2Lのポリエチレングリコール製剤（PEG）を検査前日夜20時に内服するA群60名と，検査当日朝5時に内服するB群61名に無作為に割りつけた．12時から13時に予定された内視鏡検査中に，内服方法を知らされない施行医が腸管洗浄状態を4段階（excellent/good/fair/poor）で評価し，excellent/goodを「適切」と定義し，洗浄適切割合と平均病変指摘数を比較した．洗浄適切割合はA群で93.3％であったのに対し，B群では72.4％（$P=0.003$），指摘病変数はA群の2.78個に対しB群は1.90個（$P=0.028$）であった．以上より，当日朝のほうが，腸管洗浄剤内服の適切なタイミングであることが示唆された．

解説　2013年から2014年に欧米のガイドラインが改訂される以前は，欧米における大腸内視鏡検査前腸管洗浄の標準レジメンは4LのPEGを検査前日夜に内服する方法であった．本研究は，本邦で伝統的に用いられてきた"当日朝に内服する方法"が，当時の欧米の標準法に比し腸管洗浄や病変検出に有用である，との仮説を証明した重要な論文である．本研究により腸管洗浄剤の最終内服から検査までの時間が注目されるようになり，その後の研究報告結果に基づき，現在では前日夜に2L，当日朝に2LのPEGを内服する分割投与法が欧米のガイドラインで標準法とされている．腸管洗浄剤の種類や投与のタイミングに関しての関心は海外で高く，海外から多くのランダム化比較試験が報告されている．本邦においては現行法でも良好な洗浄が得られることが多いためか，関心が薄い．本邦発のより質の高い腸管洗浄に関する研究報告を期待したい．

（長島　藍子）

A. 検査前6-8時間前に腸管洗浄剤を内服すると，13-16時間前よりも洗浄状態とポリープ発見精度は向上する！

大腸44

Q159. 新世代内視鏡システム Fuse® によって
大腸腺腫の見逃し率は低下するか？

Standard forward-viewing colonoscopy versus full-spectrum endoscopy：an international, multicentre, randomised, tandem colonoscopy trial.

Gralnek IM, Siersema PD, Halpern Z, *et al.* *Lancet Oncol.* 2014, 15（3）：353-360.

研究デザイン：多施設共同ランダム化比較試験　　　PMID：24560453

概要　大腸腺腫の見逃し率を主評価項目とした，広視野角内視鏡 Fuse®（最大視野角 330°）と従来型内視鏡（最大視野角170°）における前向きランダム化比較試験である．同日に Fuse® と従来型内視鏡で2回の全大腸観察を行う（Back-to-back）デザインで，197名が登録され，従来型内視鏡の先行群88名，Fuse® の先行群97名が解析対象となった．従来型内視鏡先行群では初回の従来型内視鏡で29個，2回目（Fuse®）に20個の腺腫を発見し，腺腫見逃し率は41％（20/49）であった．一方，Fuse® 先行群では7％（5/67）と有意に低率であった（95％CI：2.5-16.6）．副次評価項目については，進行大腸腺腫見逃し率は従来型内視鏡先行群15％に対し Fuse® 先行群0％，抜去時間はそれぞれ5.6分 vs. 6.2分（*P*＜0.001），挿入時間は有意差なしであった．

解説　大腸内視鏡検査では約20％の症例で腺腫が見逃され（**大腸48**），検査後大腸癌の原因として問題となる．Fuse® は，スコープ前方と両側面に3つの CCD レンズを備え，従来型の約2倍の視野角330°を有し，ヒダ裏や屈曲部などの観察困難部位の観察が可能であり，腺腫の見逃し低減が期待された．実際，Fuse® は見逃し率を低減はしたものの，大腸癌死亡と相関する腺腫発見率に関しては有意な向上を示さなかった．後に便潜血検査陽性例を対象としたイタリアの並行群間無作為化比較試験においても，腺腫発見率や発見個数は向上しないことが報告された（関連論文）．以上の課題はあるものの，腺腫見逃し低減に対する広視野角内視鏡の可能性を示した重要な論文である．

（首藤　龍人）

関連論文：Hassan C, Senore C, Radaelli F, *et al. Gut.* 2017, 66（11）：1949-1955.

A. **330度の広視野角内視鏡は大腸腺腫見逃し率を低下させ得る！　腺腫発見は？**

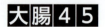

Q160. 大腸内視鏡検査時のCO₂送気は安全かつ有用か？

NORCCAP (Norwegian colorectal cancer prevention): a randomised trial to assess the safety and efficacy of carbon dioxide versus air insufflation in colonoscopy.

Bretthauer M, Thiis-Evensen E, Huppertz-Hauss G, et al.　Gut. 2002, 50 (5): 604-607.

研究デザイン：ランダム化比較試験　　PMID：11950803

概要　大腸内視鏡検査（CS）の検査時に，送気に CO_2 を用いる CO_2 群（121名）と，空気を用いるAir群（119名）に無作為に割り付け，CO_2 送気の安全性と有用性を検討した二重盲検ランダム化比較試験．2群間で検査前後の終末呼気 CO_2 分圧に差はなかった．苦痛度の評価にはVisual Analogue Scale（VAS）が用いられ，検査1，3，6，24時間後において CO_2 群は有意に低値（24時間後 $P<0.05$，それ以外は $P<0.001$）であり，かつ「苦痛なし」と答えた被検者が90％以上（Air群では40％以上）と多く，有意であった（1，3，6時間後 $P<0.001$）ことから，CO_2 送気は安全かつ検査後の苦痛軽減に有用と結論した．

解説　二重盲検ランダム化比較という試験デザインを用い，極めて簡潔，明瞭にCS時の CO_2 送気の安全性と有用性を証明した重要論文である．本研究を根拠として，CSや大腸内視鏡的粘膜下層剥離術（ESD）時の CO_2 送気を導入した施設もあるだろう．ただし，本研究を日常臨床に外挿する際には注意が必要である．本研究では，①必要な場合には鎮静剤投与が可能であるが，鎮痛剤を使用した症例は最終解析で除外され，また②重度の心肺疾患患者を適格外としている．そのため，鎮静剤使用下や心肺機能低下症例に対する安全性が本論文によって証明されたわけではない．また，患者苦痛を示すVASは検査後には有意に CO_2 群で軽減しているが，検査中はほぼ同等である．CO_2 の患者苦痛軽減効果は，検査後に CO_2 が吸収されてから発揮される．

（杉本　真也）

A. 大腸内視鏡検査時の CO_2 送気は安全で，検査後の患者苦痛を劇的に軽減する！

Q161. CSにおけるフード装着は，ポリープ発見，盲腸までの到達に効果的か？

The efficacy of cap-assisted colonoscopy in polyp detection and cecal intubation : a meta-analysis of randomized controlled trials.
Ng SC, Tsoi KK, Hirai HW, *et al.* *Am J Gastroenterol.* 2012, 107 (8) : 1165-1173.

▶研究デザイン：メタ解析　　　　　　　　　　　　PMID：22664471

概要　2,358件の検索抄録から選定した16件のランダム化比較試験における8,991症例を対象とし，フード装着群（CAC群：cap-assisted colonoscopy，4,501例）と非装着群（SC群：standard colonoscopy，4,490例）で大腸内視鏡検査（CS）におけるポリープ発見率，盲腸到達率，盲腸到達時間，総検査時間を比較した．その結果，CAC群はSC群に比してポリープ発見率が高く（相対リスク1.08；95%CI 1.00-1.17），盲腸到達時間は短縮していた（平均短縮時間0.64分；95%CI -1.19 to-0.10）．盲腸到達率，総検査時間は両群で同等であった．サブグループ解析では，「短いフード（≦4 mm）」は高いポリープ発見率と，「長いフード（≧7 mm）」は短い盲腸到達時間とそれぞれ有意に相関していた．

解説　CS時のフード装着が有用かどうかを検証する，世界初のメタアナリシスである．一見，フード装着におけるメリットを印象づける結果だが，その差はわずかであり，問題点も論じている．短いフード装着によりポリープ発見率は上昇するものの，腺腫発見率（ADR：adenoma detection rate）には有意差を認めず，大腸癌の抑制を目標としたCSの代替指標である，ADRの向上に寄与するかは本研究でも明らかにできなかった．多くの論文が病理結果を公表しておらず，データが不十分であったためとされている．また10 mm以上の長いフードを使用した場合，到達時間は短くなるものの，ADRが低下するとの報告もあり，フードの選択によるメリットとデメリットを認識すべきである．

（大野　正芳）

関連論文1：Kondo S, Yamaji Y, Watabe H, *et al. Am J Gastroenterol.* 2007, 102 (1)：75-81.
関連論文2：Lee YT, Lai LH, Hui AJ, *et al. Am J Gastroenterol.* 2009, 104 (1)：41-46.

A. 短フードはポリープ発見をわずかに向上，長フードは盲腸到達時間を短縮するが，フード装着がポリープ発見を低下させてしまうかも!?

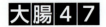

Q162. 大腸内視鏡検査の挿入困難例にダブルバルーン内視鏡検査は有用か？

A multicenter, prospective trial of total colonoscopy using a short double-balloon endoscope in patients with previous incomplete colonoscopy.

Hotta K, Katsuki S, Ohata K, *et al.* *Gastrointest Endosc.* 2012, 75（4）：813-818.

研究デザイン：多施設共同横断研究　　PMID：22284085

概要　本邦の10施設で行われた多施設前向き観察研究で，大腸内視鏡検査非完遂例に対するダブルバルーン内視鏡の有用性を評価した．合計110名を対象に，主要評価項目として盲腸到達割合，副次的評価項目として盲腸到達時間，偶発症，患者の忍容性が示された．盲腸到達割合は100％で，盲腸到達時間中央値は12分であった．偶発症は軽微な粘膜損傷が1例のみで，忍容性も80％以上で「苦痛なし」もしくは「軽度の痛み」という結果であった．本研究の結果から，挿入困難例に対する次善策としてダブルバルーン内視鏡の使用が有用なオプションであることが示唆された．

解説　盲腸到達割合は，大腸内視鏡検査の質を評価するうえで重要な項目の一つである．しかし，腹部手術後や体型などの因子による盲腸到達困難は，大腸内視鏡検査に携わる医師であれば，誰しもが少なからず経験する．現在，盲腸到達困難例に対する次善策としては，大腸カプセル内視鏡やCTコロノグラフィーなどが挙げられるが，これらの検査で病変が指摘された場合には，大腸内視鏡検査を行う必要がある．スコープの改良によるアプローチもあるが，短縮した形で最終的に挿入できないと，観察の質が下がる可能性がある．バルーンアシストでの挿入はスコープを直線化して挿入できることが多く，病変発見に対する質も担保されやすいと考える．本研究の対象は平均リスク集団ではないため，単純に既報と発見能を比較することはできないが，ダブルバルーン内視鏡検査の腫瘍発見割合は5割以上と，十分な病変検出能があると予想される．

（坂本　琢）

関連論文：Tan M, Lahiff C, Bassett P, *et al. Clin Gastroenterol Hepatol.* 2017, 15（10）：1628-1630.

A. バルーンアシスト下大腸内視鏡検査は，挿入困難例で考慮すべきオプション！

大腸48

Q163. 大腸内視鏡検査で病変を見逃すことはあるのか？

Colonoscopic miss rates of adenomas determined by back-to-back colonoscopies.

Rex DK, Cutler CS, Lemmel GT, *et al.* *Gastroenterology.* 1997, 112 (1) : 24-28.

研究デザイン：ランダム化比較試験　　　　　PMID : 8978338

概要　同日の連続する2回の大腸内視鏡検査について，術者と検査時の体位を無作為に4群に割り付け大腸腺腫の見逃し率を検討した研究．対象は183症例で，全体での大腸腺腫の見逃し率は24％であった．腺腫の大きさ別では5 mm未満が27％，6-9 mmが13％，10 mm以上は6％であり，見逃した腺腫の多くは10 mm未満の腺腫であった．また，見逃された10 mm以上の腺腫はすべて1年目の医員による検査であった．初回に2個以上の腺腫を認めた症例では，1個以下の症例よりも有意に見逃しが多かった（95％CI：1.69-6.46）．術者ごとの見逃し率にばらつきはあったものの，術者や体位を変えても見逃し率に差はなかった．これらの結果から，「細心の注意を払って内視鏡検査を行っても，病変の見逃しは生じ得るものであり，新しい内視鏡技術の改善が望まれる」と締めくくっている．

解説　大腸内視鏡は完璧ではない．本研究は，熟練内視鏡医においても小腺腫の見逃しが生じ得ることを示している．本論文と同様に同日の連続大腸内視鏡を行い，ポリープ見逃しのデータを示した6論文をシステマティックにレビューした報告が2006年に発表された（関連論文）．この報告では，ポリープ見逃し率は21％，サイズ別の腺腫見逃し率は1-5 mmで26％，5-9 mmで13％，10 mm以上は2％であった．対象が1991年から2004年に発行された論文であるため，現在の成績とは異なる可能性はあるが，内視鏡医として知っておきたいデータである．大きな腺腫を見逃すことがないよう，大腸内視鏡の精度を担保するための知識と技術を身につけたいものである．

（安原　ひさ恵）

関連論文：van Rijn JC, Reitsma JB, Stoker J, *et al. Am J Gastroenterol.* 2006, 101 (2)：343-350.

A. 大腸内視鏡でのポリープ見逃しは20％も発生！　ただし多くは小さな腺腫で，10 mm以上の腺腫は2％！

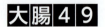

Q164. 大腸ポリープ摘除後の内視鏡検査は何年後？

Randomized comparison of surveillance intervals after colonoscopic removal of newly diagnosed adenomatous polyps. The National Polyp Study Workgroup.

Winawer SJ, Zauber AG, O'Brien MJ, et al. *N Engl J Med*. 1993, 328 (13): 901-906.

▶研究デザイン：ランダム化比較試験　　　　　　PMID：8446136

概要 内視鏡的にすべての大腸腺腫性ポリープを摘除（クリーンコロン化）した1,418名（男性993名，女性425名，平均年齢61.2歳）を対象に，初回検査後1・3年目の2回全大腸内視鏡検査（TCS）を行う群（n＝699）と3年目に1回のみTCSを行う群（n＝719）に無作為に割りつけ，両群における発見腫瘍性病変の頻度を比較した．全腺腫性病変の発見率は2回検査群で有意に高かったが（41.7％ vs 32.0％，$P＝0.006$），Advanced neoplasia「AN：10 mm以上の腺腫，高度異型腺腫（HGD）あるいは癌」の頻度は，両群ともに3.3％と差を認めなかった．また，クリーンコロン後に腺腫性ポリープおよびANが出現するリスク因子に関する多変量解析の結果，初回検査時の腺腫性ポリープの個数（3個以上），腫瘍径（6 mm以上），年齢（60歳以上）が独立したリスク因子として抽出されたが，ANの発生リスクについては，腺腫性ポリープの個数（3個以上）のみが残った．以上の結果から，ポリープ摘除後の経過観察は3年後でよいと結論づけられた．

解説 米国において1977年に立ち上げられ，National Polyp Study（NPS）と命名されたこの研究は，7施設における多施設無作為化比較試験であり，1980年から10年近い時間をかけて内視鏡的に大腸腺腫性ポリープを摘除した患者が登録された．この結果は，NPS Workgroup結成16年後に当たる1993年にThe New England Journal of Medcine誌に発表され，1997年に作成された『Colorectal Cancer Screening & Surveillance』に関するガイドラインの礎となった．その後，欧米を中心にポリープ摘除後のTCS検査間隔に関する研究が数多く行われているが，今なお本研究の結果はそれらの指標となっている．日本でも，2003年からJapan Polyp Study（JPS）が開始となった．

（松田　尚久）

A. 腺腫性ポリープ摘除後の大腸内視鏡検査は3年後でよいことが示された。

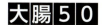

Q165. 大腸ポリープ摘除後初回サーベイランスが終わった!!で，次はいつやるの？

Using the results of a baseline and a surveillance colonoscopy to predict recurrent adenomas with high-risk characteristics.

Robertson DJ, Burke CA, Welch HG, *et al.*　*Ann Intern Med.* 2009, 151（2）：103-109.

▶研究デザイン：コホート研究　　　　　　　　PMID：19620162

概要　大腸腺腫に対するアスピリンと葉酸の化学予防に関する臨床試験の参加者のうち，初回の全大腸内視鏡検査（TCS）で1病変以上の腺腫が摘除され，さらに約3年ごとに2回目，3回目のTCSを受けた564例を対象とし，初回，2回目のTCSの所見と3回目のTCSにおける進行腫瘍発生との関係について検討した．高リスク例は腺腫3病変以上，または進行腺腫（1cm以上，または絨毛腺腫，高異型度腺腫）を認めた症例，低リスク例は1cm未満の低異型度腺腫1-2病変を認めた症例，と定義された．3回目のTCSで高リスク例を58例（10.3%）に認めた．初回の結果にかかわらず，2回目に高リスク例であったうち19.0%が3回目高リスク例となり，強い相関を認めた．さらに2回目のTCSで腺腫がなかった症例において3回目高リスク例となったのは，初回高リスク例で12.3%，初回低リスク例では4.9%と，初回高リスク例で有意に高かった（*P*=0.015）．3回目TCSで高リスク病変を発見するのに必要なTCS検査数を概算したところ，1回目，2回目で一度でも高リスク例であった場合，5-10件未満であった．一方で2回とも低リスクか腺腫なしであった場合は，10-20件であった．

解説　ポリープ摘除後サーベイランスに関する欧米のガイドラインでは，初回TCS後のサーベイランス間隔を規定している．一方，2回目のサーベイランス（3回目のTCS）の至適間隔に関しては報告が少なく，規定もない．本研究は，初回TCSと2回目TCSの結果および3回目TCSの結果とを比較検討し，2回目のサーベイランス（3回目のTCS）の至適間隔について参考所見を提供した．1回目のサーベイランスの結果だけでなく，初回TCSの結果も踏まえてサーベイランス期間を考慮する必要があることを示唆した．初回低リスクで，1回目のサーベイランスで低リスク，あるいは腺腫がなかった症例が3回目に高リスクとなる可能性は低く，3年より長いサーベイランス間隔が許容される可能性がある．

（北市　智子）

A. 一度でも高リスクであったなら，次回は3年後．初回，サーベイランスともに低リスク，腺腫なしなら，次は長くてもよいかも!?

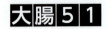

Q166. 大腸内視鏡検査で病変を認めなかった場合，次の検査は何年後？

Risk of developing colorectal cancer following a negative colonoscopy examination evidence for a 10-year interval between colonoscopies.

Singh H, Turner D, Xue L, et al.　*JAMA*. 2006, 295 (20)：2366-2373.

研究デザイン：コホート研究　　　PMID：16720822

概要　大腸内視鏡検査において病変を認めなかった人（初回検査陰性群）のその後の大腸癌発症リスクを，長期にわたって後方視的に観察した研究である．カナダのマニトバ州における保険支払いデータベース（1989年-2003年）を用いて，35,975名を対象に検討した．5年以内に大腸内視鏡検査を受けている人，大腸癌既往のある人，炎症性腸疾患の人，大腸の手術歴のある人は除外し，生検や内視鏡的ポリープ切除術が施行された場合でも，データベース上で保険請求されていない場合は所見なし群と定義した．この集団を対象に，初回の大腸内視鏡検査から一定期間後の大腸癌発症について標準化罹患比を用いて検討した．また，右側結腸を盲腸〜肝弯曲，左側結腸をS状結腸〜下行結腸とし，大腸癌発症リスクを比較した．その結果，初回大腸内視鏡検査から6カ月後の標準化罹患比は0.69，1年後では0.66，2年後では0.59，5年後では0.55，10年後では0.28であり，初回検査陰性群においてその後に発見された大腸癌は，一般集団で認められた大腸癌と比べ，右側結腸癌の比率が有意に高かった（$P<0.001$）．

解説　標準化罹患比（間接法）とは，観察集団（内視鏡所見を認めない群）の罹患分布を，基準となる人口集団（マニトバ州全体）の年齢構成の場合に当てはめたときの比である．標準化罹患比が1より大きい場合は観察集団において罹患が多く，1より小さい場合は罹患が少ないと解釈される．10年で2％の大腸癌発生率と仮定し，一般人口に対し20％のリスク減少を期待した場合，検出率80％，αエラー0.05としたときに必要となる解析数は11,460人であり，統計的にも十分な解析数と考えられる．保険システムのデータベースに基づいているため，実際の検査内容（適応，内視鏡所見，検査の範囲，前処置の程度，検査時間等）については不明であることには注意すべきである．米国のガイドラインでは，初回検査陰性群における大腸内視鏡検査サーベイランス間隔は10年とされているが，本論文はそのガイドラインの内容を支持する結果である．

（高丸　博之）

A. 大腸内視鏡検査で病変を認めなかった場合，10年後の検査は妥当である。

大腸 52

Q167. 初回スクリーニング大腸内視鏡検査でポリープがなかった場合，次回の内視鏡検査はいつか？

Low rate of large polyps（>9 mm）within 10 years after an adequate baseline colonoscopy with no polyps.

Lieberman DA, Holub JL, Morris CD, *et al.* *Gastroenterology.* 2014, 147（2）：343-350.

研究デザイン：コホート研究　　　　　　　　　PMID：24768680

概要　米国の National Endoscopic Database（The Clinical Outcomes Research Initiative：CORI）を用いて実施された大規模コホート研究．初回のスクリーニング大腸内視鏡検査を施行した 18 歳以上の無症候性の被験者 264,184 名のうち，ポリープがなかったのは 147,375 名（55.8%）であった．ポリープがなかった被験者のうち，10 年以内に 1 回以上のフォローアップ大腸内視鏡検査を施行したのは 17,525 名（11.9%）で，このうち 9 mm 超のポリープを認めたのは，1 年以内の検査群では 6.5%，1-5 年後の検査群で 3.1%，5-10 年後の検査群で 3.7% であった．1 年以内に実施した理由は，前処置不良や盲腸未到達などの不完全検査であり，初回に十分な大腸内視鏡検査が施行され，ポリープがなかった場合，次回の内視鏡検査を 10 年以内に行う利点はなく，初回検査が不十分な場合にのみ再検査を行う意義がある．

解説　米国の Multi-Society Task Force（関連論文 1）および NCCN のガイドライン（関連論文 2）によると，初回のスクリーニング大腸内視鏡検査でポリープなしの場合，「いずれかの検査法で 10 年後に再スクリーニング」とされている．本研究は，その指針を裏付けるエビデンスの一つとして重要である．本研究では，前処置不良や盲腸未到達など不完全な初回内視鏡検査の場合，1 年以内の再検査で 6.5% に 9 mm 超の大きいポリープが発見されており，これは初回スクリーニング集団の有病率と同程度である．よって，初回大腸内視鏡検査の質も十分に考慮したうえで，次回検査の間隔を決定する必要がある．　　　　　　　　　　　　　　　　　　　　　　　　（福本　晃平）

関連論文 1：Levin B, Lieberman DA, McFarland B, *et al. Gastroenterology.* 2008, 134（5）：1570-1595.

関連論文 2：Provenzale D, Jasperson K, Ahnen DJ, *et al. J Natl Compr Canc Netw.* 2015, 13（8）：959-968.

A. 十分な検査でポリープがなかった場合，次回の内視鏡検査は 10 年後でよい。しかし，前処置不良など不十分な検査であった場合は再検査を考慮する必要がある。

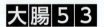

Q168. 大腸内視鏡検査で異常がなかった場合，検診は何年間受けなくて大丈夫？

Annual fecal occult blood testing can be safely suspended for up to 5 years after a negative colonoscopy in asymptomatic average-risk patients.

Liu J, Finkelstein S, François F. *Am J Gastroenterol*. 2015, 110 (9) : 1355-1358.

▶ 研究デザイン：コホート研究   PMID：26238157

概要 ニューヨークの退役軍人病院で，1997年-2005年に便潜血検査陽性のため大腸内視鏡検査（CS）を施行した患者のうち，50歳以上の無症状で平均リスク〔以下に該当しない患者：大腸癌の既往，10年以内のCSで大腸腺腫を指摘，第一度近親者（first degree）の大腸癌，炎症性腸疾患，鉄欠乏性貧血〕の患者1,119名を対象とした研究．CSの受診歴により4群（CS歴なし，10年以上前，5-10年，5年以内）に振り分け，その検査結果を比較検討した．各群におけるadvanced neoplasms（癌，絨毛腺腫，10 mm以上の腺腫）の頻度は，CS歴なし群で30.4％，10年以上群で27.0％，5-10年群で10.0％，5年以内群で1.1％であり，5年以内群で有意に低かった（P＜0.001）．また，5年以内群で大腸癌は発見されなかった．

解説 複数のランダム化比較試験により，死亡率減少に関する便潜血検査の科学的根拠が確立され，本法は大腸がん検診検査法の主体となっている．しかし，その実施に際しては有効性だけでなく，費用対効果も考慮されなければならない．米国のガイドラインでは，CSで異常がなかった場合には10年後のCSによる経過観察が推奨されており，便潜血検査を行う場合でも，5-10年経過してからでよいとされているが，実臨床では逐年便潜血検査が漫然と行われており，本論文はこの現状に警鐘を鳴らしたものである．本研究の結果からは，大腸内視鏡検査で腫瘍性病変を認めなかった場合は，直近の5年以内での便潜血検査が陽性であっても大腸癌の患者はおらず，advanced neoplasiaも低頻度であったことから，コスト削減および被験者の負担軽減のためには検診を5年間は免除可能と解釈される．

（内藤　裕史）

A. 5年間は，大腸がん検診を免除できる可能性がある！

大腸 54

Q169. 大腸腺腫摘除後 2 回目のサーベイランス間隔，どうしたらいい？

Yield of the second surveillance colonoscopy based on the results of the index and first surveillance colonoscopies.

Morelli MS, Glowinski EA, Juluri R, *et al.* *Endoscopy.* 2013, 45（10）: 821-826.

▶研究デザイン：コホート研究　　　　　　　　　PMID：24019133

概要　内視鏡的に大腸腺腫を摘除した 965 症例を，高リスク群（高リスク所見：1 cm 以上の腺腫，絨毛腺腫，高度異型腺腫もしくは 3 個以上の腺腫）とそれ以外の低リスク群に割り付け，2 回にわたるサーベイランス内視鏡を実施した結果を解析した論文．Index 検査において 456 例（47.3％）が高リスク群，509 例（52.7％）が低リスク群に分類された．初回サーベイランスで高リスク群とされたのは 152 例（15.8％）で，2 回目サーベイランスでは 110 例（11.4％）が高リスク群に分類された．Index 検査/初回サーベイランスにおけるリスク分類別の 2 回目サーベイランスで高リスク所見を認める割合は高リスク/高リスクで 22.0％，低リスク/高リスクで 18.0％，高リスク/低リスクで 11.0％，低リスク/低リスクで 8.7％であった．以上より，Index 検査よりも初回サーベイランスの所見が 2 回目サーベイランスの結果に影響することが示唆された．副次解析として進行腺腫に対してもほぼ同様の結果であったことを示し，さらに過去の 3 論文を引用し，同様の傾向を確認した．

解説　National Polyp Study の結果から，米国では大腸腺腫摘除後の初回サーベイランスは高リスク症例で 3 年，低リスク症例で 5-10 年が推奨されている．日本においても，Japan Polyp Study において腺腫摘除後初回サーベイランス検査の至適間隔は 3 年が示唆されている．しかし，2 回目サーベイランスの至適間隔については一定のコンセンサスが得られていない．本論文は，初回サーベイランスの所見からリスクを層別化し，その結果に応じて 2 回目サーベイランスの時期を決定することが妥当であることを示唆している．症例数が多くはなく，単施設における遡及的検討であるため選択バイアスの影響は大きいが，過去の同様の報告と比較することで本研究結果の再現性を示し，限界を補完している．2 回目サーベイランスの至適間隔に関する少ない研究の一つとして貴重な論文であり，知っておきたいデータである．　　　　（岡川　泰）

A. 2 回目のサーベイランス検査には Index 内視鏡検査よりも，初回サーベイランス検査結果が影響する！

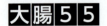

Q170. 大腸内視鏡検査のスコープ抜去時間と中間期癌との関連は？

Longer withdrawal time is associated with a reduced incidence of interval cancer after screening colonoscopy.

Shaukat A, Rector TS, Church TR, et al. *Gastroenterology.* 2015, 149 (4)：952-957.

研究デザイン：コホート研究　　　　　　　　　　PMID：26164494

概要　大腸内視鏡検査のスコープ抜去時間とその後の中間期癌の発生リスクとの関連を調べるため，ミネソタ州において，51人の消化器内科医が施行した76,810件のスクリーニング検査の記録を解析した論文．術者別平均スコープ抜去時間（ポリープを認めなかった検査が対象）は8.6分，腺腫発見率（adenoma detection rate：ADR）は25%であり，両者は正の相関を示した（$P<0.0001$）．経過観察中に78件（年率0.19/1,000人年）の中間期癌が発見され，スコープ抜去時間と中間期癌発生率とは逆相関した（$P<0.0001$）．抜去時間8分までは中間期癌発生率との逆相関を認めたが，8分を超えると概ね一定となった．また，抜去時間が6分以上と6分未満の術者間で比較すると，抜去時間の短い術者が検査を行った患者で2.3倍の中間期癌発生を認めた（95%CI：1.5-3.4；$P<0.0001$）．抜去時間の短さが，ADRの低下や中間期癌発生と関連することが示された．

解説　大腸内視鏡検査の質の評価指標として，ADR，盲腸到達率，スコープ抜去時間などが用いられている．これらの指標は，ADRの低さが中間期癌の多さと関連するとする論文（関連論文1）や，スコープ抜去時間がADRと関連するという既報（関連論文2）に基づいて設定されているが，本論文はスコープ抜去時間が中間期癌と直接関連するという最初の報告であり，スコープ抜去時間が質の評価指標として妥当であることを示すものである．抜去時間は術者の技量や観察の丁寧さを反映すると考えられているが，本研究では，抜去時間と中間期癌発生率の逆相関がADRの影響を除いても変わらないことから，短い抜去時間が低いADRにつながることが中間期癌を増やしているわけではない可能性が示唆されており，興味深い．　　　　　　　　　　　　（今野　真己）

関連論文1：Kaminski MF, Regula J, Kraszewska E, *et al. N Engl J Med.* 2011, 362 (19)：1795-1803.

関連論文2：Barclay RL, Vicari JJ, Doughty AS, *et al. N Engl J Med.* 2006, 355 (24)：2533-2541.

A. 大腸内視鏡検査のスコープ抜去時間が短いと，中間期癌の発生率が上昇するので要注意！

大腸56

Q171. 大腸内視鏡検査後に発見される Interval cancer の特徴は？

Characteristics of missed or interval colorectal cancer and patient survival：a population-based study.

Samadder NJ, Curtin K, Tuohy TM, *et al.* *Gastroenterology.* 2014, 146（4）：950-960.

⏩ 研究デザイン：コホート研究　　　　　　　　　PMID：24417818

概要　米国ユタ州の大規模データベースを用いて行われた研究．1995年から2009年までの15年間に，大腸内視鏡検査を受けた126,851名のデータを後ろ向きに解析し，大腸癌が発見された2,659名を対象とした．診断の6-60カ月前に大腸内視鏡検査を受診していたにもかかわらず発生した癌をinterval cancer（IC）と定義すると，その頻度は6%であった．また，ICとそれ以外の通常発見癌とを比較すると，ICは右側結腸で頻度が高く，臨床病期の早い病変が多く，予後も良好であった．加えて，大腸癌の家族歴を有する患者に多く，腺腫や絨毛腺腫の切除歴がある患者にも多いことなどから，ICの要因として，独自の生物学的特徴を有している可能性と，ポリープ切除後の遺残再発が原因となっている可能性が示唆された．

解説　本来，ICとは，定期検診の合間に症状出現などによって発見される癌のことであり，大腸内視鏡検査後に発見される癌をすべてICと呼ぶことには異論もある．近年では，大腸内視鏡検査後に発見される癌を総称してPost-colonoscopy colorectal cancer（PCCRC）と呼称されるようになった（関連論文）．PCCRCについての研究では，その研究デザイン，対象集団，PCCRCの定義，データベースの質，検査に関わった内視鏡医の質などによって，結果にばらつきが生じる可能性はあるが，本研究で指摘された右側結腸好発，予後良好という特徴に関しては見解が一致している．その要因として，右側結腸に好発するSSA/P（sessile serrated adenoma/polyps）やMSI（microsatellite instability）陽性病変との関連が報告されている．本邦においては，現時点でPCCRCを評価可能なデータベースの構築は困難であり，現在，日本消化器内視鏡学会で進行中のJEDプロジェクトに期待が寄せられる．　　　　　　　　（小西　潤）

関連論文：Sanduleanu S, le Clercq CM, Dekker E, *et al. Gut.* 2015, 64（8）：1257-1267.

> **A.　ICは右側結腸に多く，早期で発見され，予後は比較的良好である。**

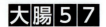

Q172. 大腸 Interval cancer のリスクと最も関連する Quality indicator は？

Quality indicators for colonoscopy and the risk of interval cancer.
Kaminski MF, Regula J, Kraszewska E, et al. *N Engl J Med.* 2010, 362 (19) : 1795-1803.

研究デザイン：コホート研究　PMID：20463339

概要　ポーランドでスクリーニング大腸内視鏡検査を受けた患者 45,026 名（検査施行医 186）を対象とし，腺腫発見割合（adenoma detection rate：ADR），盲腸到達割合と Interval cancer（IC）のリスクとの関連を評価した．188,788 名・年の期間に IC を 42 病変認めた．また ADR は IC のリスク（$P=0.008$）であったが，盲腸到達率は有意な因子ではなかった（$P=0.50$）．ADR を層別化したところ，IC に対するハザード比は ADR≧20% の群と比較して，11% 未満の群で 10.94（95% CI：1.37-87.01），11-14.9% の群で 10.75（95% CI：1.36-85.06），15-19.9% の群で 12.50（95% CI：1.51-103.43）であった．この結果から ADR は IC の独立したリスク因子であり，特に ADR20% 未満でリスクが高くなることが示唆された．

解説　大腸内視鏡検査における主な質の評価指標（Quality indicator：QI）として，盲腸到達率，腸管洗浄度，ADR，抜去時間が報告されている．この論文は ADR と IC との強い関連を示した重要な論文であり，これを基に American Society for Gastrointestinal Endoscopy（ASGE）は，ADR 20% を最低限確保すべきベンチマークとして設定した．その後 Corley らの報告（関連論文）で，ADR の向上が大腸癌発生および死亡の抑制の強力な要因であることが示され，最も重要な QI と考えられるようになった．ADR は検査契機，年齢，性別などで変動することが知られており，ベンチマークは単純には設定できない．本邦では十分に検討がなされておらず，今後の研究が望まれる．

（髙田　和典）

関連論文：Corley DA, Jensen CD, Marks AR, et al. *N Engl J Med.* 2014, 370 (14) : 1298-1306.

A. この論文を契機に，腺腫発見割合は最も重要な QI と考えられるようになった。

Q173. 大腸内視鏡後5年以内に発生する大腸癌（PCCRC）の特徴と原因は？

Postcolonoscopy colorectal cancers are preventable：a population-based study.

le Clercp CM, Bouwens MW, Rondagh EJ, *et al.* Gut. 2014, 63（6）：957-963.

▶研究デザイン：コホート研究　　　　　　　　　　　PMID：23744612

概要　オランダのがん登録データを用いた大規模コホート研究．初回，大腸内視鏡検査から5年以内に発生した大腸癌をPostcolonoscopy colorectal cancer（PCCRC）と定義し，その特徴と原因について解析した．2001年から2010年の間に5,107名の大腸癌患者が登録され，そのうち147名（2.9％）がPCCRCであった．PCCRCは初回大腸内視鏡から平均26ヵ月後に発生し，右側結腸に多く，腫瘍径は小さく，平坦型が多いという特徴を有していた．また原因に関しては見逃し57.8％，初回検査不完全（盲腸未到達，前処置不良）/不適切なサーベイランス間隔19.8％，内視鏡摘除後遺残再発8.8％，新規発生（急速発育）病変13.6％と推計された．

解説　近年，PCCRCはQuality indicatorのなかで重要視されるようになってきた．PCCRCのリスク因子として高齢，女性，併存疾患，大腸憩室，大腸癌家族歴，腺腫既往歴などが報告されている．また分子生物学的な検討から，CIMP（CpG island methylator phenotype）陽性，MSI（microsatellite instability）highなどとの関連も指摘されており，Serrated pathwayが発癌ルートとして示唆される．本邦においては，右側結腸のLST-NGが見逃されやすい病変であり，PCCRCのなかで重要な位置を占める可能性があると考えられている．本研究は，PCCRCの特徴のみならず原因を解析した点で重要である．今後は，分子生物学的なアプローチから更なる要因の解析が進められると考えられる．新規発生病変以外に関しては，検査および内視鏡治療のQualityを改善することにより理論的には予防可能であり，定期的なPCCRCモニタリングがQuality維持のために本質的に重要な指標となる．　　　　　　　（堀田　欣一）

> **A. PCCRCは右側結腸に多く，腫瘍径は小さく，平坦型が多い。原因は見逃しが約60％で最多であった。**

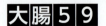

Q174. SSA/Pを摘除した後も経過観察必要なの？ 腺腫の場合と同じ？

Risk of metachronous advanced neoplastic lesions in patients with sporadic sessile serrated adenomas undergoing colonoscopic surveillance.

Pereyra L, Zamora R, Gómez EJ, *et al.*　　*Am J Gastroenterol.* 2016, 111 (6) : 871-878.

▶研究デザイン：コホート研究　　　　　　　　　　　　　　　PMID：27068719

概要 スクリーニング大腸内視鏡の受診者を対象とし，SSA/P (sessile serrated adenoma/polyps) 摘除後サーベイランスにおける進行腺腫 (1 cm 以上，絨毛腺腫，あるいは高異型度腺腫) の発生割合を探索した研究．内視鏡摘除後に SSA/P と病理診断され，1年以上の間隔でサーベイランス内視鏡を受けた SSA/P 群と，試験期間内に腺腫を摘除され 1-2 個の 10 mm 未満の低異型度腺腫であった LRA (low-risk adenomas) 群，3個以上あるいは最大病変のサイズが 10 mm 以上，絨毛型/高異型度腺腫であった HRA (high-risk adenomas) 群，試験期間内に内視鏡を受け病変がなく，5年以上の間隔でサーベイランス内視鏡を受けた陰性群を比較した．期間内に内視鏡を受けた 4,550 例のうち，SSA/P 群 75 例 (101 病変)，LRA 群 140 例 (160 病変)，HRA 87 例 (478 病変)，陰性群 337 例を解析対象とした．SSA/P 群で同時性進行腺腫を認めた場合は，HRA 群に比し異時性進行腺腫発生割合は顕著に高かった (12.96 vs 5.07/1,000 人月)．一方，SSA/P 群で同時性に進行腺腫を認めなかった場合，および腺腫を認めなかった場合の異時進行腺腫発生割合は，LRA 群と同等であった (0 人，1.41 vs 1.47/1,000 人月)．

解説 SSA/P は，右側結腸における MSI (Microsatellite instability) 陽性癌の前癌病変と考えられ，近年では発見した場合には摘除対象とされる．しかし，SSA/P 摘除後のサーベイランスに関してのデータは少なく，併存する腺腫の有無により異時進行腺腫発生割合が異なることを示した点で，本研究は興味深い．ただし，腺腫と SSA/P とは，想定されている発癌経路や関連する遺伝子が異なる．関連遺伝子は重複しないため，腺腫と SSA/P の発生が互いに関与するとは，理論上考えにくい．原因として，「右側結腸で SSA/P を発見したため注意深い観察をした」，あるいは「SSA/P を発見する施行医は腺腫も見逃さない」など，検査精度に関しても考察しているが，データは少ない．進行腺腫に SSA/P を併存した場合に，異時進行腺腫発生リスクが2倍以上高かった点は新規発見である．進行腺腫に SSA/P を併存した例は，より密なサーベイランスを検討する余地があるかもしれない．

（森　英毅，浦岡　俊夫）

A. SSA/P のみは低リスクだけど，進行腺腫を併存する症例はハイリスクで，サーベイランスが必須！！

大腸 60

Q175. リンチ症候群患者の大腸内視鏡検査の至適間隔は？

Efficacy of annual colonoscopic surveillance in individuals with hereditary nonpolyposis colorectal cancer.

Engel C, Rahner N, Schulmann K, *et al.* *Clin Gastroenterol Hepatol.* 2010, 8（2）：174-182.

▶研究デザイン：コホート研究　　　　　　　PMID：19835992

概要　遺伝性大腸癌の一つである，リンチ症候群（Lynch Syndrome：LS）に対する大腸内視鏡サーベイランスを実施した結果の報告である．ドイツでのLS疑い患者1,126例に対して，累計3,474回の大腸内視鏡サーベイランスを実施した．大腸内視鏡サーベイランスは，81％の患者で15カ月以内に実施されていた．対象の患者を3群（①：ミスマッチ修復［MMR］遺伝子の生殖細胞系列での病的変異あり，②：腫瘍でのマイクロサテライト不安定性陽性，③：アムステルダム基準を満たす患者）に分けて検討すると，①，②群における60歳時の腫瘍発見率は23.0％で，③群は1.8％と有意に低かった（P＝0.01）．また初回の大腸内視鏡で腺腫のあった群では，その後の検査での腺腫発見率も高かった．それまで，至適大腸内視鏡検査の間隔は1-2年としていたが，年1回が至適であると結論づけている．

解説　LSは，MMR遺伝子の生殖細胞系列での病的変異を原因とする，常染色体優性遺伝疾患である．20-25歳以降から大腸癌発生リスクが発生し，大腸内視鏡サーベイランスが必須である．基本的には「腺腫-がん化」仮説に基づき，Advanced adenomaが内視鏡切除の対象とされる．今までの報告で，発端者および病的変異保持の血縁者に対する大腸内視鏡は，それぞれ異時性大腸癌および初発大腸癌の発見率を上げるとされていたが，本報告は，検査間隔を1年に設定して実施したコホート研究である．結論として「1-2年に1回」よりは「1年に1回」としているが，それでも経過観察中に発見された43例の大腸癌のうち25例はその直前の大腸内視鏡に有意所見がなく，19例は1年以内での施行であり，11例はStageⅡ以上であった．この結果は，日本の内視鏡専門医からすると，大腸内視鏡介入の成果が十分高いとは思えないものである．それでもこの報告の貴重性は，ドイツをはじめ欧州の多くの国で，遺伝性疾患の登録システムとサーベイランス方法が確立・運用されていて，その結果，729例の発端者と397例の血縁者を追跡できた点にあると考える．わが国も今後このようなシステム制度の構築が早急に必要である．

（中島　健）

> **A. リンチ症候群患者における大腸内視鏡サーベイランスは年1回が望ましい。その場合でも検査の質の担保が前提であり，万全ではないことを患者に説明する必要がある！**

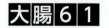

Q176. 大腸ポリープ切除後のサーベイランスガイドラインは順守されているのか？

Adherence to surveillance guidelines after removal of colorectal adenomas : a large, community-based study.

van Heijningen EM, Lansdorp-Vogelaar I, Steyerberg EW, *et al.* *Gut.* 2015, 64 (10) : 1584-1592.

▶ 研究デザイン：コホート研究　　　　　　　　　　PMID：25586057

概要　オランダの全国病理データベースを基に，1998年6月から2002年12月までに国内10施設において，大腸腺腫の病理診断をはじめて受けた40-74歳の患者2,997名（男性57%，平均年齢59歳）を抽出した．2008年12月までの各施設の内視鏡・病理レポートから，患者情報や初回とサーベイランス内視鏡所見を抽出し，サーベイランス内視鏡の施行時期とガイドラインの推奨時期を比較し，サーベイランス順守状況とサーベイランスにおける進行腺腫発見割合について検討した．ガイドラインの推奨時期にサーベイランスを受けていたのは21%で，34%の症例は研究期間を通してサーベイランス自体を受けていなかった．推奨時期より遅れてサーベイランスを受けた症例の8%で進行腺腫を認め，その1/4は大腸癌であった．サーベイランスガイドラインの順守率を向上する介入法を今後の研究課題としている．

解説　1度の大腸内視鏡によって大腸癌発生/死亡を低減することはある程度可能であるが，特に腺腫を摘除した症例においては，異時性に発生する腺腫に対するサーベイランス検査が必要と考えられる．過剰なサーベイランスは，コスト増加と大腸内視鏡検査の効率性を損なう一方で，サーベイランスが遅れると，進行腺腫や大腸癌の増加につながることから，ガイドラインの推奨検査間隔に従って効率よく検査が遂行されることが重要である．本論文は，サーベイランスが遅れた群において，大腸癌を含む進行腺腫発生が高いことを示した．サーベイランスが未施行であった1/3の症例では，検査後大腸癌発生のリスクが高く，ガイドラインの有用性を損なう重大な問題点として挙げられる．ガイドラインの順守率向上のためには，臨床現場への浸透が重要課題であり，その介入方法については十分に検討される必要がある．

（安原　ひさ恵）

A. 大腸ポリープ切除後サーベイランスガイドラインの順守率は低い!!　サーベイランス内視鏡検査の遅れは，検査後大腸癌発生の危険がある。

Q177. 平坦・陥凹型大腸腫瘍の頻度と癌との関連は？

Prevalence of nonpolypoid (flat and depressed) colorectal neoplasms in asymptomatic and symptomatic adults.

Soetikno RM, Kaltenbach T, Rouse RV, et al. *JAMA*. 2008, 299 (9) : 1027-1035.

研究デザイン：横断研究　　　PMID：：18319413

概要　カリフォルニア州の退役軍人病院で2003-2004年に大腸内視鏡検査を行った1,819名のデータから，平坦・陥凹型大腸腫瘍（Nonpolypoid Colorectal Neoplasms：NP-CRN）の頻度と大腸癌との関連について検討した．平坦・陥凹型大腸腫瘍の頻度は，全体で9.35%（170/1,819名）であった．全腫瘍性病変に占める平坦・陥凹型大腸腫瘍は約15%（隆起型：1,308病変，平坦型：209病変，陥凹型：18病変）であったが，M癌・SM癌28例のなかでは半数以上を占めていた（隆起型：13例，平坦型：9例，陥凹型：6例）．癌を含む隆起性病変の平均腫瘍径が19.2 mmであるのに対し，平坦・陥凹型病変では15.9 mmと小さかった．平坦・陥凹型大腸腫瘍は，日常的な大腸内視鏡検査で比較的よく発見される病変であり，隆起型と比較して癌とのより強い関連性を示した．

解説　1977年に平坦・陥凹型早期大腸癌が報告されて以来，数多くの報告や検討がなされ，現在ではその重要性は十分に認識されている．大腸腫瘍はpolypoid growth type（PG）とnon-polypoid growth type（NPG）の2つに分類されるが，NPGはde novo carcinoma由来の癌の可能性が高いと考えられており，adenoma-carcinoma sequenceとは病理発生学的に異なるタイプである可能性が高い．平坦・陥凹型大腸腫瘍と隆起型病変の分子生物学的な相違を知ることで，病変の性質を予測し得る可能性があるが，現時点では詳細な発生機序は不明である．いずれにせよ平坦・陥凹型を呈した病変は，小さなものでも悪性度の高い腫瘍の可能性があり，注意が必要である．隆起型病変は，内視鏡検査において死角とならない限りは見逃すことは少ないが，平坦・陥凹型病変は見逃されるケースも多く，内視鏡的特徴と組織学特徴を理解し検査することが重要である．

（尾形　洋平）

A. 平坦・陥凹型の大腸腫瘍は稀な病変ではなく，隆起型よりも悪性度が高いものが多いため，内視鏡検査時には特に注意を払うべきである。

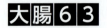

Q178. 日本における大腸癌のうち de novo 癌の割合は？

Proportion of de novo cancers among colorectal cancers in Japan.
Goto H, Oda Y, Murakami Y, et al. *Gastroenterology.* 2006, 131 (1) : 40-46.

研究デザイン：横断研究　　　　　　　　　　　PMID：16831588

概要　1997年から2001年までの期間に熊本にあるクリニックにおいて，大腸内視鏡検査を施行された，40-79歳までの14,817名（男性6,660名，女性8,157名）を対象に，大腸癌のうちde novo癌の割合について検討した論文．189例（1.28%）に大腸癌を認め，そのうち早期大腸癌は83例（44%）を占めていた．早期大腸癌のうちde novo癌の割合は22.9%（男性18.4%，女性29.4%）であり，またde novo癌の形態は，表面平坦型，もしくは陥凹型が84%を占めていた．予想生涯リスクは，早期大腸癌は男性5.27%，女性3.21%，早期de novo癌は男性0.98%，女性0.88%であった．

解説　de novo癌に関しては発育が早く浸潤傾向が強いとされていたが，病理学的な研究報告や散発的な小規模の報告が多かった．本研究は多数例でde novo癌の発生頻度を報告した貴重な論文である．また，日本人における年齢別大腸癌発生割合や年齢別早期大腸癌発生リスクを論じた点も，大腸がん検診の戦略を立案するうえで貴重なデータとなり得，特筆に値する．de novo癌には表面平坦型，陥凹型が多く，2cm以下の進行癌に限定すると，80%がde novo癌であった．これらはde novo癌が小さくとも進行癌に発育進展し，見落とされやすいことを示唆している．したがって，これらの特徴を理解し，見落としを防ぐことが重要である．　　　　　　（大瀬良　省三）

A.　早期大腸癌のうち22%がde novo癌であり，表面平坦型あるいは陥凹型が多い．見逃し注意!!

大腸64

Q179. 英国における大腸平坦・陥凹型腫瘍の頻度・悪性度は？

Flat and depressed colonic neoplasms：a prospective study of 1000 colonoscopies in the UK.

Rembacken BJ, Fujii T, Cairns A, *et al.* *Lancet*. 2000, 355（9211）：1211-1214.

▶ 研究デザイン：横断研究 　　　　　　　　　　　PMID：10770302

概要　大腸の平坦・陥凹型腫瘍の異型度，悪性度を検討した研究である．1995 年から 1999 年に英国で行われた 1,000 件のスクリーニング大腸内視鏡検査を解析対象とした．発見された 321 病変の腺腫の内訳は 63％（202 病変）が隆起型，36％（117 病変）が平坦型，0.6％（2 病変）が陥凹型であった．形態別の Dukes' A または severe dysplasia が占める割合は，隆起型では 6％（9/154）（＜10 mm），16％（8/50）（≧10 mm），平坦型では 4％（3/70）（＜10 mm），29％（14/49）（≧10 mm）であり，病変サイズが大きくなると平坦型でより高率であった．また，陥凹型では 75％（3/4）が Dukes' A または severe dysplasia であった．

解説　これまで大腸癌の組織発生については，最初に腺腫が発生し，増大に伴い腺腫の一部が癌化するという「adenoma-carcinoma sequence」が主流であった（関連論文）．それに対し，わが国では平坦・陥凹型大腸癌が多く報告され，腺腫を介さずに正常粘膜から直接，癌が発生する de novo pathway が重要なルートと考えられてきた．本論文は当時，国立がんセンター中央病院で平坦・陥凹型腫瘍研究の第一人者であった藤井隆広氏（現　TF クリニック）から指導を受けた英国人医師レンバッケン氏が主導した研究である．英国人が英国在住の患者を対象に行った大腸内視鏡検査においても，日本と同様に平坦・陥凹型腫瘍が発見されることを示した重要な研究成果である．同時に，平坦・陥凹型腫瘍は隆起型より悪性度が高いことが示された．平坦・陥凹型腫瘍は隆起型と比べて発見が困難だが，このような病変の発見をターゲットとして前処置，観察法，観察機器など検査の質を向上させる工夫が現在においても不可欠と考えられる．

（古賀　正一）

関連論文：Vogelstein B, Fearon ER, Hamilton SR, *et al. N Engl J Med*. 1998, 319（9）：525-532.

A. 英国においても日本と同様に平坦・陥凹型腫瘍が存在し，隆起型より悪性度も高いことが示された！

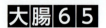

Q180. 発育形式から見た早期大腸癌の特徴は？

Early colorectal carcinoma with special reference to its development de novo.

Shimoda T, Ikegami M, Fujisaki J, et al. *Cancer.* 1989, 64 (5)：1138-1146.

▶研究デザイン：横断研究　　　　　　　　　　　　　　PMID：2758387

概要　早期大腸癌178病変，進行大腸癌853病変を発育形式の観点から，polypoid growth type（PG type）と non-polypoid growth type（NPG type）の大腸癌の特徴を病理学的に解析した論文．PG type は早期大腸癌の82％を占め，上に凸の形態を呈し，NPG type に比べて腫瘍径が大きく，腺腫成分が併存するという特徴を認めた．このことから，PG type の早期大腸癌は adenoma-carcinoma sequence に則った癌化を来したと考えられた．一方，NPG type 早期大腸癌は平坦ないし浅く陥凹した形態を呈し，サイズは平均8.7 mm（SM癌でも10.3 mm）と小さく，腺腫併存を認めなかった．また，早期大腸癌全体に占める割合は18％と少ないが，SM浸潤（68.9％）と脈管侵襲（77.3％）の割合が高かった．進行癌ではNPG type が大半（78.2％）を占め，平均サイズは42.6 mm で，NPG 早期大腸癌は10 mm 未満が多かったのに対し，明らかにサイズは大きかった．このことから，NPG type は de novo 発生し，進行が早いことが考えられた．

解説　大腸癌の発生機序として，正常上皮から発生した腺腫に *KRAS* や *p53* などの遺伝子変異が徐々に蓄積して癌化する adenoma-carcinoma sequence と，腺腫を介さず正常上皮から直接，癌が発生する de novo 発癌が旧来より知られていた．現在では，これらに加えて鋸歯状病変を由来とする serrated pathway も癌化の一経路として知られている．本論文において，NPG type の病変は 0-Ⅱc や 0-Ⅱa+Ⅱc をはじめとする de novo 癌に相当することが示されている．de novo 癌は深部浸潤や脈管侵襲のリスクが高く，また進行も早く，多くの進行大腸癌の初期像と考えられるため，病変の形態学的特徴に着目し，発生機序を考えながら病変を評価することは，治療方針を決定するうえで非常に重要なことである．特に日常内視鏡診療において，PG/NPG の想定は病変の立ち上がり部の非腫瘍粘膜の存在を詳細に観察することにより可能であり，病変サイズにとらわれず，この点を考慮した病変評価を心がけたい．　　　　（岸田　圭弘）

関連論文1：Kurisu Y, Shimoda T, Ochiai A, et al. *Pathol Int.* 1999, 49（7）：608-616.
関連論文2：Soetikno RM, Kaltenbach T, Rouse RV, et al. *JAMA.* 2008, 299（9）：1027-1035.

> **A.** PG type は adenoma-carcinoma sequence に，NPG type は de novo に相当する．NPG type は小さくても SM 浸潤や脈管侵襲の頻度が高いので要注意！

大腸 6 6

Q181. 拡大内視鏡を用いた大腸 pit pattern 診断の最初の報告は？

Diagnosis of colorectal tumorous lesions by magnifying endoscopy.
Kudo S, Tamura S, Nakajima T, *et al.*　*Gastrointest Endosc.* 1996, 44 (1)：8-14.

研究デザイン：横断研究　　　　　　　　　　　　PMID：8836710

概要　大腸腫瘍性病変を微細表面構造（腺口形態）分類（pit pattern 分類）に従い，倍率 100 倍の拡大内視鏡（CF200Z，オリンパス社），実体顕微鏡，組織病理で評価した研究．Pit pattern は，実体顕微鏡に基づいて Type Ⅰ・Ⅱを非腫瘍病変，Type Ⅲs・ⅢL・Ⅳ・Ⅴを腫瘍性病変と分類した．拡大内視鏡診断と実体顕微鏡診断とを比較すると，1,387 病変のうち 1,130 病変（81.5％）の pit pattern が一致し，基本的に同様であった．拡大内視鏡診断と組織病理診断との比較では，腺腫 1,381 病変のうち 1,145 病変（82.9％）が Type ⅢL であった．境界面を有する Type Ⅴの pit pattern を有する病変のうち，22 例中 11 例（50％）が粘膜下層浸潤癌であった．この結果から，大腸拡大内視鏡は大腸病変の正確な組織像をリアルタイムに評価でき，治療方針決定に役立つ可能性が示唆された．

解説　本論文は，1994 年に Gastrointestinal Endoscopy 誌に掲載された工藤進英（現　昭和大学特任教授・横浜市北部病院消化器センター長）らの報告である．工藤らは和文誌において，すでに 1990 年頃から実体顕微鏡を用いた pit pattern についての報告を行っていて，その後には英文誌にも報告（関連論文）していた．さらに，汎用の拡大大腸内視鏡を用いて実体顕微鏡，病理組織像との関連を検討し，報告したのが本論文であり，これが「拡大顕微鏡を用いた pit pattern」についての初めての報告となる．現在，色素内視鏡を用いた大腸 pit pattern 診断は，大腸病変の質的・量的診断において最も信頼性の高い精度の診断法として普及している．その後の経緯により粘膜下層浸潤癌の指標となる Type Ⅴ pit pattern については，学会や研究班での議論の末，Type V_I，V_N pit pattern に 2 分され，V_I pit pattern は箱根合意を経て V_I 軽度不整，V_I 高度不整 pit pattern に亜分類されるに至った．V_I 高度不整 pit pattern は，粘膜下層高度浸潤癌の重要な指標として用いられている．しかし，分類の原型は本論文報告の段階ですでに完成しており，pit pattern を勉強する初学者において一度は目を通すべき論文である．

（池松　弘朗）

関連論文：Kudo S, Hirota S, Nakajima T, *et al. J Clin Pathol.* 1994, 47 (10)：880-885.

> **A. 工藤進英らの 1994 年 Gastrointestinal Endoscopy 誌への報告！**

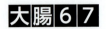

Q182. 大腸 NBI 診断における NICE 分類は、腫瘍・非腫瘍の鑑別に有用か？

Validation of a simple classification system for endoscopic diagnosis of small colorectal polyps using narrow-band imaging.
Hewett DG, Kaltenbach T, Sano Y, *et al.* *Gastroenterology.* 2012, 143 (3)：599-607.e1.

研究デザイン：横断研究　　　PMID：22609383

概要　NBI（Narrow-Band Imaging）国際共同研究グループから、非拡大内視鏡で大腸ポリープの腫瘍・非腫瘍を簡便に鑑別する NICE 分類（NBI International Colorectal Endoscopic Classification）が提唱された。本論文は、NICE 分類の作成に至る過程で行われた 4 つのフェーズでの検証結果をまとめたものである。NICE 分類は、エキスパートによる NBI 静止画像を用いた病理所見の信頼性評価に加え、病変の色調（color）、微小血管構築（vessels）、表面模様（surface pattern）の 3 項目に関する Delphi 法による評価に基づいて作成され、内視鏡経験や NBI の知識のない医学生、NBI のトレーニングを受けたフェローなどによる妥当性評価が実施された。NICE 分類を用いたリアルタイムでのパイロット試験の結果（対象病変：236 個の 10 mm 未満のポリープ）、75％に対して高い確信度で診断することが可能であり、正診率、感度、陰性的中率はそれぞれ 89％、98％、95％と良好であった。

解説　欧米では、一般臨床での拡大内視鏡の使用率は低い。そのためか、拡大内視鏡を用いずに、高画素電子内視鏡による近接観察で使用できる簡便な NBI 所見分類法として、NICE 分類が国際共同研究グループ（Colon Tumor NBI Interest Group：CTNIG）により確立・提唱された。NICE 分類は単純な 3 つのカテゴリー（Type 1-3）に分類し、Type 1 と Type 3 の診断により、治療不要な病変と外科手術を要する病変とを確実に診断できることがポイントである。欧米では "resect-and-discard policy" の取り組みも盛んであり、白色光で病変発見後に NBI で質的診断をする "target digital chromoscopy" として、NICE 分類が使用されている。一方、日本では、拡大内視鏡を用いた JNET 分類（Type 1、Type 2A、Type 2B、Type 3 の 4 つに分類）を用いることで、より精緻な内視鏡診断を目指している。　　　（首藤　龍人）

関連論文：Hayashi N, Tanaka S, Hewett DG, *et al. Gastrointest Endosc.* 2013, 78 (4)：625-632.

A. 大腸ポリープの質的診断において、NICE 分類は簡便かつ有用である。

Q183. 大腸ポリープの腫瘍，非腫瘍の鑑別に有用な NBI 拡大所見は？

Meshed capillary vessels by use of narrow-band imaging for differential diagnosis of small colorectal polyps.
Sano Y, Ikematsu H, Fu KI, et al. *Gastrointest Endosc.* 2009, 69 (2): 278-283.

研究デザイン：横断研究　　　　　　　　　　　　PMID：18951131

概要　筆者らは，解剖学的検討から大腸粘膜固有層内の血管がハニカム（蜂の巣状）構造を呈し，腺腫では，正常粘膜に比し血管径が拡大し，Narrow Band Imaging（NBI）併用拡大観察により Meshed capillary vessels（MC vessels）を評価でき，大腸ポリープの鑑別に有用と報告していた．本研究では2004年9月から12月までに国立がん研究センター東病院で検診大腸内視鏡を施行した連続702例のうち，10 mm 未満のポリープに対しNBI拡大観察を行い，内視鏡的摘除あるいは生検を行った92例150病変を対象として，MC vessels の病理学的腺腫に対する診断精度を前向きに検討した．その結果は，感度96.4％，特異度92.3％，陽性適中率97.3％，陰性適中率90％，正診率95.3％であった．NBI拡大観察における MC vessels は大腸ポリープの腫瘍・非腫瘍の鑑別に有用であり，NBI併用大腸内視鏡は光学画像強調内視鏡として確立され，簡便かつ，効果的な検診内視鏡への貢献を示唆している．

解説　NBI はヘモグロビンが吸収する波長の光を照射することにより，血管を強調する光学画像強調技術である．拡大内視鏡と併用することで，粘膜表面の微細血管構造の精細な画像を取得できる．色素画像強調内視鏡に比し，ボタンを押すだけで高精細な画像を得られる点は画期的である．筆者らのグループは，特に大腸ポリープの質的診断における NBI に関して最先端の研究を発信していた．現在では，大腸ポリープの診断に NBI 観察を行うことは日常的な診療として普及したが，その根拠となる多くの研究報告のなかで，本論文は NBI 拡大観察の有用性を示した最初の前向き研究である．その後，NBI 拡大観察による粘膜表層の毛細血管所見に加えて微細粘膜模様の所見を採用した分類が提唱され，これらを統合した the Japan NBI Expert Team（JNET）分類（関連論文）が提唱されるに至った．　　　　　　　　　　　（伴野　繁雄，浦岡　俊夫）

関連論文：Sano Y, Tanaka S, Kudo S, et al. *Dig Endosc.* 2016, 28 (5): 526-533.

A. MC vessels は，腫瘍/非腫瘍の鑑別に有用な NBI 拡大所見！

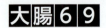

Q184. 色素拡大内視鏡観察による表在型大腸癌の深達度診断精度は？

Efficacy of the invasive/non-invasive pattern by magnifying chromoendoscopy to estimate the depth of invasion of early colorectal neoplasms.

Matsuda T, Fujii T, Saito Y, *et al*. *Am J Gastroenterol.* 2008, 103（11）: 2700-2706.

研究デザイン：横断研究　　　　　　　　　　　　　PMID：18853968

概要　国立がん研究センター中央病院において，1998年10月から2005年9月の期間に腫瘍性病変に対する色素拡大内視鏡観察を行った4,215病変について，non-invasive patternとinvasive patternの診断基準に基づいて深達度診断を行った，診断精度に関する横断研究である．Primary endpointは，pT1b（粘膜下層の浸潤距離≧1,000μm）に対する指標で提示され，感度85.6％，特異度99.4％，正診率98.8％であった．本研究の結果から，色素拡大観察による深達度診断の有用性が示唆されている．

解説　表在型（0型）の深達度診断は，内視鏡治療の適応を考慮するうえで必須である．色素拡大内視鏡を用いたpit pattern診断の深達度診断に対する有用性は他にも報告されているが，本論文が他と比較して重要なのは，①診断基準が拡大所見のみならず，非拡大所見（領域性の有無）が組み込まれていること，②隆起病変に対する診断感度がやや低いことを示していること，の2点においてである．前者については，拡大所見が主観に依存せざるを得ない部分があるのに対し，非拡大観察による領域性を加味することで，診断の信頼性（診断の一致）を高めることが期待される．後者については，隆起形態を主体とした浸潤癌では，表層に浸潤部が露出せず，腫瘍内深部で浸潤することがしばしば経験され，内視鏡診断の課題について示唆している．このように，他とは一線を画する部分が含まれることで，本研究の報告はいまもって意義深いものと言える．

（坂本　琢）

関連論文：Kudo S, Hirota S, Nakajima T, *et al. J Clin Pathol.* 1994, 47（10）: 880-885.

A. Invasive patternによる深達度診断は，"領域性"という非拡大観察も加味した総合的診断！　表面平坦型病変に比べ，隆起性病変の深達度診断は色素拡大観察でも難しいことあり！

大腸 70

Q185. 10 mm 未満の小型大腸腺腫は摘除後，病理に提出しなくてよいか？

Optical diagnosis of small colorectal polyps at routine colonoscopy (Detect InSpect ChAracterise Resect and Discard ; DISCARD trial) : a prospective cohort study.

Ignjatovic A, East JE, Suzuki N, *et al.*　*Lancet Oncol.* 2009, 10（12）: 1171-1178.

■研究デザイン：横断研究　　PMID：19910250

概要　St. Mark's 病院（英国）における単施設前向き観察研究．10 mm 未満の小ポリープに対して白色光観察と Narrow Band Imaging（NBI）非拡大観察による内視鏡診断（optical diagnosis）で組織型を推測し，確信度（High/Low confidence）を加味することで病理診断を省略した場合の診断能とサーベイランス間隔の正診（病理診断結果を用いた場合と一致）割合を検討した．腫瘍・非腫瘍の正診率は全体で 93％，サーベイランス間隔正診率は 98％ と良好な結果であり，病理診断の省略は全体で 77％ のコスト（£13,343：＄22,000）と労力削減につながった．

解説　内視鏡診断（optical diagnosis）により，①腺腫・高確信度：切除した後検体を回収しない（resect and discard），②非腫瘍・高確信度：生検・切除しない（leave it *in situ*），③低確信度：切除し病理に提出（resect and send it for histopathology）という DISCARD strategy を提唱した報告である．病理診断の省略で医療費・労力の削減にまで言及していることがポイントであり，全米に導入すると年間 9,500 万ドルの削減効果と試算されている．その後，米国内視鏡学会（ASGE）は 2011 年に，大腸内視鏡のリアルタイムの診断精度閾値が担保される場合に，5 mm 以下の病変に限定して DISCARD を許容するという論文（関連論文 1）を発表した．DISCARD trail グループが英国の一般病院 6 施設において実施した DISCARD 2 trial（関連論文 2）においては NBI 非拡大の optical diagnosis が目標閾値に到達することができず，DISCARD strategy の導入は NBI 非拡大を用いた方法では導入は困難と考えられた．

（岩井　朋洋）

関連論文 1：ASGE Technology Committee, *et al. Gastrointest Endosc.* 2015, 81（3）: 502. e1-16.
関連論文 2：Rees CJ, Rajasekhar PT, Wilson A, *et al. Gut.* 2017, 66（5）: 887-895.

A. DISCARD strategy は病理診断のコスト，労力の削減のために魅力的な方針であるが，非拡大 NBI を用いた optical diagnosis では診断能閾値をクリアできず，導入のためには診断能向上が必須！

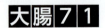

**Q186. 大腸粘膜下層浸潤癌における
リンパ節転移例の重要な予測因子は？**

Correlations between lymph node metastasis and depth of submucosal invasion in submucosal invasive colorectal carcinoma：a Japanese collaborative study.

Kitajima K, Fujimori T, Fujii S, *et al.*　J Gastroenterol. 2004, 39（6）：534-543.

▶研究デザイン：多施設共同横断研究　　　PMID：15235870

概要　大腸粘膜下層浸潤癌の粘膜下層浸潤距離とリンパ節転移の相関を6施設で評価した報告である．対象は，外科的に切除された865例（有茎性病変：141例，非有茎性病変：724例）の大腸粘膜下層浸潤癌．有茎性病変では，Haggitt分類によるlevel 2をベースラインとし，非有茎性病変は，粘膜筋板を同定できるときは粘膜筋板を，できない場合は病変表面をベースラインとし，粘膜下層浸潤深層の最も深い部分までの垂直距離を測定した．有茎性病変においては，リンパ管侵襲のないlevel 2までの病変（head invasion），浸潤距離が3,000 μm未満level 2以深の病変（stalk invasion）で，非有茎性病変においては，浸潤距離が1,000 μm未満の病変では，リンパ節転移率を認めなかった．これらの結果から，粘膜下層浸潤距離における大腸粘膜下層浸潤癌のリンパ節転移率が明らかになり，大腸粘膜下層浸潤癌の治療戦略の決定に寄与する可能性が示唆された．

解説　2005年に刊行された『大腸癌治療ガイドライン』に「内視鏡的摘除sm癌の治療方針」が記載されたが，本論文はその根拠になった論文である．最新版（2016年版）では「内視鏡的摘除後のpT1（sm）癌の治療方針」として，①低分化型癌，印環細胞癌，粘液癌，②浸潤度1,000 μm以上，③脈管侵襲陽性，④簇出G2/3を1因子でも認めた大腸粘膜下層浸潤癌はリンパ節転移率の高リスク因子とされ，郭清を伴う腸切除を考慮すると明記されている．以前，粘膜下層浸潤度は相対分類で評価されていたが，本論文では内視鏡的摘除を意識した絶対分類（浸潤距離）で評価され，現在では絶対分類が一般的に使用されている．近年，大腸粘膜下層浸潤癌に対して更なる内視鏡的摘除の拡大適応が議論されており，今後さらに多くのエビデンスが生まれることを期待する．

（池松　弘朗）

A. 有茎性ではstalk invasion（浸潤距離≧3,000 μm），無茎性では浸潤距離≧1,000 μmがリンパ節転移のリスク因子であった．大腸癌治療ガイドラインの根拠となった論文！

Q187. SSA/P における細胞異型や癌化を診断するポイントは？

Clinical and endoscopic predictors of cytological dysplasia or cancer in a prospective multicentre study of large sessile serrated adenomas/polyps.

Burgess NG, Pellise M, Nanda KS, et al. *Gut.* 2016, 65（3）：437-446.

▶研究デザイン：多施設共同横断研究　　　　PMID：25731869

概要　2008-2013 年の期間に，オーストラリア 8 施設にて 20 mm 以上の大腸病変に対する内視鏡治療目的に紹介となった症例を前向きに登録し，sessile serrated adenoma/polyps（SSA/P）の頻度および cytological dysplasia（細胞異型），癌の割合とその特徴について検討した．対象の 1,546 例中 207 例（13.4%，計 268 病変）に SSA/P を認め，そのうち 32.4% が SSA/P with cytological dysplasia と診断された．また，7.2% が high-grade dysplasia（HGD）あるいは癌と診断され，そのなかには 3.9% の粘膜下層浸潤癌が含まれた．多変量解析の結果から，細胞異型を伴う SSA/P は，年齢，病変径，腺腫様 pit pattern，Ⅰs 成分の存在と相関が認められた．また，HGD や癌を合併する SSA/P については，年齢 65 歳以上と Is 成分が関与していた．このような因子を考慮することで，20 mm 以上の SSA/P に併存する細胞異型や HGD/癌の診断は可能であり，これらを的確に診断・治療することで interval caner を減らすことができる．

解説　近年，鋸歯状病変から発癌する Serrated polyp neoplasia pathway による大腸癌が 20-30% を占めるという報告もあり，細胞異型や癌化を伴う SSA/P 例のデータは国内外で注目されている．日本からは，高率に SSA/P を示唆する所見として開Ⅱ型 pit が提唱され，*BRAF* 変異や CpG island methylator phenotype 陽性に特異的であること，また本論文と同様，Ⅲ・Ⅳ型 pit を伴う SSA/P では細胞異型を，Ⅴ型 pit を認めた場合には癌の併存を疑うべきであると報告（関連論文 1）されている．開Ⅱ型 pit に腺腫様 pit を伴う SSA/P の細胞異型および癌化リスクについては，局在性に差を認めない（近位・遠位結腸ともに関連あり）との報告（関連論文 2）もあり，今後更なる症例の蓄積と検討が必要である．　　　　　　　　　　　　　　　　　　　　　（鶴木　絵里子）

関連論文 1：Kimura T, Yamamoto E, Yamano H, et al. *Am J Gastroenterol.* 2012, 107(3)：460-469.
関連論文 2：Tanaka Y, Yamano H, Yamamoto E, et al. *Gastrointest Endosc.* 2017, 86（6）：1131-1138.

A. 年齢と病変径を考慮し，腺腫様 pit や隆起成分の有無を確認することが重要である。

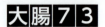

Q188. SSA に特徴的な pit pattern は？

A novel pit pattern identifies the precursor of colorectal cancer derived from sessile serrated adenoma.

Kimura T, Yamamoto E, Yamano H, *et al.*　*Am J Gastroenterol*. 2012, 107（3）: 460-469.

研究デザイン：横断研究　　　　　　　　　　　PMID：22233696

概要　Sessile serrated adenoma（SSA）に特徴的な pit pattern を提唱した論文．星亡状を基本とするが，腺管開口部が開大した所見を開Ⅱ型と分類した．大腸腫瘍 226 病変の拡大内視鏡所見特徴と，病理組織および遺伝子学的特徴〔*BRAF*・*KRAS* 変異および CpG アイランドメチル化形質（CpG island methylator phenotype：CIMP），マイクロサテライト不安定性（Microsatellite Instability：MSI）〕の関連性について解析を行った．その結果，開Ⅱ型 pit は SSA において高頻度に認められた（感度 65.5%，特異度 97.3%）．また，開Ⅱ型を呈する病変において *BRAF* 変異と CIMP を高頻度に認めた．さらに，Ⅲ型，Ⅳ型およびⅤ型 pit pattern を含んでいる場合は DNA の異常メチル化がよりいっそう蓄積し，病理学的な悪性度と相関していた．以上の結果から，大腸内視鏡検査において開Ⅱ型 pit 所見を診断することは，MSI および CIMP を有する散発性大腸癌の前駆体である SSA の診断に有用であるとし，大腸癌前駆病変のサーベイランス時の重要な所見となる可能性が示唆された．

解説　近年，SSA からの癌化が新たな発癌経路（serrated neoplastic pathway）として提唱され，大腸鋸歯状病変が注目されるようになった．しかし，その臨床的特徴に関しては一定のコンセンサスが得られておらず，正確な内視鏡診断も確立されていなかった．そのなかで，初めて前癌病変としての SSA を示唆する内視鏡的所見の特徴を提唱した論文である．開Ⅱ型 pit pattern が病理組織学的に SSA において高頻度に認められることを示したのみならず，病変内のコンポーネント別の遺伝子変化を捉えることにより *BRAF* 変異，CIMP に MSI high が加わるとⅢ，Ⅳ，Ⅴ型 pit pattern が病変内に出現し，癌化のプロセスが進展することを遺伝学的な面から実証した意義は大きい．

（高林　馨）

A. SSA に特徴的な pit pattern は開Ⅱ型！　Ⅲ，Ⅳ，Ⅴ型が併存する場合には癌化のリスクが上昇！！

大腸 74

Q189. 大腸鋸歯状病変の pit pattern と分子生物学的変化の関係は？

Clinicopathological and molecular features of colorectal serrated neoplasias with different mucosal crypt patterns.

Yano Y, Konishi K, Yamochi T, *et al.* *Am J Gastroenterol.* 2011, 106 (7)：1351-1358.

▶研究デザイン：横断研究　　　　　　　　　PMID：21427714

概要　昭和大学で内視鏡的に切除され，病理的に Longacre と Torlakovic らの基準に準じて鋸歯状病変と診断された 86 病変（古典的鋸歯状腺腫 56 病変，Sessile serrated adenoma 15 病変，Mixed serrated polyps 15 病変）を，内視鏡の pit pattern 分類所見に基づいて，①過形成性ポリープ（HP）（Ⅱ型 pit pattern，32 病変），②腫瘍性（Ⅲ/Ⅳ型 pit pattern 類似，26 病変），③混在型（28 病変）の 3 つに分類し，それらの臨床病理学的・分子生物学的特徴を明らかにした研究．HP 群は近位結腸に位置し，肉眼型が表面平坦型である頻度が高く，一方で腫瘍性群と混在型群では遠位結腸で隆起型の形態を呈する頻度が高かった．さらに，DNA メチル化（CpG island methylator phenotype：CIMP）の状態は HP 群の 56％で陽性であったのに対し，腫瘍性群は 27％，混在型群は 29％のみに陽性であった．以上より，鋸歯状病変を pit pattern により 3 つのカテゴリーに分類すると，それらは異なる 2 つの臨床病理学的・分子生物学的背景を持った集団に大別することができると，結論づけられた．

解説　過形成性ポリープに類似しながら，異形成を伴い癌化のポテンシャルを有する病変を Longacre らは "Sessile serrated adenoma (SSA)" と報告し，現行の WHO 分類では SSA/P として亜分類されている．この SSA/P は，その分子生物学的な背景から近位結腸の CIMP 陽性大腸癌の前駆病変である可能性があると考えられている．本研究は WHO 分類で SSA/P として分類されるよりも以前に，近位結腸のⅡ型 pit pattern を示す鋸歯状病変が CIMP 陽性大腸癌の前癌病変である可能性を示唆したものであり，内視鏡的に切除すべきと訴えた重要な論文である．このような臨床と基礎が統合した研究は，内視鏡検査が丁寧かつ詳細に行われている施設ならではである．　（山田　真善）

> **A.** Ⅱ型 pit pattern を呈す近位結腸の鋸歯状病変は，CIMP 陽性大腸癌の前癌病変の可能性あり！

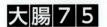

Q190. UC関連腫瘍を拾い上げるための適切な生検方法は？

Comparison of targeted vs random biopsies for surveillance of ulcerative colitis-associated colorectal cancer.

Watanabe T, Ajioka Y, Mitsuyama K, et al. *Gastroenterology*. 2016, 151（6）: 1122-1130.

▶研究デザイン：多施設共同ランダム化比較試験　　PMID：27523980

概要　潰瘍性大腸炎（UC）関連腫瘍の検出のためには，大腸内視鏡検査時にランダム生検と狙撃生検のどちらが有用であるかを，日本の多施設共同ランダム化比較試験にて検討した．対象は罹患期間7年以上のUC患者であり，内視鏡的にUC関連腫瘍が疑わしい部位のみから生検を行う（所見がない場合は直腸から1カ所だけ生検を行う）狙撃生検群114名と，盲腸から直腸までを10cmおきに区分けし，各部位から4カ所ずつ無作為に生検を施行するランダム生検群107名において腫瘍検出率を比較した．結果は，狙撃生検群において腫瘍検出率が高い傾向（11.4％ vs 9.3％）にあったが，2群間に有意差は認められなかった．また両群とも，直腸からの生検にて有意に検出率が高かった．以上の結果から，生検方法によるUC関連腫瘍検出率に差を認めないが，費用対効果を考慮すると狙撃生検が望ましいことが示唆された．また，腫瘍を疑う部位がない場合は直腸からの生検が推奨される．

解説　UC関連腫瘍の検出には，Narrow Band Imaging（NBI）併用拡大観察が有用とされる報告やインジゴカルミン散布が有用であるとする報告が散見される．一方，検出率に差を認めないとする報告もあり，いまだにUC関連腫瘍の内視鏡診断には確立されたものがない．本論文でも，どのような所見があった場合にUC関連腫瘍を疑い，狙撃生検を行ったかが明記されていない．一般臨床においても，内視鏡医の診断能に委ねられているのが現状である．6-8年以上の長期罹患患者においてsurveillance colonoscopyは必要と考えられ，部位としては直腸～S状結腸に特に注意が必要である．炎症が持続した粘膜面で絨毛状の構造を呈していた場合や，平坦でも発赤が強い粘膜などにも注意が必要と考えられているが，果たしてどのような粘膜面に対して狙撃生検すべきかを明らかにする研究・報告が望まれる．

（髙林　馨）

A. 腫瘍検出率に有意差は認めなかったが，費用対効果の面から狙撃生検がランダム生検よりも推奨される．

大腸 **76**

Q191. 大腸ポリープの不完全摘除のリスク因子は？

Incomplete polyp resection during colonoscopy-results of the complete adenoma resection（CARE）study.

Pohl H, Srivastava A, Bensen SP, *et al.*　*Gastroenterology.* 2013, 144（1）: 74-80. e1.

▶ 研究デザイン：横断研究　　　　　　　　　PMID：23022496

概要　外来大腸内視鏡検査を受けに来院した40歳から85歳までの患者を登録し，検査中に5 mmから20 mmまでの大腸ポリープを通電ポリペクトミーにて摘除した211名（346病変の腫瘍性ポリープ）を対象として，摘除後に潰瘍の辺縁より生検を採取．病理学的な遺残の有無から，不完全摘除のリスク因子を明らかにした研究．サイズ，肉眼型，組織型，摘除方法，手技困難性の5因子のうち，不完全摘除の独立したリスク因子はサイズ（腫瘍径15-20 mm vs. 5-7 mm；相対リスク3.21），およびSessile serrated adenoma/polyps（SSA/P）と腺腫で比較した組織型（SSA/P vs. 腺腫；相対リスク3.74）であった．また術者間での不完全摘除割合も検討しており，術者によって不完全摘除の相対リスクは最大3.45（95%CI：1.35-8.81）に達することも報告されている．

解説　Interval cancer の25-30%は不完全摘除に起因すると報告されている．本研究は不完全摘除のリスク因子を明らかにした重要論文であり，特にMSI（microsatellite instability）陽性大腸癌の前駆病変とされるSSA/Pの不完全摘除割合が高いこと，術者によって不完全摘除割合が大きく異なることを，下部消化管内視鏡検査に携わる医師は熟知しておく必要がある．摘除方法の詳細が不明であったため，筆者は摘除時の局注の有無について筆頭著者のDr. Heiko Pohlに問い合わせてみた．「CARE studyではそのデータは確認していないが，自分の施設では20 mm以下の病変に対して局注を行うことはない．局注をしていないことが不完全摘除の要因の一つかもしれない」という旨の返事をいただいたことを付記しておく．

（杉本　真也）

A. 15 mm を超える病変，SSA/P は不完全摘除されやすい!!
また術者ごとでも大きな差がある!!

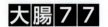

Q192. コールドポリペクトミーは，スネアと鉗子どちらがよい？

Cold snare polypectomy vs. Cold forceps polypectomy using double-biopsy technique for removal of diminutive colorectal polyps : a prospective randomized study.

Lee CK, Shim JJ, Jang JY.　*Am J Gastroenterol.* 2013, 108（10）: 1593-1600.

▶研究デザイン：ランダム化比較試験　　PMID：24042189

概要　外来大腸内視鏡検査を予定された 20 歳以上の患者を，スネアを用いる Cold snare polypectomy（CSP）群と鉗子を用いる cold forceps polypectomy（CFP）群に無作為に割りつけ，1-5 mm の微小ポリープを 1 つ以上認めた場合に，それぞれのデバイスを用いてコールドポリペクトミーを施行し，成績を比較した．165 名が登録され，適格となったのは 54 名（CSP 群 26 名 59 病変，CFP 群 28 名 58 病変）であった．主要評価項目は病理学的完全摘除割合，副次評価項目は内視鏡的完全摘除割合，組織回収割合，施行時間，有害事象である．主要評価項目である病理学的完全摘除割合は有意に CSP 群で高く（93.2％ vs. CFP 群 75.9％；$P=0.009$），高い内視鏡的完全摘除割合（91.5％ vs. 69.0％；$P=0.002$），短い平均施行時間（10.87 分 vs 14.29 分；$P<0.001$）と，CSP の優位性を示した．両群に有害事象を認めなかった．

解説　CSP と CFP を比較した単施設ランダム化比較試験．CSP ではマージンを確保でき完全摘除できる一方，CFP では遺残割合が相対的に高かった．しかし，副次解析で 1-3 mm のポリープでは CFP の組織学的完全摘除割合が高いことが示された．この結果は欧州の内視鏡ガイドライン（関連論文 1）にも引用され，1-4 mm の微小腺腫においては CSP が標準治療であり，CSP が困難である場合は CFP も許容，と記載されている．4-9 mm のポリープの完全切除割合に対しては，CSP の通電ポリペクトミーに対する非劣勢が本邦より報告された（関連論文 2）．これらの結果から，現在では 9 mm 以下のポリープ摘除は CSP が標準治療，1-3 mm は次善として CFP も許容されると考えてよいが，CSP で専用のスネア，CFP でジャンボ鉗子を用いていない点が限界と考える．今後は，意思決定の根拠となるポリープサイズの測定方法に関する研究が望まれる．

（久保　茉理奈）

関連論文 1：Ferlitsch M, Moss A, Hassan C, et al. *Endoscopy.* 2017, 49（3）: 270-297.
関連論文 2：Kawamura T, Takeuchi Y, Asai S, et al. *Gut.* 2017, Sep. doi：10.1136/gutjnl-2017-314215.

A. 5 mm 以下のコールドポリペクトミーはスネアが標準！径 1-3 mm であれば鉗子でも OK！

Q193. 抗凝固薬内服例にも cold snare polypectomy は安全か？

Removal of small colorectal polyps in anticoagulated patients: a prospective randomized comparison of cold snare and conventional polypectomy.

Horiuchi A, Nakayama Y, Kajiyama M, et al.　*Gastrointest Endosc.* 2014, 79 (3): 417-423.

研究デザイン：ランダム化比較試験　　　PMID：24125514

概要　抗凝固薬内服中の10 mm 未満の大腸ポリープ症例を cold snare polypectomy 群（35例78個）と従来の高周波を用いた conventional polypectomy 群（35例81個）に無作為に割りつけ，ワルファリンカリウムを中止せずに内視鏡的摘除を行い，後出血率および完全摘除率を比較した．Conventional polypectomy 群では内視鏡的止血術を要する後出血を5例14％に認めた一方，cold snare polypectomy 群では後出血を1例も認めず有意に少なかった（$P=0.027$）．また完全摘除率については，conventional polypectomy 群で93％，cold snare polypectomy 群では94％と差を認めなかった．この結果から，抗凝固薬内服例に対する10 mm 未満の大腸ポリープの摘除法として，cold snare polypectomy が適している可能性が示唆された．

解説　近年，抗血栓薬の出血リスクよりも休薬による血栓・塞栓症リスクに重点が置かれるようになり，抗凝固薬内服例の取り扱いが変化してきている．それに対応して，新しい『直接経口抗凝固薬（DOAC）を含めた抗凝固薬に関する追補2017』が日本消化器内視鏡学会から2017年に発表された．Cold snare polypectomy は後出血が少ないことから，近年，急速に普及しつつある．しかし，果たして「cold snare polypectomy が conventional polypectomy と同じ高出血危険度の治療手技なのか？」「生検に準じた低出血危険度なのか？」など，どの程度のリスクなのかは検討すべき課題である．本検討は，抗凝固薬内服例に対しても cold snare polypectomy が安全である可能性を示した最初のランダム化比較試験である．しかし，単施設，少数例であることなどの limitation はある．そのため，日本で現在進行している多施設共同ランダム化比較試験の C-PAC trial の結果が待たれるところである．　　　　　　　　　（吉井　新二）

> **A. 抗凝固薬内服例にも cold snare polypectomy は安全である可能性が示された。**

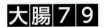

Q194. SSA/PのEMR, 難しいの!?

Endoscopic mucosal resection for large serrated lesions in comparison with adenomas: a prospective multicentre study of 2000 lesions.
Pellise M, Burgess NG, Tutticci N, et al.　Gut. 2017, 66 (4): 644-653.

> 研究デザイン：多施設共同コホート研究　　PMID：26786685

概要　内視鏡的粘膜切除術（EMR）に関するオーストラリアの多施設前向きコホート研究（The Australian Colonic Endoscopic Resection study, ACE study）からは，すでに多数の報告が発信されている．鋸歯状病変に対するEMRの成績に関して2017年に報告されたのが本論文である．内視鏡的に20mm以上の無茎性/表面平坦型ポリープをEMRにより摘除した2,000病変を対象とし，EMR切除成績，14日以内の有害事象，遺残再発率についてSessile serrated adenomas/polyps（SSA/P）と腺腫を比較検討した．解析対象はSSA/P 246症例323病変，腺腫1,425症例1,527病変．SSA/PのEMR手技成功率は99.1%（腺腫で94.5%；$P=0.001$）であり，SSA/Pが有意に高かった．一方で後出血は6.3%（腺腫5.7%；$P=0.7$），穿孔は2.8%（腺腫1.8%；$P=0.2$）であり両群に有意差を認めなかった．また1回以上のサーベイランス検査を受け，遺残の評価が可能であったSSA/P 190症例と腺腫1,018症例のうち，遺残発生割合はSSA/P 6.8%（腺腫18.4%；$P=0.097$），1年累積遺残再発発生割合はSSA/Pが7.0%（腺腫20.4%；$P<0.001$）と低値であった．

解説　SSA/Pは，右半結腸でのmicrosatellite instability陽性癌の前病変として，内視鏡検査中に発見された場合には切除対象とされている．平坦な肉眼型，かつ褪色調を呈することから，内視鏡切除の際に辺縁の同定が難しい場合がある．CARE study（**大腸76**）を含む既報において，SSA/Pは腺腫に比し内視鏡切除成績が劣ることが報告されている．本研究は腺腫よりも遺残再発率が有意に低いことを示し，大きなSSA/Pに対してもNarrow Band Imaging（NBI）/色素散布観察後に局注を伴う分割EMRにより，腺腫と同様に内視鏡的に完全摘除することが可能と結論した．既報との大きな違いは，切除前にNBI/色素散布観察を行い，病変範囲を充分に同定していること（本邦でも頻用），および局注を併用したEMRを行っている点にある．EMR後瘢痕においてときに認める過形成性変化に酷似するSSA/Pの遺残が内視鏡的に正診できるかは，明らかではない．本研究では，内視鏡的遺残を疑った場合に摘除/生検することにより遺残を定義しているが，SSA/Pの遺残を過小評価している可能性はある．　　　　　（森　英毅，浦岡　俊夫）

A. 20mm以上のSSA/PのEMR成績は腺腫に比べ良好！

大腸 80

Q195. 大型病変の EMR 後の遺残・再発発生割合，リスク因子は？

Long-term adenoma recurrence following wide-field endoscopic mucosal resection（WF-EMR）for advanced colonic mucosal neoplasia is infrequent：results and risk factors in 1000 cases from the Australian Colonic EMR（ACE）study.

Moss A, Williams SJ, Hourigan LF, *et al.* *Gut.* 2015, 64（1）：57-65.

研究デザイン：多施設共同コホート研究　　　　PMID：24986245

概要　豪州の臨床試験グループによる Wide-field endoscopic mucosal resection（WF-EMR）の局所再発発生割合についての前向き観察研究．対象となった症例は，20 mm 以上の無茎性および側方発育型の隆起病変 1,000 症例で，切除の 4 カ月後（SC1）と 16 カ月後（SC2）にサーベイランス内視鏡が行われ，それぞれの遺残・再発発生割合について評価した．SC1 では 16.0％に遺残・再発が認められ，その 71.7％は 5 mm 以下の微小病変であった．SC2 では 4.0％のみ再発を認めた．遺残・再発の 93.3％が内視鏡的に治療することができ，16 カ月後の内視鏡サーベイランスにより 98.1％に腺腫病変がなくなり，手術加療を回避できることが示された．また遺残・再発のリスク因子は，病変サイズが 40 mm 以上，アルゴンプラズマ凝固の使用，術中の出血であった．

解説　従来から，大型病変に対する内視鏡的分割切除後の遺残再発が高率であることが報告されてきたが，4 カ月後と 16 カ月後の 2 回のサーベイランスを実施することによりコントロール可能であることが示された．内視鏡的粘膜下層剥離術（ESD）の侵襲性・偶発症，コストなどと比較すると，EMR には低侵襲かつ低コストという利点がある．また EMR と比較すると，ESD は修得に鍛錬が必要である．さらに，EMR の切除後の辺縁の観察に Narrow Band Imaging 拡大内視鏡などを活用することにより遺残・再発を減少できる（関連論文 1）．正確な診断および確実なサーベイランスができる体制であれば，WF-EMR は治療の選択肢の一つとなり得る．しかし分割 EMR の場合，ESD 一括切除と比べ SM 浸潤や脈管侵襲の詳細な病理評価が困難となり，転移再発の懸念もあるため，更なる長期結果の報告が待たれる（関連論文 2）．　　　　（古賀　正一）

関連論文 1：Cipolletta L, Bianco MA, Garofano ML, *et al. Dis Colon Rectum*. 2009, 52（10）：1774-1779.

関連論文 2：Saito Y, Bhatt A, Matsuda T, *et al. Gastrointest Endosc*. 2017, 86（1）：90-92.

A. 10％以上の遺残・再発が発生したが，2 回のサーベイランス内視鏡でコントロール可能であった。リスク因子は 40 mm 以上，アルゴンプラズマ凝固使用，術中出血であった。

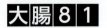

Q196. 20 mm 以上の大腸腫瘍に対する内視鏡治療後の遺残再発の頻度は ESD と EMR で異なるか？

Local recurrence after endoscopic resection for large colorectal neoplasia：a multicenter prospective study in Japan.

Oka S, Tanaka S, Saito Y, *et al.*　*Am J Gastroenterol.* 2015, 110（5）：697-707.

▸研究デザイン：多施設共同コホート研究　　　　PMID：25848926

|概要|　国内 18 施設を対象とした前向きコホート研究であり，20 mm 以上の大腸腫瘍 1,524 病変を対象に，内視鏡治療後の遺残再発に関連する因子を解析した．内視鏡的粘膜切除術（EMR）での遺残再発率は 6.8％，内視鏡的粘膜下層剝離術（ESD）では 1.4％であり，内視鏡的一括切除が得られた病変に限って比較しても，EMR の 2.3％に対して ESD は 0.7％と，ESD で遺残再発率が低い結果であった．その反面，ESD であっても結果的に分割切除になってしまうと 13.9％で遺残再発を認め，注意が必要となる．EMR における遺残再発に関連する因子としては，分割切除のほかに，LST（laterally spreading tumors）の Granular type，大きさ 40 mm 以上，診断時の拡大内視鏡の未使用，経験 10 年以下の術者が挙げられた．

|解説|　大腸癌研究会のプロジェクト研究として行われた，20 mm 以上の大腸腫瘍に対する各種内視鏡切除手技の局所根治，偶発症に関する多施設共同研究．一括切除と分割切除では，遺残再発率に大きな差があることは以前から報告されていたが，世界的にも技術水準が高いとされている日本における大規模研究で，その結果が確認された．さらに同じ一括切除であっても，ESD では EMR より遺残再発率が低いことが示されているが，ESD では直視下に切除範囲を設定していることがその理由と推測される．一方で，いずれの方法でも分割切除となった場合の遺残再発率は高く，慎重な経過観察が必要である．本研究では，EMR と ESD における合併症（後出血，穿孔）に差を認めなかったが，ESD は依然として治療時間が長く危険性も低くない手技であり，病変の大きさ，肉眼型，悪性度に応じて，EMR と適切に棲み分けることが重要である． （小林　望）

A. EMR と比較して ESD では遺残再発が低率だが，分割切除例では切除方法にかかわらず遺残再発の頻度が高くなる。

Q197. 黎明期における大腸ESDの治療成績は？

A prospective, multicenter study of 1111 colorectal endoscopic submucosal dissections (with video).

Saito Y, Uraoka T, Yamaguchi Y, et al. *Gastrointest Endosc.* 2010, 72 (6): 1217-1225.

研究デザイン：多施設共同コホート研究　　　PMID：21030017

概要　内視鏡治療専門施設における大腸内視鏡的粘膜下層剥離術（ESD）の治療成績を調べる目的で，国内10施設において共通データベースを使用して行った多施設コホート研究．1998年6月～2008年2月までに大腸ESDが施行された1,090名1,111病変を対象とした．手技時間中央値は116±88分，病変中央値は35±18 mmであり，一括摘除率は88％，完全切除率は89％であった．穿孔は54例（4.9％）に認め，そのうち遅発性穿孔は4例であった．後出血は17例（1.5％）であった．クリップができなかった2例と遅発性穿孔の3例で緊急手術を要した．病変サイズ50 mm以上が偶発症の独立した危険因子であった．経験のある内視鏡医によるESDは手術に代替する効果的な治療と考えられる．

解説　大腸ESDは，大腸特有の解剖学的特性（薄い腸管壁，ひだや彎曲の存在）のためスコープ操作性の難易度が高い．2012年4月から保険収載されたこともあり，現在ESDは全国的に普及し，スコープやデバイスの開発，CO_2送気の導入，手技・偶発症のマネージメントの工夫により導入初期に比べてハードルは低くなっている．また高度線維化，彎曲部病変，虫垂開口部近傍病変，歯状線伸展病変など困難症例についても克服できるようになってきている．日本発の大腸ESDに対して，世界的な標準治療としての評価が確立することが期待される．

（田中　優作）

A. 当時，最大規模の大腸ESDの多施設共同研究から，従来の内視鏡的粘膜切除術（EMR）よりも著明に高い一括摘除・完全摘除率と許容可能な偶発症成績が実証された。

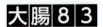

Q198. 側方発育型腫瘍に対する内視鏡治療戦略は？

Endoscopic indications for endoscopic mucosal resection of laterally spreading tumours in the colorectum.

Uraoka T, Saito Y, Matsuda T, *et al.* *Gut.* 2006, 55（11）：1592-1597.

▶研究デザイン：横断研究　　　　　　　　　　　PMID：16682427

|概要|　国立がん研究センター中央病院で内視鏡的または外科的に摘除された，側方発育型腫瘍（laterally spreading tumour：LST）511 病変を対象とし，肉眼型を LST-G（顆粒型），LST-NG（非顆粒型）に亜分類して SM 浸潤と関連する因子を検討した．LST-NG は LST-G より有意に SM 浸潤癌が多く（14％ vs. 7％；$P<0.01$），SM 浸潤部位は LST-G では大きな（10 mm 以上）結節（84％），LST-NG では陥凹領域（72％）に多く認めた．高度不整 pit pattern は LST-NG の SM 浸潤と強い関連を示したが，28％に認めた多中心性 SM 浸潤例は診断困難であった．以上より，LST-G に対しては，大きな結節をはじめに摘除する計画的分割摘除が容認されるが，LST-NG は SM 浸潤部の診断が困難であるため，一括摘除をすべき，と結論した．

|解説|　大腸内視鏡的粘膜下層剝離術（ESD）の適応は一括摘除が必要だが，内視鏡的粘膜切除術（EMR）では分割摘除となる病変である．腫瘍径の大きな大腸腫瘍の多くは LST であるが，すべてが癌というわけではなく，腺腫や腺腫内癌も多い．拡大内視鏡観察を含めた内視鏡診断で腺腫部と癌部とを診断できれば，大きな LST のすべてが ESD の適応ではなくなる．本論文のポイントは，LST を LST-G と LST-NG の 2 つに分けて SM 浸潤形式を詳細に検討し，内視鏡的な一括摘除が本当に必要な病変は何かを示したことであり，これは大腸 ESD の適応基準（関連論文 1）やガイドライン（関連論文 2）にも大きな影響を与えた．LST-NG に対する拡大内視鏡診断の限界も示しているが，その限界を理解したうえで治療前の精密な内視鏡診断に基づき，適切な治療方針を立てるのが重要である．

（吉井　新二）

関連論文 1：Tanaka S, Oka S, Chayama K. *J Gastroenterol.* 2008, 43（9）：641-651.
関連論文 2：田中信治，樫田博史，斎藤豊，他．大腸 ESD/EMR ガイドライン．日本消化器内視鏡学会雑誌．2014, 56（4）：1598-1617.

> **A.** 治療前の精密な内視鏡診断がなにより重要！　LST-G は計画的分割摘除も可能，LST-NG は一括摘除が望ましい！

大腸 8 4

Q199. どんな大腸病変が ESD 困難例（非一括切除または穿孔発生）なのか？

Preoperative indicators of failure of en bloc resection or perforation in colorectal endoscopic submucosal dissection：implications for lesion stratification by technical difficulties during stepwise training.

Imai K, Hotta K, Yamaguchi Y, *et al.* *Gastrointest Endosc.* 2016, 83（5）：954-962.

研究デザイン：横断研究　　　　　PMID：26297870

概要　大腸病変に対する内視鏡的粘膜下層剝離術（ESD）の困難性を非一括切除または穿孔発生と定義し，術前の内視鏡所見から大腸 ESD 困難性の予測因子について検討した研究である．2002 年から 2013 年の 673 例 716 病変が対象．ESD 施行医により「ESD 困難」とされた病変は 104 病変（14.5％）であり，また施行医のうち 188 名（26.3％）が非熟達医（ESD 経験 40 例未満）であった．多変量解析によりひだ集中〔オッズ比 4.4；P＜0.001〕，隆起型（オッズ比 3.6；P＝0.01），内視鏡操作性不良（オッズ比 3.5；P＜0.001），結腸局在（オッズ比 3.0-3.2；P＜0.001），半月ひだの存在（オッズ比 2.1；P＝0.005），非熟達医（オッズ比 2.1；P＝0.004）が独立予測因子であった．また，直腸を除き，結腸病変のみのサブ解析では，ひだ集中，内視鏡操作困難，非熟達医，半月ひだの存在が独立した予測因子であった．

解説　本研究では，術前内視鏡検査にて診断・評価可能な所見のみを用いて大腸 ESD 予測因子を解析している．これは他の論文とは異なり，臨床応用を念頭においた検討である．サンプルサイズがやや少なくはなるものの，非熟達医や結腸でのサブ解析も行っており，それぞれ非熟達医が大腸 ESD を施行する場合に，どのような症例であれば安全性を担保しやすいのかを予測できる．また，施行医がすでに直腸病変の ESD に熟達しており，結腸病変にも経験を広げるようとする場合にも，安全に施行できるであろう症例の選択が可能となる．なお，多変量解析の論文を読む場合，適切なイベント数であるかに注意が必要であるが，本論文では検討された 9 つの共変量に対してイベント数は 104 であり，解析に耐え得る対象設定である．

（高丸　博之）

A. ひだ集中，肉眼型隆起型，内視鏡操作性不良，結腸局在，半月ひだの存在，非熟達医が ESD 困難例の予測因子！

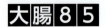

Q200. 直腸T1癌と結腸T1癌の長期予後は同等か？

Long-term outcomes after resection for submucosal invasive colorectal cancers.

Ikematsu H, Yoda Y, Matsuda T, *et al.* *Gastroenterology*. 2013, 144（3）：551-559；quiz e14.

研究デザイン：多施設共同コホート研究　　PMID：23232297

概要　国内6施設での内視鏡的摘除，または外科的切除を行った大腸粘膜下層浸潤癌（T1癌）787症例の長期予後を罹患部位別に検討した論文である．内視鏡摘除後の病理診断でリンパ節転移のリスク因子を認めず経過観察されたA群，リスク因子を認めたが追加腸切除を行わなかったB群，リスク因子を認め追加腸切除を行ったか/最初から外科的切除を行ったC群に対して，解析が行われた．その結果，平均60.5カ月の観察期間中，結腸と直腸の再発割合はA群で0％ vs 6.3％（$P<0.05$），B群で1.4％ vs 16.2％（$P<0.01$），C群で1.9％ vs 4.5％であった．結腸と直腸の疾患特異的生存割合はA群で96％ vs 90％，B群で96％ vs 77％（$P<0.05$），C群で97％ vs 95％であった．結腸と直腸の全生存割合はA群で98％ vs 89％，B群で98％ vs 96％，C群で99％ vs 97％であった．この結果から，大腸T1癌においてリスク因子の有無にかかわらず，内視鏡摘除単独の場合に直腸癌は結腸癌より再発率が高いこと，リスク因子を有する直腸癌においては追加外科切除が推奨されること，が示された．

解説　現在，『大腸癌治療ガイドライン』における大腸T1癌の治療指針は，同時性リンパ節転移のリスク因子（関連論文1）を基に決定され，同研究グループからの報告（関連論文2）では長期予後の観点からリスク因子を有する症例に対する追加腸切除の妥当性が示されている．本研究では部位別の長期転帰が検討され，直腸T1癌は結腸T1癌よりもリスク因子にかかわらず再発率が高いが，ハイリスク群において追加腸切除を行えば生命予後は同等であることが示された．長期予後を考慮した再発リスク因子の検討の必要性，全生存の評価には更なる長期経過の解析の必要性が浮き彫りとなった．

（伴野　繁雄，浦岡　俊夫）

関連論文1：Kitajima K, Fujimori T, Fujii S, *et al. J Gastroenterol*. 2004, 39（6）：534-543.
関連論文2：Yoda Y, Ikematsu H, Matsuda T, *et al. Endoscopy*. 2013, 45（9）：718-724.

A. 直腸T1癌は結腸T1癌よりも再発率が高いが，内視鏡摘除後ハイリスク群に追加腸切除を行うことにより大腸癌死亡は制御可能で，生命予後は同等！

収載雑誌一覧

雑誌名	カテゴリー	ページ
THE AMERICAN JOURNAL OF GASTROENTEROLOGY		
Am J Gastroenterol. 2005, 100 （2）：275-282.	食道	31
Am J Gastroenterol. 2006, 101 （12）：2719-2725.	大腸	186
Am J Gastroenterol. 2007, 102 （8）：1610-1616.	胃	112
Am J Gastroenterol. 2008, 103 （11）：2700-2706.	大腸	212
Am J Gastroenterol. 2011, 106 （2）：357-364.	十二指腸	123
Am J Gastroenterol. 2011, 106 （7）：1351-1358.	大腸	217
Am J Gastroenterol. 2012, 107 （3）：460-469.	大腸	216
Am J Gastroenterol. 2012, 107 （6）：850-862.	食道	42
Am J Gastroenterol. 2012, 107 （8）：1165-1173.	大腸	189
Am J Gastroenterol. 2013, 108 （4）：544-551.	食道	47
Am J Gastroenterol. 2013, 108 （10）：1593-1600.	大腸	220
Am J Gastroenterol. 2015, 110 （5）：697-707.	大腸	224
Am J Gastroenterol. 2015, 110 （9）：1355-1358.	大腸	196
Am J Gastroenterol. 2016, 111 （6）：871-878.	大腸	202
THE AMERICAN JOURNAL OF SURGICAL PATHOLOGY		
Am J Surg Pathol. 2010, 34 （5）：609-619.	胃	90
ANNALS OF INTERNAL MEDICINE		
Ann Intern Med. 2009, 151 （2）：103-109.	大腸	193
Ann Intern Med. 2011, 154 （1）：22-30.	大腸	166
Ann Intern Med. 2014, 160 （11）：750-759.	大腸	148
ANNALS OF ONCOLOGY		
Ann Oncol. 2014, 25 （6）：1228-1233.	胃	63
BRITISH MEDICAL JOURNAL		
BMJ. 2014, 348：g3174.	胃	69
THE BRITISH JOURNAL OF SURGERY		
Br J Surg. 2010, 97 （9）：868-871.	胃	99
CA：A CANCER JOURNAL FOR CLINICIANS		
CA Cancer J Clin. 2017, 67 （3）：177-193.	大腸	144
CANCER		
Cancer. 1989, 64 （5）：1138-1146.	大腸	208
Cancer. 1999, 86 （12）：2693-2706.	小腸	140
Cancer. 2015, 121 （18）：3221-3229.	大腸	151
CANCER EPIDEMIOLOGY, BIOMARKERS & PREVENTION		
Cancer Epidemiol Biomarkers Prev. 2003, 12 （11 Pt 1）：1227-1233.	食道	29
CANCER LETTERS		
Cancer Lett. 2009, 275 （2）：240-246.	食道	28
CANCER RESEARCH		
Cancer Res. 2000, 60 （6）：1512-1514.	胃	68
CANCER SCIENCE		
Cancer Sci. 2008, 99 （6）：1164-1171.	食道	30
Cancer Sci. 2011, 102 （8）：1532-1536.	小腸	141
CARCINOGENESIS		
Carcinogenesis. 2002, 23 （10）：1759-1765.	頭頸部	22
CLINICAL GASTROENTEROLOGY AND HEPATOLOGY		
Clin Gastroenterol Hepatol. 2010, 8 （2）：174-182.	大腸	203
Clin Gastroenterol Hepatol. 2011, 9 （6）：503-508.	大腸	176

雑誌名	カテゴリー	ページ
Clin Gastroenterol Hepatol. 2015, 13 （3）：480-487.	胃	73
DIGESTIVE ENDOSCOPY		
Dig Endosc. 2009, 21 （1）：14-19.	胃	77
Dig Endosc. 2013, 25 （5）：508-518.	胃	80
Dig Endosc. 2014, 26 （Suppl 2）：23-29.	十二指腸	122
DIGESTION		
Digestion. 2017, 95 （1）：36-42.	十二指腸	126
ENDOSCOPY		
Endoscopy. 1993, 25 （7）：445-450.	胃	97
Endoscopy. 2004, 36 （7）：579-583.	胃	96
Endoscopy. 2005, 37 （12）：1226-1231.	胃	72
Endoscopy. 2006, 38 （8）：819-824.	胃	78
Endoscopy. 2008, 40 （3）：179-183.	胃	113
Endoscopy. 2008, 40 （6）：488-495.	小腸	129
Endoscopy. 2009, 41 （5）：421-426.	胃	117
Endoscopy. 2009, 41 （8）：661-665.	食道	49
Endoscopy. 2009, 41 （9）：762-766.	小腸	130
Endoscopy. 2010, 42 （3）：185-190.	頭頸部	24
Endoscopy. 2011, 43 （8）：657-663.	食道	52
Endoscopy. 2012, 44 （6）：584-589.	胃	109
Endoscopy. 2012, 44 （11）：1007-1011.	食道	51
Endoscopy. 2013, 45 （9）：703-707.	胃	101
Endoscopy. 2013, 45 （9）：708-713.	胃	103
Endoscopy. 2013, 45 （10）：821-826.	大腸	197
Endoscopy. 2013, 45 （12）：992-996.	食道	55
Endoscopy. 2015, 47 （2）：122-128.	食道	39
Endoscopy. 2015, 47 （2）：129-135.	十二指腸	125
Endoscopy. 2015, 47 （7）：632-637.	胃	116
FAMILIAL CANCER		
Fam Cancer. 2014, 13 （1）：23-28.	小腸	131
GASTRIC CANCER		
Gastric Cancer. 2000, 3 （4）：219-225.	胃	84
Gastric Cancer. 2012, 15 （1）：70-75.	胃	104
Gastric Cancer. 2013, 16 （2）：220-232.	胃	88
Gastric Cancer. 2013, 16 （4）：531-536.	胃	85
Gastric Cancer. 2017, 20 （2）：304-313.	胃	82
Gastric Cancer. 2018, 21 （1）：114-123.	胃	100
GASTROENTEROLOGY		
Gastroenterology. 1993, 104 （4）：994-1006.	胃	93
Gastroenterology. 1997, 112 （1）：24-28.	大腸	191
Gastroenterology. 2005, 129 （2）：422-428.	大腸	153
Gastroenterology. 2006, 131 （1）：40-46.	大腸	206
Gastroenterology. 2007, 133 （4）：1077-1085.	大腸	179
Gastroenterology. 2008, 135 （1）：82-90.	大腸	150
Gastroenterology. 2011, 141 （6）：2017-2025. e3.	胃	76
Gastroenterology. 2012, 143 （3）：599-607. e1.	大腸	210
Gastroenterology. 2013, 144 （1）：74-80. e1.	大腸	219
Gastroenterology. 2013, 144 （3）：551-559 ; quiz e14.	大腸	228
Gastroenterology. 2014, 146 （3）：652-660. e1.	食道	54
Gastroenterology. 2014, 146 （4）：950-960.	大腸	199

雑誌名	カテゴリー	ページ
Gastroenterology. 2014, 147 (2)：343-350.	大腸	195
Gastroenterology. 2014, 147 (4)：814-821. e5 ; quize e15-16.	大腸	172
Gastroenterology. 2015, 149 (4)：952-957.	大腸	198
Gastroenterology. 2016, 150 (3)：617-625.	大腸	155
Gastroenterology. 2016, 151 (5)：860-869. e7.	食道	48
Gastroenterology. 2016, 151 (6)：1122-1130.	大腸	218

GASTROINTESTINAL ENDOSCOPY

雑誌名	カテゴリー	ページ
Gastrointest Endosc. 1996, 44 (1)：8-14.	大腸	209
Gastrointest Endosc. 2001, 53 (2)：216-220.	小腸	134
Gastrointest Endosc. 2002, 56 (2)：279-284.	胃	75
Gastrointest Endosc. 2006, 63 (4)：596-601.	胃	111
Gastrointest Endosc. 2008, 67 (3)：394-398.	食道	37
Gastrointest Endosc. 2009, 69 (2)：278-283.	大腸	211
Gastrointest Endosc. 2009, 70 (3)：498-504.	小腸	136
Gastrointest Endosc. 2009, 70 (5)：860-866.	食道	45
Gastrointest Endosc. 2010, 71 (6)：913-919.	胃	95
Gastrointest Endosc. 2010, 72 (2)：255-264, 264 e1-2.	食道	46
Gastrointest Endosc. 2010, 72 (6)：1217-1225.	大腸	225
Gastrointest Endosc. 2011, 73 (6)：1115-1121.	食道	50
Gastrointest Endosc. 2011, 74 (2)：328-333.	小腸	138
Gastrointest Endosc. 2011, 74 (3)：477-484.	頭頸部	25
Gastrointest Endosc. 2011, 74 (3)：581-589. e1.	大腸	160
Gastrointest Endosc. 2012, 75 (2)：242-253.	食道	40
Gastrointest Endosc. 2012, 75 (4)：813-818.	大腸	190
Gastrointest Endosc. 2012, 75 (5)：965-972.	食道	56
Gastrointest Endosc. 2012, 76 (2)：344-354.	小腸	135
Gastrointest Endosc. 2013, 78 (1)：63-72.	胃	102
Gastrointest Endosc. 2014, 79 (3)：417-423.	大腸	221
Gastrointest Endosc. 2014, 79 (6)：897-909.	食道	36
Gastrointest Endosc. 2015, 81 (4)：906-912.	胃	115
Gastrointest Endosc. 2015, 82 (6)：1002-1008.	頭頸部	26
Gastrointest Endosc. 2016, 83 (2)：337-346.	胃	108
Gastrointest Endosc. 2016, 83 (5)：954-962.	大腸	227
Gastrointest Endosc. 2017, 85 (2)：401-408.	小腸	133
Gastrointest Endosc. 2017, 86 (2)：329-332.	十二指腸	124

GUT

雑誌名	カテゴリー	ページ
Gut. 2000, 47 (5)：618-621.	胃	64
Gut. 2001, 48 (2)：225-229.	胃	98
Gut. 2002, 50 (5)：604-607.	大腸	188
Gut. 2006, 55 (11)：1592-1597.	大腸	226
Gut. 2010, 59 (7)：975-986.	小腸	139
Gut. 2011, 60 (9)：1236-1241.	大腸	180
Gut. 2012, 61 (4)：507-513.	胃	119
Gut. 2012, 61 (7)：970-976.	食道	35
Gut. 2013, 62 (1)：15-21.	食道	38
Gut. 2013, 62 (10)：1425-1432.	胃	106
Gut. 2014, 63 (2)：236-243.	胃	89
Gut. 2014, 63 (6)：949-956.	大腸	170
Gut. 2014, 63 (6)：957-963.	大腸	201
Gut. 2014, 63 (7)：1112-1119.	大腸	178
Gut. 2014, 63 (11)：1755-1759.	大腸	146

雑誌名	カテゴリー	ページ
Gut. 2015, 64 （1）：57-65.	大腸	223
Gut. 2015, 64 （3）：388-396.	胃	67
Gut. 2015, 64 （3）：397-405.	胃	114
Gut. 2015, 64 （9）：1389-1396.	大腸	156
Gut. 2015, 64 （10）：1578-1583.	小腸	132
Gut. 2015, 64 （10）：1584-1592.	大腸	204
Gut. 2016, 65 （3）：437-446.	大腸	215
Gut. 2017, 66 （2）：270-277.	大腸	185
Gut. 2017, 66 （2）：293-300.	大腸	152
Gut. 2017, 66 （3）：446-453.	大腸	181
Gut. 2017, 66 （4）：644-653.	大腸	222
Gut. 2018, 67 （2）：291-298.	大腸	169
HELICOBACTER		
Helicobacter. 2011, 16 （6）：415-419.	胃	91
HEPATOGASTROENTEROLOGY		
Hepatogastroenterology. 2007, 54 （74）：442-444.	胃	74
INTERNATIONAL JOURNAL OF CANCER		
Int J Caner. 2016, 139 （5）：1081-1090.	大腸	171
JOURNAL OF THE AMERICAN MEDICAL ASSOCIATION		
JAMA. 2006, 295 （20）：2366-2373.	大腸	194
JAMA. 2008, 299 （9）：1027-1035.	大腸	205
JAMA. 2015, 313 （23）：2349-2358.	大腸	184
JAMA INTERNAL MEDICINE		
JAMA Intern Med. 2016, 176 （7）：894-902.	大腸	163
JAMA ONCOLOGY		
JAMA Oncol. 2017, 3 （10）：1335-1342.	小腸	142
JOURNAL OF CLINICAL GASTROENTEROLOGY		
J Clin Gastroenterol. 2013, 47 （9）：769-772.	小腸	137
JOURNAL OF CLINICAL ONCOLOGY		
J Clin Oncol. 2010, 28 （9）：1566-1572.	食道	32
J Clin Oncol. 2012, 30 （21）：2664-2669.	大腸	168
JOURNAL OF GASTROENTEROLOGY		
J Gastroenterol. 2004, 39 （6）：534-543.	大腸	214
J Gastroenterol. 2015, 50 （4）：424-434.	胃	86
J Gastroenterol. 2016, 51 （10）：961-970.	胃	87
J Gastroenterol. 2017, 52 （2）：175-184.	胃	105
J Gastroenterol. 2017, 52 （7）：800-808.	食道	43
JOURNAL OF GASTROENTEROLOGY AND HEPATOLOGY		
J Gastroenterol Hepatol. 2002, 17 （1）：39-45.	胃	79
J Gastroenterol Hepatol. 2015, 30 （11）：1566-1573.	胃	81
JOURNAL OF INVESTIGATIVE MEDICINE		
J Investig Med. 2017, 65 （2）：311-315.	大腸	145
JOURNAL OF THE NATIONAL CANCER INSTITUTE		
J Natl Cancer Inst. 2016, 109 （1）. pii：djw181.	大腸	182
JAPANESE JOURNAL OF CANCER RESEARCH		
Jpn J Cancer Res. 1989, 80 （2）：111-114.	胃	65
JAPANESE JOURNAL OF CLINICAL ONCOLOGY		
Jpn J Clin Oncol. 2009, 39 （7）：435-442.	大腸	177

雑誌名	カテゴリー	ページ
Jpn J Clin Oncol. 2016, 46 (2): 116-125.	大腸	175
LANCET		
Lancet. 1984, 1 (8390): 1311-1315.	胃	60
Lancet. 1997, 349 (9067): 1725-1729.	胃	83
Lancet. 2000, 355 (9211): 1211-1214.	大腸	207
Lancet. 2008, 372 (9636): 392-397.	胃	70
Lancet. 2010, 375 (9726): 1624-1633.	大腸	158
Lancet. 2013, 381 (9873): 1194-1202.	大腸	161
LANCET ONCOLOGY		
Lancet Oncol. 2009, 10 (12): 1171-1178.	大腸	213
Lancet Oncol. 2014, 15 (3): 353-360.	大腸	187
THE LARYNGOSCOPE		
Laryngoscope. 2012, 122 (6): 1291-1296.	頭頸部	23
MODERN PATHOLOGY		
Mod Pathol. 2006, 19 (3): 475-480.	食道	41
NATURE		
Nature. 1998, 392 (6674): 402-405.	胃	92
Nature. 2000, 405 (6785): 417.	小腸	128
THE NEW ENGLAND JOURNAL OF MEDICINE		
N Engl J Med. 1991, 325 (16): 1132-1136.	胃	61
N Engl J Med. 1993, 328 (13): 901-906.	大腸	192
N Engl J Med. 1993, 328 (19): 1365-1371.	大腸	149
N Engl J Med. 1993, 329 (18): 1302-1307.	食道	57
N Engl J Med. 1993, 329 (27): 1977-1981.	大腸	165
N Engl J Med. 1999, 340 (11): 825-831.	食道	33
N Engl J Med. 2001, 345 (11): 784-789.	胃	62
N Engl J Med. 2002, 346 (23): 1781-1785.	大腸	147
N Engl J Med. 2005, 352 (20): 2061-2068.	大腸	159
N Engl J Med. 2006, 355 (24): 2533-2541.	大腸	183
N Engl J Med. 2008, 359 (12): 1207-1217.	大腸	162
N Engl J Med. 2009, 360 (22): 2277-2288.	食道	53
N Engl J Med. 2010, 362 (19): 1795-1803.	大腸	200
N Engl J Med. 2011, 365 (15): 1375-1383.	食道	34
N Engl J Med. 2012, 366 (8): 687-696.	大腸	167
N Engl J Med. 2012, 366 (8): 697-706.	大腸	154
N Engl J Med. 2013, 369 (12): 1095-1105.	大腸	164
N Engl J Med. 2014, 370 (14): 1287-1297.	大腸	157
N Engl J Med. 2014, 370 (14): 1298-1306.	大腸	174
N Engl J Med. 2014, 371 (9): 799-807.	大腸	173
PUBLIC LIBRARY OF SCIENCE ONE		
PLoS One. 2013, 8 (11): e79088.	胃	71
PLoS One. 2014, 9 (10): e109783.	胃	66
RADIOLOGY		
Radiology. 1997, 205 (3): 733-740.	胃	94
SURGICAL ENDOSCOPY		
Surg Endosc. 1992, 6 (5): 264-265.	食道	44
Surg Endosc. 2008, 22 (7): 1729-1735.	胃	118
Surg Endosc. 2010, 24 (7): 1638-1645.	胃	110
Surg Endosc. 2017, 31 (9): 3614-3622.	胃	107

これだけは読んでおきたい！
消化器内視鏡医のための重要論文 200 篇
〈消化管腫瘍編〉

2018 年 7 月 10 日　第 1 版第 1 刷 ©

編　　　集　松田尚久

発　行　人　三輪　敏

発　行　所　株式会社シービーアール

東京都文京区本郷 3-32-6　〒 113-0033

☎ (03) 5840-7561　(代) Fax (03) 3816-5630

E-mail／sales-info@cbr-pub.com

ISBN 978-4-908083-32-7　C3047

定価は裏表紙に表示

印 刷 製 本　三報社印刷株式会社

© Takahisa Matsuda 2018

本書の内容の無断複写・複製・転載は，著作権・出版権の侵害となることがあ
りますのでご注意ください．

JCOPY　＜ (社) 出版者著作権管理機構　委託出版物＞

本書の無断複製は著作権法上での例外を除き禁じられています．
複製される場合は，そのつど事前に，(社) 出版者著作権管理機構
（電話 03-3513-6969，FAX 03-3513-6979，e-mail: info@jcopy.
or.jp）の許諾を得てください．